Advanced ERCP for
Complicated and Refractory Biliary and Pancreatic Diseases

复杂疑难胆胰疾病
高级 ERCP 教程

原著　[韩] Dong Ki Lee　李东基

主译　黄永辉

中国科学技术出版社
·北京·

图书在版编目（CIP）数据

复杂疑难胆胰疾病高级 ERCP 教程 /（韩）李东基原著；黄永辉主译 . — 北京：中国科学技术出版社，2020.6

ISBN 978-7-5046-8646-6

Ⅰ . ①复… Ⅱ . ①李… ②黄… Ⅲ . ①胆道疾病—诊疗②胰腺疾病—诊疗 Ⅳ . ① R575 ② R576

中国版本图书馆 CIP 数据核字 (2020) 第 074631 号

著作权合同登记号：01-2020-2248

First published in English under the title

Advanced ERCP for Complicated and Refractory Biliary and Pancreatic Diseases

edited by Dong Ki Lee

Copyright © Springer Nature Singapore Pte Ltd. 2020

This edition has been translated and published under licence from Springer Nature Singapore Pte Ltd.

All rights reserved.

策划编辑	焦健姿　王久红	
责任编辑	孙　超	
装帧设计	佳木水轩	
责任印制	李晓霖	

出　　版	中国科学技术出版社	
发　　行	中国科学技术出版社有限公司发行部	
地　　址	北京市海淀区中关村南大街 16 号	
邮　　编	100081	
发行电话	010-62173865	
传　　真	010-62179148	
网　　址	http://www.cspbooks.com.cn	

开　　本	889mm×1194mm　1/16	
字　　数	237 千字	
印　　张	9.5	
版　　次	2020 年 6 月第 1 版	
印　　次	2020 年 6 月第 1 次印刷	
印　　刷	天津翔远印刷有限公司	
书　　号	ISBN 978-7-5046-8646-6 / R·2535	
定　　价	98.00 元	

Translators List 译者名单

主　译　黄永辉　北京大学第三医院

副主译　常　虹　北京大学第三医院

　　　　闫秀娥　北京大学第三医院

译　者（以姓氏笔画为序）

　　　　边大鹏　北京大学第一医院

　　　　李　欣　北京大学国际医院

　　　　李　柯　北京大学第三医院

　　　　张文辉　中国人民解放军总医院第五医学中心

　　　　张耀朋　北京大学第三医院

　　　　姚　炜　北京大学第三医院

　　　　贺　舜　中国医学科学院肿瘤医院

内容提要　Abstract

　　本书引进自世界知名的 Springer 出版社，是一部特别针对复杂疑难胆胰疾病的 ERCP 治疗著作。著者以丰富的影像学资料，系统展示了国际疑难胆胰疾病的 ERCP 诊疗进展与前沿，以复杂疑难胆胰疾病作为阐述重点，不但对不明原因胆管狭窄的鉴别思路与全新方法进行了系统介绍，还针对困扰内镜医师良久的肝门部胆管良恶性狭窄、活体肝移植后高位胆管梗阻、难治性良性胆管狭窄等临床治疗疑难问题进行了具体阐释，对金属支架、塑料支架及经皮介入治疗的优劣势亦做了详细讲解和比较。此外，著者还介绍了 EUS 胆胰管穿刺、跨黏膜引流、会师技术等近年来发展较为迅速的内镜技术，融汇了治疗完全性胆管梗阻的磁压吻合术等前沿技术，概述了各种功能性胆管支架的研发和应用效果。本书内容新颖独特，图文并茂，适合 ERCP 内镜医师及肝胆胰外科医师阅读参考。

中文版序 Preface

内镜逆行胰胆管造影（endoscopic retrograde cholangiopancreatography，ERCP）作为消化系统疾病诊疗的重要手段，尤其在肝胆胰器官疾病的诊疗工作中发挥着越来越重要的作用。以前，肝胆胰系统疾病的诊疗基本属于外科领域，但随着消化内镜技术的普及与发展，特别是治疗内镜技术的发展，使消化内镜技术逐渐扩展深入外科相关领域，成为外科诊疗体系的重要补充，其中以ERCP 技术发展最快，随之而来，很多高难度的操作也应运而生。虽然 ERCP 操作难度较大，但因其创伤小，免除开腹痛苦，同时又能对某些严重疾病起到缓解或根治的效果，所以很受患者和专业工作人员的青睐，成为专业消化内镜医师十分期望掌握的技术，在一定程度上也成为衡量消化专业临床水平的标志之一。

本书主译黄永辉教授是国内掌握高难度 ERCP 技术的优秀消化内镜医师之一。他平日工作努力，刻苦钻研，获得过多项医学专利及创新奖项。他以充沛的精力投入到临床实践中，并积极培养年轻医师，不断完善提高团队水平。

书中介绍了 ERCP 的最新技术进展，详尽描述了 ERCP 的理论基础和实际操作程序，效果评估实事求是，图文并茂，可信度高，是一本教科书式的优秀参考书，尤其对年资尚浅或初入本专业的临床医师有很高的参考价值。本书的出版必将对推动我国消化内镜事业的进一步发展起到积极的作用。

乐为序。

北京大学第三医院消化科

原中华医学会消化病学分会主任委员

主任医师，教授，博士研究生导师

Foreword by Translators 译者前言

ERCP 是消化内镜领域中具有里程碑意义的内镜技术。自 1968 年以来，这项技术经历了从诊断疾病到治疗疾病、从胆道疾病治疗到胰腺疾病治疗、从追求技术成功率到预防术后并发症等治疗理念的阶段性重大转变。近年来，随着新的内镜附件不断出现，人们的治疗理念也在不断更新和转变，ERCP 的诊疗范围也在不断拓展。超级微创内镜技术具有患者痛苦小、花费少、恢复快等明显优势，而这也是所有内镜医师追求的终极目标。作为超级微创内镜技术最具代表性的技术之一，ERCP 操作难度大、风险大，但患者获益也大，因此在胆胰疾病的超级微创治疗方面发挥着举足轻重的作用，甚至在某些疾病的治疗领域，比外科手术更具优势。

自 1985 年以来，笔者长期从事 ERCP 的内镜诊疗工作，在本人内镜技术逐步成长的过程中，有幸得到了林三仁教授、钟尚志教授、周丽雅教授、李兆申院士、张澍田教授、令狐恩强教授、郭学刚教授、麻树人教授、冀明教授、李文教授等诸多内镜领域前辈和 ERCP 专家的引领和指导，虽技术日臻精进，但仍有诸多临床疑难问题困扰日久。

2020 年年初，恰逢 *Advanced ERCP for Complicated and Refractory Biliary and Pancreatic Diseases* 出版，笔者翻阅后十分欣喜，其内容正是临床工作中困扰笔者许久的复杂疑难胆胰疾病（如肝门部胆管狭窄、活体肝移植后高位胆管狭窄等）的 ERCP 治疗，其中还介绍了大量内镜新技术，如磁压吻合术、功能性胆管支架等。著者 Dong Ki Lee 教授将问题抽丝剥茧，深入探讨，对大量针对疑难胆胰疾病治疗的 ERCP 新技术进行了细致讲解。我们在学习书中内镜新技术的同时，也为各位著者严谨、科学的精神而折服。鉴于此，我们决定翻译此书，"以之修身，则同道而相益"，望与国内 ERCP 同行共同进步。

在本书翻译过程中，我们力求译文忠于原著，语言精练、表述准确。对于读者可能不易理解之处，我们查阅了大量原始文献以便精准阐述。书中涉及的外科手术名称颇多，我们除查阅国内外文献外，还咨询了多位外科同行以便准确说明。尽管翻译过程中我们反复斟酌，希望能够准确表述原著者的本意，但由于中外语言表达习惯有所差别，中文翻译版中可能还会存在一些表述不妥或失当，恳请各位同行和读者批评、指正，以便后续修正。

本书能够得以引进并翻译出版，还要感谢杨雪松主任给予的无私帮助。在翻译过程中，得到了北京大学第三医院消化内镜中心胆胰疾病组全体成员的鼎力帮助和配合，中国科学技术出版社也给予了大力支持，并为此做了大量工作，在此致以诚挚的谢意。

2019 年冬，新型冠状病毒肺炎疫情首先在我国暴发，之后在全球范围暴发。在与病毒斗争、抗疫防疫的同时，各位译者仍然在最短时间内高质量地完成了翻译工作，并希望能在第一时间与 ERCP 同行们共同交流和进步。疫情虽然阻止了大家见面，但阻止不了我们心系疫区、积极进取的步伐。

最后，再次对本书著者 Dong Ki Lee 教授及北京市 ERCP 青年专家翻译团队所做的辛勤工作表示深深的感谢和敬意！希望本书的中文翻译版能为国内 ERCP 同道提供切实可行的参考。希望广大 ERCP 内镜医师能够从本书中获益，提升自身技术，启发临床创新思维，为进一步开发具有我国自主知识产权的 ERCP 内镜新技术贡献力量，从而更好地为广大患者服务。思路决定出路，衷心希望本书能为我国 ERCP 技术的发展和进步提供一点星火之力。

北京大学第三医院
消化科主任医师教授、博士生导师

Contents 目录

第1章 活体供肝移植后高位胆管狭窄
High-Level Biliary Strictures After Living-Donor Liver Transplantation

Young Min Kim   Tae Ryong Chung   Dong Ki Lee   著

张文辉   译

黄永辉   校

一、概述

手术后的胆管并发症，如肝移植（liver transplantation，LT）和胆囊切除术，包括胆管狭窄、胆漏和胆管铸型、胆泥和（或）结石的形成。移植术后胆管并发症发生率为 10% ～ 35%[1, 2]。尽管外科技术和免疫抑制药取得了进展，但 LT 后的胆管并发症仍然是导致患者发病，在严重情况下，导致死亡的主要原因。

胆管狭窄是 LT 后最常见的并发症，约占所有胆管并发症的 40%[3-8]。胆管狭窄的症状从没有任何表现到瘙痒和腹痛。如果忽视胆管狭窄，可导致严重的并发症，如上行性胆管炎、肝脓肿和继发性胆汁性肝硬化。因此，应对高危患者密切监测。此外，在高位胆管狭窄患者中，因其肝内胆管狭窄，跨越狭窄的支架远端有较高的移位率。

在本章中，我们重点讨论活体供肝移植（living-donor LT，LDLT）后高位胆管狭窄的定义、发病率、病因、病理生理学、危险因素和处理。

二、定义

根据部位不同，LT 后胆管狭窄分为吻合口狭窄（anastomotic，AS）或非吻合口狭窄（non-anastomotic，NAS）。AS 发生于供体胆管和受体空肠 Roux 肢上的胆管吻合口之间。NAS 也发生在胆管系统的其他部分[9, 10]，并且已经有报道患者存在两种类型的狭窄。在本章中，我们将讨论发生在肝左、右管分叉处或周围的高位胆管狭窄[11]。高位、低位胆管狭窄的内镜逆行胰胆管造影术（endoscopic retrograde cholangiopancreatography，ERCP）图像如图 1-1 所示。

三、发生率

良性胆管狭窄（BBS）是 LT 术后常见的并发症。LDLT 后胆管狭窄的发生率为 25% ～ 32%[3, 12-15]，而尸体供肝 LT（deceased-donor LT，DDLT）[14, 16, 17] 后为 < 15%。在 LDLT 中，供体的肝右管与受体的胆管之间的吻合高度复杂。肝右管有许多解剖变异，包括多重胆管，血液供应不良以及较短的残根[6, 14, 15, 18]。同时，移植肝的肥大也加重了 ASs。活体供肝移植术后胆管狭窄的发生率为 33.3%，高于尸体供肝移植术后的 9.6%[7, 19-22]。LDLT 是终末期肝病的首选治疗方法，特别是在东亚，包括韩国，因为从已故捐赠者那里获得器官比在西方国家更困难。在亚洲，由于 LDLT 经验的积累，胆管狭窄的发生率已从 30% 下降为 15% ～ 25%[6, 23-27]。

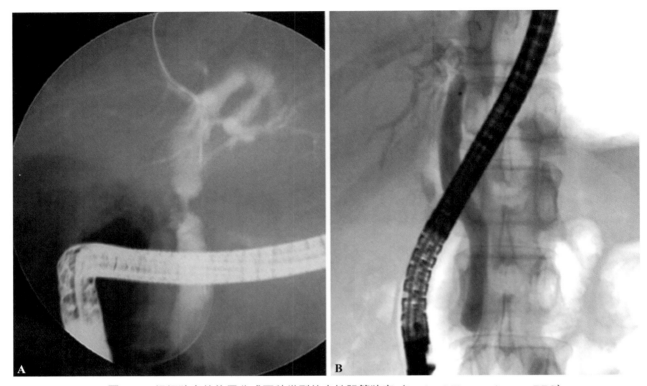

▲ 图 1-1　根据狭窄的位置分成两种类型的良性胆管狭窄（benign biliary stricture，BBS）

A. 显示低位 BBS，主要见于接受尸体供肝移植患者；B. 显示高位 BBS，主要见于接受活体供肝移植的患者中

在一项前瞻性研究中，1979—2003 年 531 名患者接受了肝移植，47 例发生了吻合口狭窄（42 例胆管 – 胆管吻合术和 5 例胆管空肠 Roux-en-Y 吻合术），AS 在 1 年、5 年和 10 年的累计风险分别为 6.6%、10.6% 和 12.3%[1]。

四、病因学

胆管狭窄的原因包括 LT、胆囊切除术后损伤、胰腺炎、原发性硬化性胆管炎和结石病。68 岁女性 25 年前接受腹腔镜胆囊切除术，由于复发性肝总管（common hepatic duct，CHD）和胆总管结石出现 BBS。ERCP 胆管造影：左侧肝内胆管狭窄并结石（图 1-2）。一名 44 岁的女性因肝内胆管细胞癌接受左半肝切除术。ERCP 胆管造影显示肝总管狭窄，腹部 CT 显示术后损伤引起胆漏（图 1-3）。

我们将重点谈论 LDLT 后胆管狭窄的病因

（表 1-1）。AS 可由手术技术和局部缺血引起，而 NAS 可由肝动脉血栓形成或免疫因素，冷缺血时间延长和血管功能不全所致[10, 28-30]。LT 后早期胆管狭窄是由技术因素引起的。相比之下，肝动脉血栓形成、保存性损伤、冷缺血和热缺血时间延长、胆汁成分改变和免疫损伤是 LT 后远期胆管狭窄的典型原因。

五、病理生理学

胆管损伤（如手术）引起炎症反应，导致纤维化和胆管腔狭窄。

细胞因子和趋化因子是肝胆管炎症的关键介质[31]。促炎细胞因子，如 IL-6、TNF-α、IFN-γ 诱导细胞介导的免疫应答促进肝胆管损伤。此外，趋化因子配体（CCL）2、CCL5 和 Fractalkine（CX3CL1）诱导白细胞的内皮迁移，导致诱发炎症级联反应[32]。介导白细胞转运的趋

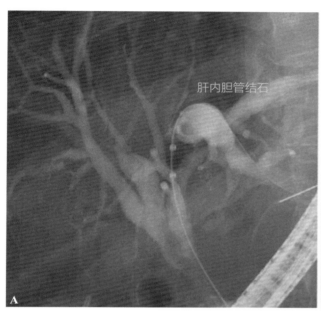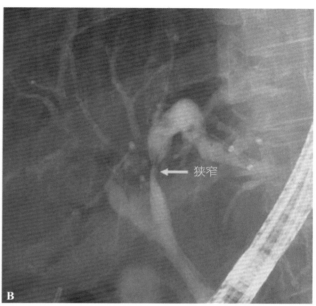

▲ 图 1-2 肝内胆管结石所致良性胆管狭窄

ERCP 造影显示左肝管结石（A）和狭窄（B）

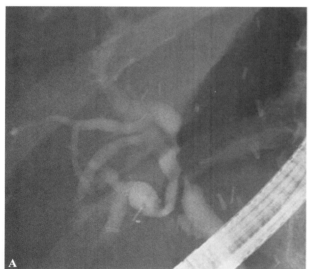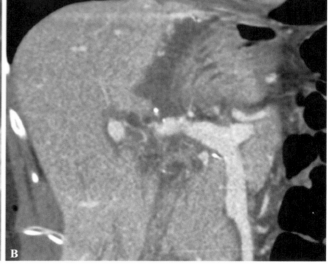

▲ 图 1-3 半肝切除术后损伤所致良性胆管狭窄

ERCP 胆管造影显示肝总管狭窄（A），腹部 CT 显示胆漏（B）

化因子受体（CCR）基因多态性改变其表达和功能，影响 LT[33, 34] 后的肝胆管炎症。已有研究关注 CC 趋化因子受体 5δ32 功能缺失突变与缺血性胆管病变发生之间的关联[30, 34]，而人类白细胞抗原（HLA）不匹配和抗 HLA 抗体对同种异体肝移植存活的影响存在争议[30, 34-38]。

慢性狭窄导致受累胆管引流的肝叶及肝段萎缩和未受累的肝段肥大，最终导致继发性胆汁淤积性肝硬化和门静脉高压。

六、危险因素

在 531 例接受 LT 治疗的患者中，单因素分

表1-1　肝移植术后胆管狭窄的病因

吻合性狭窄
外科技术
局部缺血

非吻合性狭窄
肝动脉血栓形成
免疫因素
冷缺血时间延长
血管功能不全

移植后早期
技术因素

移植后远期
肝动脉血栓形成
保存所致损伤
冷缺血/热缺血时间延长
胆汁成分改变
免疫损伤

表1-2　肝移植术后胆管狭窄的危险因素

Verdonk 等[1]
术后胆漏
女性供体/男性受体组合

Labob 等[38]
CX3CR1-249II 等位基因
肝移植治疗急性肝衰竭
ABO 可相容的不同血型肝移植

Forrest 等[39]
肝动脉血栓形成
原发性硬化性胆管炎
术后第 7 天总胆红素 > 55μmol/L

Jeong 等[40]
胆管直径小
胆管成形术
巨细胞病毒感染

析显示术后胆漏、女性供者/男性受者组合以及在重症监护病房的短期停留与 AS 相关。其中，术后胆漏和女性供体/男性受体组合是 AS 的独立危险因素[1]。

在一项对 162 名 2009—2010 年接受 LT 治疗的患者的横断面研究中，单因素分析显示急性肝衰竭、ABO 可相容的不同血型 LT 和供体特异性抗 HLA Ⅱ类抗体与 AS 相关。其中，急性肝衰竭的 LT 和 ABO 可相容的不同血型 LT 是 AS 的独立危险因素。此外，特异性趋化因子受体多态性和受体细胞因子谱的改变促进了纤维组织重塑，导致胆管狭窄。抗 HLA 抗体的筛选有助于在高危患者中早期发现胆管狭窄。

肝动脉血栓形成和原发性硬化性胆管炎是 LT 后胆管狭窄的独立危险因素[39]。有趣的是，术后 7 天总胆红素水平 > 55μmol/L 也是一个独立的危险因素，可能是胆管狭窄的一个临床标志。在另一项研究中，肝动脉血栓形成、胆管较细、胆管成形术和巨细胞病毒感染是 LT[40] 后胆管并发症的独立危险因素。表 1-2 列出了 LT 后高位胆管狭窄的危险因素。

七、内镜治疗

（一）内镜治疗 BBS 的难点

对存在多根胆管吻合且走行扭曲的复杂 BBS 的 LDLT 的受者，实施内镜治疗较为困难[41]。LDLT 患者内镜治疗 AS 成功率（58%～76%）低于 DDLT 患者（80%～90%）[6, 17, 42]。尤其是，因为解剖特征的原因，内镜下治疗以高位胆管狭窄为特征的 LDLT 患者的 BBS 较 DDLT 更为困难（图 1-1）。LDLT 患者胆管重建的特点是胆管扭曲狭窄或因吻合口纤维化、供肝肥大而导致吻合处胆管纤细、多支、复杂[43]。内镜治疗困难，因为附件（包括导丝）操作困难，且由于肝内胆管（IHD）空间有限，阻碍多个塑料支架的置入，所以需要长支架，且只能是支架的近端通过狭窄部位。因此，支架移位和失效的概率很高。术后 1～2 个月发生的短暂性狭窄主要是由于术后水肿和炎症所致，内镜治疗很可能成功。然而，如果在 LDLT 发生迟发性胆管狭窄或诊断延迟，初次内镜治疗失败的概率相对较高[44]。

（二）球囊扩张和（或）塑料支架置入

内镜治疗，包括胆管括约肌切开术、球囊扩张和支架置换，一般是 LDLT 后胆管狭窄的一线治疗手段[45]。现有的关于 LDLT 后 BBS 的内镜治疗研究见表 1-3。首选间隔 2～3 个月重复 ERCP，同时需要逐级扩大塑料支架的直径（8.0～11.5Fr）或保持 6～8 个支架至少 1 年[46]（图 1-4 和图 1-5）。对于胆管狭窄的治疗，单纯球囊扩张是否优于球囊扩张联合支架置入，目前还存在较大争议。尽管支架的置入有较高的并发症发生率，但球囊扩张联合支架置入优于单纯球囊扩张[47-49]。球囊扩张（balloon dilation，BD）联合多根塑料支架（multiple plastic stent，MPS）置入的临床成功率比单纯 BD 高 50%～75%[48]。此外，多根支架置入比单根支架置入可以更有效地扩张狭窄[49, 50]。为了缓解 AS，需要行内镜下括约肌切开，但一些临床医师更喜欢将多根大口径支架插入狭窄的胆管，以预防因胰管开口受压引起的 ERCP 术后胰腺炎或肠胆反流。此外，接受 LT 治疗的患者应给予免疫抑制药，必须考虑

感染的风险。LDLT 后胆管狭窄的患者内镜下将支架置于完好无损的奥狄括约肌上方，可获得长期的支架通畅性和较高的缓解率[51]。然而，由于内镜下括约肌切开有助于狭窄的扩张，支架的置入，以及在重复的 ERCP 操作中清除结石，因此需要更多的研究。

（三）自膨胀金属支架

自膨胀金属支架（self-expanding metal stents，SEMS）也可用于治疗胆管狭窄。早期吻合口胆管狭窄（anastomotic biliary stricture，ABS）（LT 后 6 个月内）一般对单纯内镜治疗反应良好，但可能是由于缺血性损伤所致，吻合部位的狭窄治疗会持续较长时间[1]。此外，LDLT 后的 ABS 发生于高位，包括胆管成锐角吻合和吻合口狭窄上方肝内胆管管腔狭窄。这些特征都影响了高位胆管狭窄的治疗。SEMS 直径大（30Fr），可减少 ERCP 的治疗次数，加速狭窄的缓解。支架阻塞的主要原因是支架内组织生长和过度生长，以及支架内的胆管结石和胆泥形成[52-55]。全覆膜 SEMS（fully covered SEMS，FCSEMS）克服了大多数未覆膜 SEMS 的缺点，并可内镜下

表 1-3　活体肝移植吻合性胆管狭窄内镜治疗效果

作者（年）	患者数量	技术	每位患者的操作次数（均值）	技术成功率（%）	临床成功率（%）	复发率（%）	并发症发生率（%）	复发的治疗
Lee 等（2011）[78]	137	BD + 支架	4.8	46.7	–	–	–	–
Kim 等（2011）[79]	147	BD + 支架	6.3	55.8	36.9	11.5	7.2	ERCP
Kurita 等（2011）[51]	94	BD + 支架	1.4	79.7	90.1	9.9	22.3	ERCP、PTBD、再次 LT
Hsieh 等（2013）[80]	41	BD + 支架	4.0	84.2	100.0	21.0	17.1	ERCP
Chok 等（2014）[81]	56	BD ± 支架	3.0	–	73.2	–	40.0	–

BD. 胆管引流；ERCP. 内镜逆行胰胆管造影术；PTBD. 经皮经肝胆管引流；LT. 肝移植术

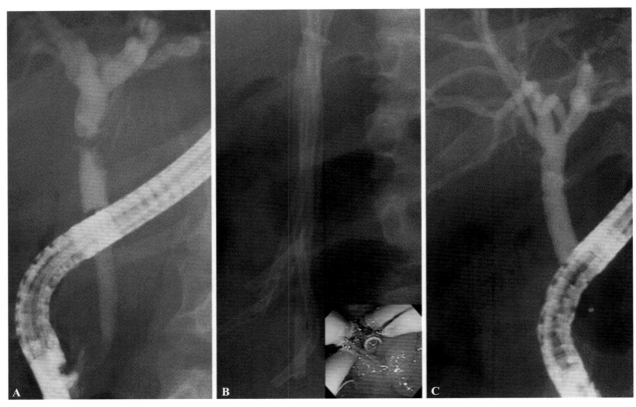

▲ 图 1-4　多根塑料支架（multiple plastic stents，MPS）治疗高位良性胆管狭窄

ERCP 胆管造影显示高位胆管狭窄（A）。3 个月后，在狭窄部位（B）插入 5 根塑料支架，狭窄得到解决（C）

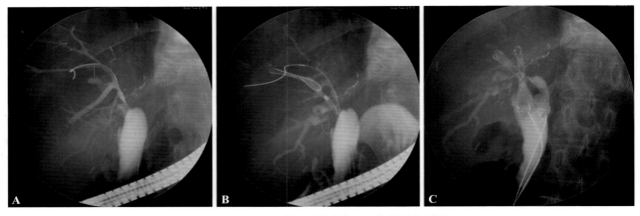

▲ 图 1-5　囊状良性胆管狭窄置入塑料支架受限

ERCP 胆管造影显示一个囊状胆管吻合（A）。置入多根塑料支架的空间有限。因此，在导丝艰难通过囊状狭窄（B）部位后，在狭窄部位（C）插入 2 个 FCSEMS

移除。已上市的各种类型 FCSEMS（表 1-4 和图 1-6）。

　　与塑料支架相比，FCSEMS 具有更好的耐久性和通畅性，并且需要较少的 ERCP 操作次数 [56, 57]。FCSEMS 的复发率和并发症发生率与塑料支架相仿 [56]。在 DDLT 患者的随机对照试验中，SEMS 和应用多个塑料支架在缓解狭窄方面是相似的，但 SEMS 总的干预次数较少 [56, 58]。

FCSEMS 的一个主要缺点是支架移位。根据最近 SEMS 治疗 AS 的 Meta 分析，SEMS 的总移位率为 16%[59]。此外，支架腔内可能形成胆泥或结石，FCSEMS 可留置不超过 3～4 个月。在 35 例 LDLT 难治性狭窄患者中，我们评估了有回收线和中腰部标记的短 FCSEMS 的有效性（图 1-7）（Kaffes 支架；Taewoong Medical，Seoul，South Korea）[60]。狭窄缓解率为 83%，支架移位率为 6%。几个采用 FCSEMS 置入治疗的病例如图 1-8 至图 1-10 所示。

表 1-4　市面上可以买到的全覆膜自膨胀金属支架（FCSEMS）

制造商	型号	材质	直径（mm）	长度（cm）
Boston Scientific	WallFlex 胆管 RX 支架	硅酮多聚体覆膜的铂	8、10	4、6、8
Taewoong Medical	Niti-S 胆管支架	硅树脂覆膜的镍钛	6、8、10	4、5、6、7、8、9、10、12
M.I. Tech	带套索的 Flap 支架	硅树脂覆膜的镍钛	8、10	4、12
Standard SciTech	Bonastent 支架	硅树脂覆膜的镍钛	10	4、5、6、7、8、9、10

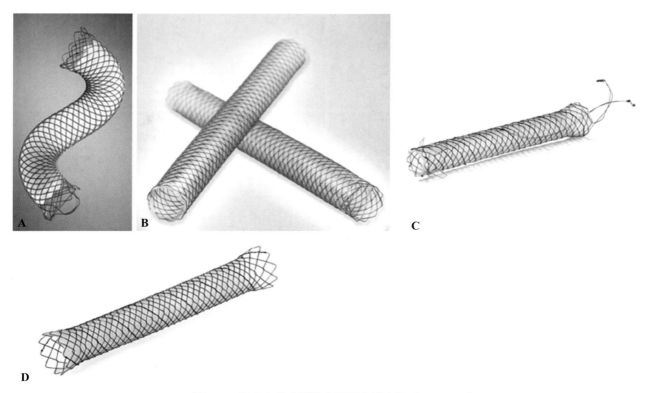

▲ 图 1-6　已上市的全覆膜自膨胀金属支架（FCSEMS）

A. WallFlex 胆管 RX 支架（Boston Scientific, MA）；B. Niti-S 胆管支架（Taewoong Medical, South Korea）；C. 带套索的 Flap 支架（M. I. Tech, South Korea）；D.Bonastent 支架（Standard SciTech, South Korea）（图A 改编自 http://www.bostonscientific.com/en-US/products/stents%2D%2Dgastrointestinal/wallflex-biliary-rxstents.html. 图B 改编自 http://www.stent.net/products/gastroenterology/niti-s-self-expandable-metal-stent/niti-sbiliary-stent/s-biliary-stent-covered-2/. 图C 改编自 http://www.mitech.co.kr/custom/prCustomView.do?disp_idx=DPIDX00010&menu_nix=FS9X8VzA. 图D 改编自 https://www.mediteksystems.com/bonastent-standard-sci-tech/bonastent-biliary/#.XGecpegzaUk ）

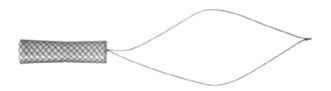

◀ 图 1-7　名为 **Kaffes** 的改良全覆膜自膨胀金属支架（**FCSEMS**）

中腰标记位于狭窄部位的中心，比其他支架短。回收线辅助支架移除（引自 http://www.stent.net/products/gastroenterology/niti-s-self-expandable-metal-stent/niti-s-biliary-stent/kaffes-biliary-stent-2/）

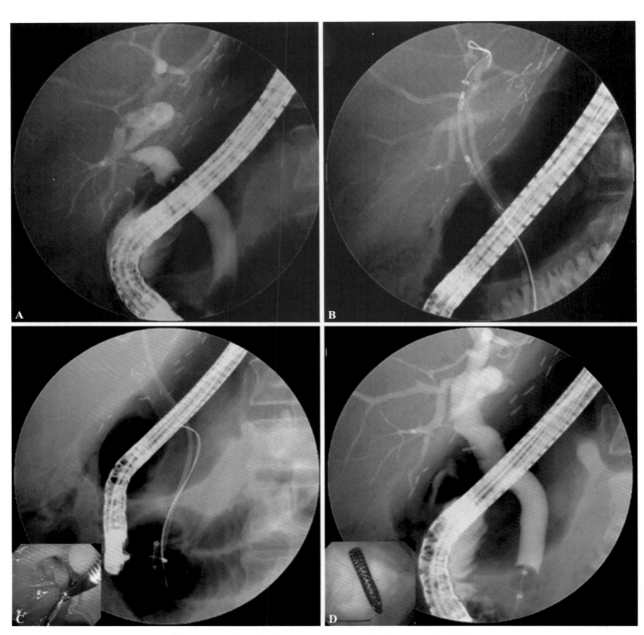

▲ 图 1-8　第一例用 **Kaffes FCSEMS** 治疗 **LDLT** 后肝门 **BBS**

ERCP 造影显示狭窄段的形状和长度（A）。导丝通过狭窄段（B），Kaffes 支架定位、释放。同时置入一个塑料支架，以防止引流到 CHD 的 IHD 闭塞。3 个月后，用鳄齿钳抓住长回收线，取出 Kaffes 支架（C），狭窄已经缓解（D）

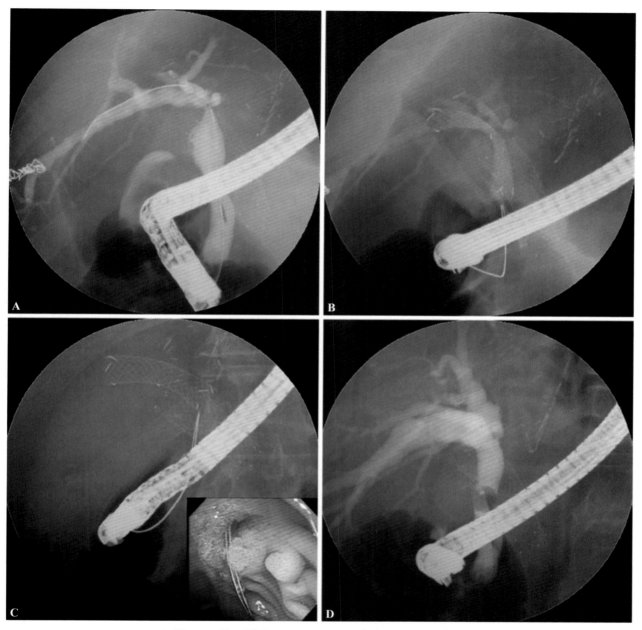

▲ 图 1-9　第二例用 Kaffes FCSEMS 治疗 LDLT 后肝门 BBS

ERCP 造影显示狭窄段的形状和长度（A）。导丝通过狭窄段（B），释放 Kaffes 支架。3 个月后，用鳄齿钳抓住长回收线，取出 Kaffes 支架（C），狭窄已经缓解（D）

（四）经皮治疗

一般来说，经皮治疗可以用于不能经 ERCP 治疗的 Roux-en-Y 重建手术或严重狭窄或离断的胆管[61]（图 1-11）。尽管它的成功率很高，但因为这种方法是侵入性的，可能会引起操作后的不适，因此通常被认为是二线替代治疗。经皮治疗也有出血、假性动脉瘤、胆漏和感染的风险[62]。然而，在 ERCP 失败的病例中，尤其是肝门水平的 BBS 患者，经皮肝穿刺引流（percutaneous transhepatic drainage，PTBD）可以成功完成。内镜治疗袋状胆管吻合术的患者成

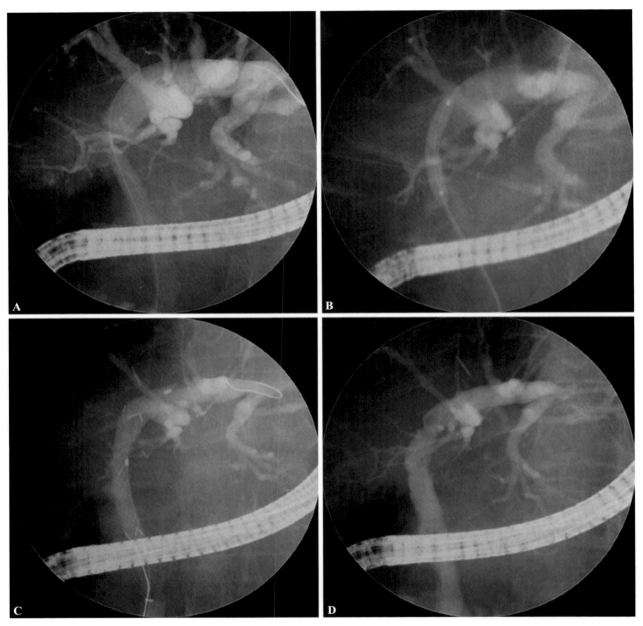

▲ 图 1-10　第三例用 Kaffes FCSEMS 治疗 LDLT 后肝门 BBS

一名 49 岁男性在肝细胞癌右叶切除术后 10 年因吻合口 BBS 被转诊到我院，成功地用 FCSEMS 治疗。BBS 在肝门水平（A）。导丝通过狭窄段，应用球囊扩张（B），释放 Kaffes 支架（C）。约 3 个月后，取出 Kaffes 支架，狭窄已经缓解（D）

功率最低。在我们先前的研究[63]中，在 22 例 LDLT 后胆管狭窄内镜治疗失败患者中，有 15 例（68%）PTBD 治疗成功。对于恶性肝门病变患者也是如此[64]。

（五）会师技术

　　内镜技术和经皮经肝胆管造影可以结合起来，以利于胆管插管，称为会师方法。此外，如果导丝不能通过成角或扭曲的胆管狭窄，那么通过 ERCP 来更换有内引流支架的 PTBD 导管就比较困难。会师技术可以克服这一困难（图 1-12）。在传统的会师技术中，导丝通过 PTBD 导管进入胆管以建立内镜入路。但是，由于操控

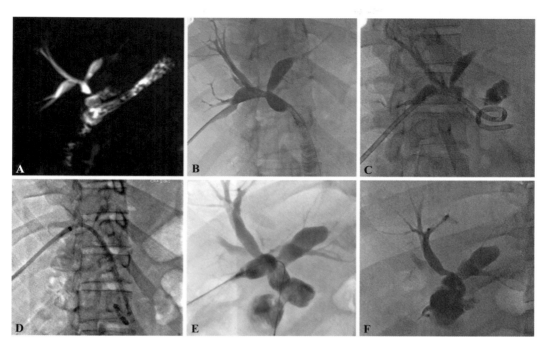

▲ 图 1-11　经皮治疗高位胆管狭窄

一位 53 岁的女性，因胆总管囊肿行 Roux-en-Y 胆总管空肠吻合术，术后出现高位胆管狭窄。MRCP 图像（A）显示胆总管空肠吻合部位狭窄。因为不可能通过 ERCP 操作，所以我们通过经皮入路（B）通过导丝。通过狭窄部位行 PTBD，头端位于空肠（C）。经 PTBD 导管放置一个全覆膜可回收胆管支架（D）。每 2 个月经 PTBD 进行更换，6 个月后狭窄缓解（E）。最后，移除支架和 PTBD（F）

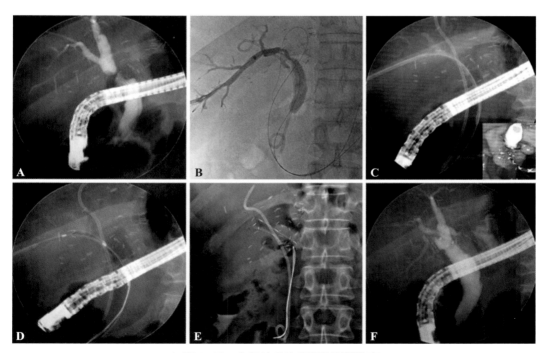

▲ 图 1-12　会师技术治疗高位胆管狭窄

一位 54 岁的男性，因非乙肝、非丙肝肝细胞癌行 LDLT 治疗，后出现肝门狭窄采用会师技术成功治疗。ERCP 胆管造影显示造影剂充盈到远端 IHD，但导丝未能通过（A）。导丝通过 B6 胆管（B）经皮入路穿过狭窄部位。导丝经 PTBD 导管通过顺行法（C）至十二指肠，并通过逆行法（D、E）置入 Kaffes 支架。3 个月后，狭窄得到了缓解（F）

困难，会师技术可采用 Kumpe（KMP）导管（5Fr，40cm；Cook，Bloomington，IN）治疗 LDLT 后胆管狭窄[65]。在该研究中，KMP 导管比使用导丝明显缩短了操作时间。因为 KMP 导管的尖端较短，呈一定角度，易于旋转，可以实现 ERCP 导管与 KMP 导管端到端的接触。因此，KMP 导管会师技术推荐用于成角或扭曲的吻合口胆管狭窄患者。

八、手术

内镜治疗是治疗 BBS 最重要的方法，但不适用于复发性或难治性 BBS。因此，尽管有内镜或经皮治疗，在难治性胆管狭窄复发中，可以考虑手术治疗预防败血症和移植失败[66]。外科治疗包括胆管吻合术的修复，从胆管 - 胆管吻合到胆管 - 空肠吻合（hepaticojejunostomy，HJ）的转换，以及再移植。胆肠吻合包括端侧吻合和侧侧吻合。相较端侧吻合，胆肠的侧侧吻合有以下几个理论上的优势。首先，不需要解剖胆管的后部，从而避免由于 LT 粘连后对肝动脉的损伤。其次，在狭窄复发时，侧侧吻合可用于内镜治疗。然而，只有当原有胆总管足够长时，侧侧吻合才有可能。因此，侧侧吻合可能适合于内镜治疗失败后胆管重建患者[67]。

九、新的尝试

新型球囊和支架可用于胆管狭窄的治疗。球囊扩张法对严重纤维性吻合胆管狭窄有较高的失败率。在这种情况下，经皮切割球囊切开联合扩张可用于治疗 LT 后的胆管 AS[68]。在球囊充气的过程中，1cm 长的显微外科刀片暴露在狭窄段局部进行切开。没有与手术有关的并发症发生（无论大小），只有一例失败的报道。

在 2012 年的一项研究中，在 13 例 LT 术后有症状的 AS 患者中应用紫杉醇洗脱球囊扩张后，12 例 24 个月无复发，长期临床成功率为 92.3%[69]。

直接胆管镜（SpyGlass；Boston Scientific Inc.，Natick，MA）可以直接显示胆管内壁，并在特定的医疗中心使用。SpyGlass 经口胆管镜系统设计为单人操作，而不是像子母胆管镜需要双人操作。SpyGlass 系统包括 SpyGlass 光纤摄像头（可重复使用）和 SpyScope 子镜传送导管（一种一次性使用的输送系统）。这种方法不仅能够清楚地看到狭窄的开口，而且还有助于快速插管，避免需要重复 ERCP/ 经皮操作或用于补救的外科手术[70]。

由生物可吸收材料制成的自膨胀支架也是 BBS 的治疗选择[71]。最常用于自膨胀可生物降解胆管支架的材料是合成聚合物聚二噁烷酮。生物可降解胆管支架随访 2 年后未发生意外不良事件，长期成功率 > 80%[72, 73]。

2005 年，引入了磁压吻合技术作为一种介入治疗，在扩张的胆管和小肠之间建立吻合。这种方法包括通过逐渐压缩两个狭窄胆管之间的两个强磁体而引起狭窄胆管的缺血性坏死，使完全阻塞或断开的胆管之间形成新的通道[74-77]。这种方法在第 3、第 4 章中描述。

十、结论

总之，发生在肝左、右管分叉处或周围的高位胆管狭窄，是 LDLT 后常见的并发症。高位狭窄的原因多种多样，它们的病理生理学与炎症反应有关。临床医师应考虑高位狭窄的危险因素，并密切监测有这些危险因素的患者。内镜治疗通常是 LDLT 术后胆管狭窄的一线治疗方法。在治疗结果方面，FCSEMS 优于使用多个塑料支架，专门设计的 FCSMS 已上市。

参 考 文 献

[1] Verdonk RC, Buis CI, Porte RJ, van der Jagt EJ, Limburg AJ, van den Berg AP, et al. Anastomotic biliary strictures after liver transplantation: causes and consequences. Liver Transpl. 2006;12(5):726–35.

[2] Verdonk RC, Buis CI, van der Jagt EJ, Gouw AS, Limburg AJ, Slooff MJ, et al. Nonanastomotic biliary strictures after liver transplantation, part 2: management, outcome, and risk factors for disease progression. Liver Transpl. 2007;13(5):725–32.

[3] Gondolesi GE, Varotti G, Florman SS, Munoz L, Fishbein TM, Emre SH, et al. Biliary complications in 96 consecutive right lobe living donor transplant recipients. Transplantation. 2004;77(12):1842–8.

[4] Hwang S, Lee SG, Sung KB, Park KM, Kim KH, Ahn CS, et al. Long-term incidence, risk factors, and management of biliary complications after adult living donor liver transplantation. Liver Transpl. 2006;12(5):831–8.

[5] Morioka D, Egawa H, Kasahara M, Ito T, Haga H, Takada Y, et al. Outcomes of adult-to-adult living donor liver transplantation: a single institution's experience with 335 consecutive cases. Ann Surg. 2007;245(2):315–25.

[6] Shah SA, Grant DR, McGilvray ID, Greig PD, Selzner M, Lilly LB, et al. Biliary strictures in 130 consecutive right lobe living donor liver transplant recipients: results of a Western center. Am J Transplant. 2007;7(1):161–7.

[7] Chang JH, Lee IS, Choi JY, Yoon SK, Kim DG, You YK, et al. Biliary stricture after adult right-lobe living-donor liver transplantation with duct-to-duct anastomosis: long-term outcome and its related factors after endoscopic treatment. Gut Liver. 2010;4(2):226–33.

[8] Zimmerman MA, Baker T, Goodrich NP, Freise C, Hong JC, Kumer S, et al. Development, management, and resolution of biliary complications after living and deceased donor liver transplantation: a report from the adult-to-adult living donor liver transplantation cohort study consortium. Liver Transpl. 2013;19(3):259–67.

[9] Jagannath S, Kalloo AN. Biliary complications after liver transplantation. Curr Treat Options Gastroenterol. 2002;5(2):101–12.

[10] Guichelaar MM, Benson JT, Malinchoc M, Krom RA, Wiesner RH, Charlton MR. Risk factors for and clinical course of non-anastomotic biliary strictures after liver transplantation. Am J Transplant. 2003;3(7):885–90.

[11] Larghi A, Tringali A, Lecca PG, Giordano M, Costamagna G. Management of hilar biliary strictures. Am J Gastroenterol. 2008;103(2):458–73.

[12] Kasahara M, Egawa H, Takada Y, Oike F, Sakamoto S, Kiuchi T, et al. Biliary reconstruction in right lobe living-donor liver transplantation: comparison of different techniques in 321 recipients. Ann Surg. 2006;243(4):559–66.

[13] Tsujino T, Isayama H, Sugawara Y, Sasaki T, Kogure H, Nakai Y, et al. Endoscopic management of biliary complications after adult living donor liver transplantation. Am J Gastroenterol. 2006;101(10):2230–6.

[14] Yazumi S, Yoshimoto T, Hisatsune H, Hasegawa K, Kida M, Tada S, et al. Endoscopic treatment of biliary complications after right-lobe living-donor liver transplantation with duct-to-duct biliary anastomosis. J Hepatobiliary Pancreat Surg. 2006;13(6):502–10.

[15] Tashiro H, Itamoto T, Sasaki T, Ohdan H, Fudaba Y, Amano H, et al. Biliary complications after duct-to- duct biliary reconstruction in living-donor liver transplantation: causes and treatment. World J Surg. 2007;31(11):2222–9.

[16] Londono MC, Balderramo D, Cardenas A. Management of biliary complications after orthotopic liver transplantation: the role of endoscopy. World J Gastroenterol. 2008;14(4):493–7.

[17] Sharma S, Gurakar A, Jabbour N. Biliary strictures following liver transplantation: past, present and preventive strategies. Liver Transpl. 2008;14(6):759–69.

[18] Ohkubo M, Nagino M, Kamiya J, Yuasa N, Oda K, Arai T, et al. Surgical anatomy of the bile ducts at the hepatic hilum as applied to living donor liver transplantation. Ann Surg. 2004;239(1):82–6.

[19] Kato H, Kawamoto H, Tsutsumi K, Harada R, Fujii M, Hirao K, et al. Long-term outcomes of endoscopic management for biliary strictures after living donor liver transplantation with duct-to-duct reconstruction. Transpl Int. 2009;22(9):914–21.

[20] Duffy JP, Kao K, Ko CY, Farmer DG, McDiarmid SV, Hong JC, et al. Long-term patient outcome and quality of life after liver transplantation: analysis of 20-year survivors. Ann Surg. 2010;252(4):652–61.

[21] Melcher ML, Pomposelli JJ, Verbesey JE, McTaggart RA, Freise CE, Ascher NL, et al. Comparison of biliary complications in adult living-donor liver transplants performed at two busy transplant centers. Clin Transpl. 2010;24(5):E137–44.

[22] Kim PT, Marquez M, Jung J, Cavallucci D, Renner EL, Cattral M, et al. Long-term follow-up of biliary complications after adult right-lobe living donor liver transplantation. Clin Transpl. 2015;29(5):465–74.

[23] Sugawara Y, Makuuchi M. Advances in adult living donor liver transplantation: a review based on reports from the 10th anniversary of the adult-to-adult living donor liver transplantation meeting in Tokyo. Liver Transpl. 2004;10(6):715–20.

[24] Liu CL, Fan ST, Lo CM, Wei WI, Chan SC, Yong BH, et al. Operative outcomes of adult-to-adult right lobe live donor liver transplantation: a comparative study with cadaveric whole-graft liver transplantation in a single center. Ann Surg. 2006;243(3):404–10.

[25] Soejima Y, Taketomi A, Yoshizumi T, Uchiyama H, Harada N, Ijichi H, et al. Biliary strictures in living donor liver transplantation: incidence, management, and technical evolution. Liver Transpl. 2006;12(6):979–86.

[26] Wadhawan M, Kumar A. Management issues in post living donor liver transplant biliary strictures. World J Hepatol. 2016;8(10):461–70.

[27] Rao HB, Ahamed H, Panicker S, Sudhindran S, Venu RP. Endoscopic therapy for biliary strictures complicating living donor liver transplantation: Factors predicting better outcome. World J Gastroint Pathophysiol. 2017;8(2):77–86.

[28] Pfau PR, Kochman ML, Lewis JD, Long WB, Lucey MR, Olthoff K, et al. Endoscopic management of postoperative biliary complications in orthotopic liver transplantation. Gastrointest Endosc. 2000;52(1):55–63.

[29] Moser MA, Wall WJ. Management of biliary problems after liver transplantation. Liver Transpl. 2001;7(11 Suppl 1):S46–52.

[30] Moench C, Uhrig A, Lohse AW, Otto G. CC chemokine receptor 5delta32 polymorphism-a risk factor for ischemic-type biliary lesions following orthotopic liver transplantation. Liver Transpl. 2004;10(3):434–9.

[31] Strazzabosco M, Fabris L, Spirli C. Pathophysiology of cholangiopathies. J Clin Gastroenterol. 2005;39(4 Suppl 2):S90–s102.

[32] Isse K, Harada K, Zen Y, Kamihira T, Shimoda S, Harada M, et al. Fractalkine and CX3CR1 are involved in the recruitment of intraepithelial lymphocytes of intrahepatic bile ducts. Hepatology. 2005;41(3):506–16.

[33] Kruger B, Schroppel B, Murphy BT. Genetic polymorphisms and the fate of the transplanted organ. Transplant Rev

(Orlando). 2008;22(2):131–40.

[34] op den Dries S, Buis CI, Adelmeijer J, Van der Jagt EJ, Haagsma EB, Lisman T, et al. The combination of primary sclerosing cholangitis and CCR5-Delta32 in recipients is strongly associated with the development of nonanastomotic biliary strictures after liver transplantation. Liver Int. 2011;31(8):1102–9.

[35] Neumann UP, Guckelberger O, Langrehr JM, Lang M, Schmitz V, Theruvath T, et al. Impact of human leukocyte antigen matching in liver transplantation. Transplantation. 2003;75(1):132–7.

[36] Muro M, Marin L, Miras M, Moya-Quiles R, Minguela A, Sanchez-Bueno F, et al. Liver recipients harbouring anti-donor preformed lymphocytotoxic antibodies exhibit a poor allograft survival at the first year after transplantation: experience of one centre. Transpl Immunol. 2005;14(2):91–7.

[37] Castillo-Rama M, Castro MJ, Bernardo I, Meneu-Diaz JC, Elola-Olaso AM, Calleja-Antolin SM, et al. Preformed antibodies detected by cytotoxic assay or multibead array decrease liver allograft survival: role of human leukocyte antigen compatibility. Liver Transpl. 2008;14(4):554–62.

[38] Iacob S, Cicinnati VR, Dechene A, Lindemann M, Heinemann FM, Rebmann V, et al. Genetic, immunological and clinical risk factors for biliary strictures following liver transplantation. Liver Int. 2012;32(8):1253–61.

[39] Forrest EA, Reiling J, Lipka G, Fawcett J. Risk factors and clinical indicators for the development of biliary strictures post liver transplant: Significance of bilirubin. World J Transplant. 2017;7(6):349–58.

[40] Jeong S, Wang X, Wan P, Sha M, Zhang J, Xia L, et al. Risk factors and survival outcomes of biliary complications after adult-to-adult living donor liver transplantation. United European Gastroenterol J. 2017;5(7):997–1006.

[41] Koneru B, Sterling MJ, Bahramipour PF. Bile duct strictures after liver transplantation: a changing landscape of the Achilles' heel. Liver Transpl. 2006;12(5):702–4.

[42] Azzam AZ, Tanaka K. Biliary complications after living donor liver transplantation: a retrospective analysis of the Kyoto experience 1999–2004. Indian J Gastroenterol. 2017;36(4):296–304.

[43] Wang SF, Huang ZY, Chen XP. Biliary complications after living donor liver transplantation. Liver Transpl. 2011;17(10):1127–36.

[44] Seo JK, Ryu JK, Lee SH, Park JK, Yang KY, Kim YT, et al. Endoscopic treatment for biliary stricture after adult living donor liver transplantation. Liver Transpl. 2009;15(4):369–80.

[45] Gomez CM, Dumonceau JM, Marcolongo M, de Santibanes E, Ciardullo M, Pekolj J, et al. Endoscopic management of biliary complications after adult living-donor versus deceased-donor liver transplantation. Transplantation. 2009;88(11):1280–5.

[46] Tsujino T, Isayama H, Kogure H, Sato T, Nakai Y, Koike K. Endoscopic management of biliary strictures after living donor liver transplantation. Clin J Gastroenterol. 2017;10(4):297–311.

[47] Kulaksiz H, Weiss KH, Gotthardt D, Adler G, Stremmel W, Schaible A, et al. Is stenting necessary after balloon dilation of post-transplantation biliary strictures? Results of a prospective comparative study. Endoscopy. 2008;40(9):746–51.

[48] Schwartz DA, Petersen BT, Poterucha JJ, Gostout CJ. Endoscopic therapy of anastomotic bile duct strictures occurring after liver transplantation. Gastrointest Endosc. 2000;51(2):169–74.

[49] Zoepf T, Maldonado-Lopez EJ, Hilgard P, Malago M, Broelsch CE, Treichel U, et al. Balloon dilatation vs. balloon dilatation plus bile duct endoprotheses for treatment of anastomotic biliary strictures after liver transplantation. Liver Transpl. 2006;12(1):88–94.

[50] Morelli J, Mulcahy HE, Willner IR, Cunningham JT, Draganov P. Long-term outcomes for patients with post-liver transplant anastomotic biliary strictures treated by endoscopic stent placement. Gastrointest Endosc. 2003;58(3):374–9.

[51] Kurita A, Kodama Y, Minami R, Sakuma Y, Kuriyama K, Tanabe W, et al. Endoscopic stent placement above the intact sphincter of Oddi for biliary strictures after living donor liver transplantation. J Gastroenterol. 2013;48(9):1097–104.

[52] Culp WC, McCowan TC, Lieberman RP, Goertzen TC, LeVeen RF, Heffron TG. Biliary strictures in liver transplant recipients: treatment with metal stents. Radiology. 1996;199(2):339–46.

[53] Harada N, Shirabe K, Soejima Y, Taketomi A, Yoshizumi T, Asonuma K, et al. Intrahepatic artery pseudoaneurysm associated with a metallic biliary stent after living donor liver transplantation: report of a case. Surg Today. 2013;43(6):678–81.

[54] Dumonceau JM, Deviere J, Delhaye M, Baize M, Cremer M. Plastic and metal stents for postoperative benign bile duct strictures: the best and the worst. Gastrointest Endosc. 1998;47(1):8–17.

[55] Siriwardana HP, Siriwardena AK. Systematic appraisal of the role of metallic endobiliary stents in the treatment of benign bile duct stricture. Ann Surg. 2005;242(1):10–9.

[56] Tal AO, Finkelmeier F, Filmann N, Kylanpaa L, Udd M, Parzanese I, et al. Multiple plastic stents versus covered metal stent for treatment of anastomotic biliary strictures after liver transplantation: a prospective, randomized, multicenter trial. Gastrointest Endosc. 2017;86(6):1038–45.

[57] Kaffes A, Griffin S, Vaughan R, James M, Chua T, Tee H, et al. A randomized trial of a fully covered self-expandable metallic stent versus plastic stents in anastomotic biliary strictures after liver transplantation. Therap Adv Gastroenterol. 2014;7(2):64–71.

[58] Martins FP, De Paulo GA, Contini MLC, Ferrari AP. Metal versus plastic stents for anastomotic biliary strictures after liver transplantation: a randomized controlled trial. Gastrointest Endosc. 2018;87(1):131. e1–e13.

[59] Kao D, Zepeda-Gomez S, Tandon P, Bain VG. Managing the post-liver transplantation anastomotic biliary stricture: multiple plastic versus metal stents: a systematic review. Gastrointest Endosc. 2013;77(5):679–91.

[60] Jang SI, Sung SY, Park H, Lee KH, Joo SM, Lee DK. Salvage therapy using self-expandable metal stents for recalcitrant anastomotic strictures after living-donor liver transplantation. Therap Adv Gastroenterol. 2017;10(3):297–309.

[61] Mita A, Hashikura Y, Masuda Y, Ohno Y, Urata K, Nakazawa Y, et al. Nonsurgical policy for treatment of bilioenteric anastomotic stricture after living donor liver transplantation. Transpl Int. 2008;21(4):320–7.

[62] Sung RS, Campbell DA Jr, Rudich SM, Punch JD, Shieck VL, Armstrong JM, et al. Long-term follow-up of percutaneous transhepatic balloon cholangioplasty in the management of biliary strictures after liver transplantation. Transplantation. 2004;77(1):110–5.

[63] Kim ES, Lee BJ, Won JY, Choi JY, Lee DK. Percutaneous transhepatic biliary drainage may serve as a successful rescue procedure in failed cases of endoscopic therapy for a post-living donor liver transplantation biliary stricture. Gastrointest Endosc. 2009;69(1):38–46.

[64] Jang SI, Hwang JH, Lee KH, Yu JS, Kim HW, Yoon CJ, et al. Percutaneous biliary approach as a successful rescue procedure after failed endoscopic therapy for drainage in advanced hilar tumors. J Gastroenterol Hepatol. 2017;32(4):932–8.

[65] Chang JH, Lee IS, Chun HJ, Choi JY, Yoon SK, Kim DG, et al. Comparative study of rendezvous techniques in post-liver transplant biliary stricture. World J Gastroenterol. 2012;18(41):5957–64.

[66] Chok KS, Lo CM. Prevention and management of biliary anastomotic stricture in right-lobe living-donor liver transplantation. J Gastroenterol Hepatol. 2014;29(10):1756–63.

[67] Chok KS, Chan SC, Cheung TT, Chan AC, Sharr WW, Fan ST, et al. Outcomes of side-to-side conversion hepaticojejunostomy

for biliary anastomotic stricture after right-liver living donor liver transplantation. HBPD Int. 2013;12(1):42–6.

[68] Atar E, Bachar GN, Bartal G, Mor E, Neyman H, Graif F, et al. Use of peripheral cutting balloon in the management of resistant benign ureteral and biliary strictures. J Vasc Interv Radiol. 2005;16(2 Pt 1):241–5.

[69] Husing A, Reinecke H, Cicinnati VR, Beckebaum S, Wilms C, Schmidt HH, et al. Paclitaxel-eluting balloon dilation of biliary anastomotic stricture after liver transplantation. World J Gastroenterol. 2015;21(3):977–81.

[70] Wright H, Sharma S, Gurakar A, Sebastian A, Kohli V, Jabbour N. Management of biliary stricture guided by the spyglass direct visualization system in a liver transplant recipient: an innovative approach. Gastrointest Endosc. 2008;67(7):1201–3.

[71] Siiki A, Rinta-Kiikka I, Sand J, Laukkarinen J. A pilot study of endoscopically inserted biodegradable biliary stents in the treatment of benign biliary strictures and cystic duct leaks. Gastrointest Endosc. 2018;87(4):1132–7.

[72] Mauri G, Michelozzi C, Melchiorre F, Poretti D, Pedicini V, Salvetti M, et al. Benign biliary strictures refractory to standard bilioplasty treated using polydoxanone biodegradable biliary stents: retrospective multicentric data analysis on 107 patients. Eur Radiol. 2016;26(11):4057–63.

[73] Lorenzo-Zuniga V, Moreno-de-Vega V, Marin I, Boix J. Biodegradable stents in gastrointestinal endoscopy. World J Gastroenterol. 2014;20(9):2212–7.

[74] Okajima H, Kotera A, Takeichi T, Ueno M, Ishiko T, Hirota M, et al. Magnet compression anastomosis for bile duct stenosis after duct-to-duct biliary reconstruction in living donor liver transplantation. Liver Transpl. 2005;11(4):473–5.

[75] Jang SI, Choi J, Lee DK. Magnetic compression anastomosis for treatment of benign biliary stricture. Dig Endosc. 2015;27(2):239–49.

[76] Parlak E, Koksal AS, Kucukay F, Eminler AT, Toka B, Uslan MI. A novel technique for the endoscopic treatment of complete biliary anastomosis obstructions after liver transplantation: through-the-scope magnetic compression anastomosis. Gastrointest Endosc. 2017;85(4):841–7.

[77] Muraoka N, Uematsu H, Yamanouchi E, Kinoshita K, Takeda T, Ihara N, et al. Yamanouchi magnetic compression anastomosis for bilioenteric anastomotic stricture after living-donor liver transplantation. J Vasc Interv Radiol. 2005;16(9):1263–7.

[78] Lee YY, Gwak GY, Lee KH, Lee JK, Lee KT, Kwon CH, et al. Predictors of the feasibility of primary endoscopic management of biliary strictures after adult living donor liver transplantation. Liver Transpl. 2011;17(12):1467–73.

[79] Kim TH, Lee SK, Han JH, Park DH, Lee SS, Seo DW, et al. The role of endoscopic retrograde cholangiography for biliary stricture after adult living donor liver transplantation: technical aspect and outcome. Scand J Gastroenterol. 2011;46(2):188–96.

[80] Hsieh TH, Mekeel KL, Crowell MD, Nguyen CC, Das A, Aqel BA, et al. Endoscopic treatment of anastomotic biliary strictures after living donor liver transplantation: outcomes after maximal stent therapy. Gastrointest Endosc. 2013;77(1):47–54.

[81] Chok KS, Chan SC, Cheung TT, Sharr WW, Chan AC, Fan ST, et al. A retrospective study on risk factors associated with failed endoscopic treatment of biliary anastomotic stricture after right-lobe living donor liver transplantation with duct-to-duct anastomosis. Ann Surg. 2014;259(4):767–72.

第2章 完全梗阻性胆管狭窄治疗（一）：磁压吻合术的概念及方法

Totally Obstructed Biliary Stricture I: Concept and Methods of Magnetic Compression Anastomosis

Yool Lae Kim Sung Ill Jang Dong Ki Lee 著

贺　舜　译

黄永辉　校

一、历史

1826 年，Denan 提出了压迫连通的理念，并首次描述了通过组织压迫形成局部缺血，进而组织坏死形成瘘而实现吻合的方法[1]。Denan 的弹性负载装置也被 Murphy 于 1892 年开发出来并以 Murphy 纽扣闻名于世[2-5]。这种技术通过两个纽扣压迫消化道管壁形成局部缺血，进而形成一种圆形的吻合口，从而达到通过压迫缺血形成肠壁间端 – 端，侧 – 侧无缝合吻合的目的。这是第一种以此理念开发出的外科装置[6]。1991 年，有学者改进了 Murphy 纽扣，这种改进后的纽扣类似于两个螺丝帽，并尝试在动物实验中通过应用改进后的 Murphy 纽扣压迫组织形成吻合[7]。这种设备用于通过螺帽接触，建立压迫性吻合。这种物理接触可以用磁场介导的磁力来代替。这种磁力在肠道中的效果首先通过临床中一些儿童误吞服磁体后形成消化道穿孔或瘘来进行分析[8-11]。1980 年，Jansen 等[12] 进行了第一次应用磁力进行组织压迫的人体临床试验。这种磁力压迫形成的吻合术在 5 例结肠切除的患者中取得了成功。1993 年，Saveliev 等[13] 在杂交犬身上应用磁力进行了胆肠吻合，肠肠吻合以及胆胃吻合的临床科研尝试，并获得初步成功。此外有 4 例患者进行了胆胃吻合口，一例患者进行了胆十二指肠吻合获得了临床成功，这些临床资料显示了内镜下磁力胆肠吻合临床应用的可能性[14]。人们一直以来都在不断地探索和发展磁力吻合的观念及临床应用的可能性[15]。1998 年，Yamanouchi 等[16] 介绍了一种磁力压迫吻合方法（magnetic compression anastomosis，MCA），并应用这一方法成功地建立了一个小的胆管小肠瘘口，接着多个临床应用结果也被报道出来[17-32]。

二、磁体

磁力是成功实现磁力压迫吻合（MCA）的重要因素。稀土磁体分为锌 – 铁 – 硼磁体和钐 – 钴磁体。这两种磁体都具有高磁密度和长时间磁力保留，都适合用于 MCA。然而，钐 – 钴磁体磁力保存能力要强于锌 – 铁 – 硼磁体，因此钐 – 钴磁体的应用更广泛[20, 26, 33]。磁体的磁力可以通过特定的磁力测定（magnetic force determination algorithm，MAGDA）进行测量[14, 33]。通过将磁体的形状、直径、材质、磁性等级、强度和实验结果以及体内磁体距离等变量因素导入 MAGDA 算法中可以得出磁力的大小，能够预测 MCA 能否成功。

三、动物实验

在 20 世纪 90 年代，人们曾试图通过强稀土磁体之间的磁力来诱导吻合。1995 年，Cope 等[34, 35]论证了该方法应用于猪肠肠吻合的可行性以及安全性。Cope 使用锌 – 铁 – 硼磁体或钐 – 钴磁极磁体，通过磁力压迫吻合（MCA）对猪进行胆囊胃吻合和胆囊空肠吻合的研究，9 ～ 16 周后实现胆肠吻合[34]。初步研究结果表明，磁性材料可用于猪肠内吻合并且短期内无肠漏发生[35]。接下来的研究中人们改进了磁体的形状以增强磁性并且进行进一步动物研究。Jamshidi[21] 等在动物实验中，对比了采用定制的锥形吻合 MCA 方法和吻合器联合手工缝合方法进行的吻合术。对吻合口外观、组织学，以及机械稳定性进行了评估，并进行了功能性的放射学方面评估。所有的入组动物均没有发现严重的并发症或肠腔狭窄。经 MCA 和传统手术形成的吻合口对于压力的承受没有明显区别。病理检查可见 MCA 形成的吻合口组织浆膜层、黏膜下层、黏膜层连续完整，没有观察到组织缺血坏死等表现。因此，MCA 与手术吻合口相比是安全的，有效的，甚至优于常规吻合[21]。另外，同一个研究小组发现，可以应用改良的凹凸形径向对称的磁体进行 MCA 肠内吻合[36]。实现可靠的 MCA 肠吻合需开发一套可控的 MCA 系统（磁吻合系统），其中要优化可控磁性耦合，磁体之间的距离和磁体表面匹配性[37]。一套磁吻合系统设备有 3 个主要特点：①两个互相对准的凸凹径向对称环；②允许立即打开的环形磁体；③特殊的径向形状设计，能够有利于中心组织坏死，而同时也有利周围组织的愈合。这样就可以避免吻合口瘘的发生。

除了对磁体进行改良外，有动物实验尝试了内镜下磁体的应用[38]。有学者开发出了一套模块化的弱磁力吻合装置可以有效避免瘘的发生。而另一项研究也尝试了使用了部分覆膜支架改善磁体模块形状提高 MCA 所形成的瘘的通畅性[39]。将部分覆膜支架置入 MCA 胃肠吻合口，可以维持吻合口通畅达 7 周以上。磁压吻合在血管、胆管及胃肠道手术中均已进行实验性的应用[40]。

四、人体研究

1998 年，Yamanouchi 等[16] 成功地应用 MCA 方法建立胆管 – 小肠瘘，其他临床结果也有相关报道[17-32]。此后，有报道 MCA 成功用于胆囊胆管吻合和胆肠吻合。由于缺乏长期随访数据，尚不能评估术后的并发症和再狭窄情况。但是，也有一些结果显示了该方法的稳定性和有效性。Jang 等研究了 39 名行 MCA 的患者，其中 35 例患者再通成功[41]。一名患者术后有轻微的胆管炎，无 1 例死亡。平均随访时间为 41.9 个月，再狭窄者 1 例。

五、MCA 适应证

随着包括内镜和经皮穿刺方法在内的非手术治疗方法发展，使得因良性或恶性胆管疾病行胆管手术所致术后严重胆管狭窄再通成为可能[25, 42-45]。然而，非手术治疗对严重胆管狭窄或完全闭塞的疗效有限，对于不能用常规方法治疗的狭窄患者，插入并保持胆管通畅引流是必要的。因此，对于严重的胆管狭窄或无法治疗的完全阻塞，通过内镜或经皮实行 MCA 是其适应证之一（图 2-1）[17-24]。

六、方法

（一）技术概要

操作中使用的为柱状的钐 – 钴稀土磁体，有多种方法可以导入。最常见的为经皮与经口两种，MCA 的操作过程主要分为 4 步：①设计磁

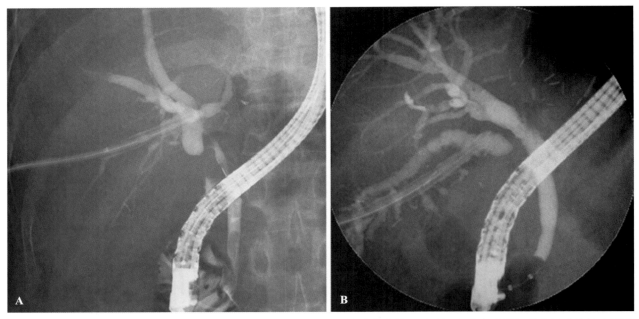

▲ 图 2-1　磁压吻合（MCA）指征，MCA 主要应用于不能通过传统的内镜和（或）经皮方法进行处理的难治性良性胆管狭窄

A. 为导丝无法通过完全性胆管狭窄；B. 造影剂无法通过的完全性胆管狭窄

体的导入路径；②磁体互相吸合压迫；③磁体的移除；④瘘管的保持及内置管的移除。

1. 步骤 1：磁体入路的建立

经皮经肝穿刺胆管引流（percutaneous transhepatic biliary drainage，PTBD）过程中使用的 PTBD 导管可以有效引导磁体进入胆管内。在磁体置入前先将 PTBD 导管换成 18Fr 的粗管更有利于磁体通过导管进入胆管内，同时减少肝内胆管的损伤。经乳头的磁体进入胆管则需进行充分的乳头切开或球囊扩张，也可以在胆总管置入全覆膜支架（fully covered self-expandable metal stent，FCSEMS）以方便磁体进入胆管内（图 2-2）。

2. 步骤 2：磁体吸合

应用息肉圈套器固定于磁体一端的螺旋结构，通过 18Fr 内径的 PTBD 导管将磁体放置至吻合近端位置。同样的方法可以经内镜活检腔道将磁体通过支撑的全覆膜支架腔放置至吻合远端位置。两个磁体之间磁力吸引就可以形成吻合口

两端的磁压吻合，在两个磁体吸合过程中可以通过球囊导管进行辅助引导以达到两个磁体间更好的吸合。两个磁体吸合后可以在透视下进行确认。然后退出鞘管，留置 PTBD 引流管。确认磁体吸合并位置良好后，及时移除全覆膜胆管支架（图 2-3）。

3. 步骤 3：磁体移除

磁体吸合后压迫组织缺血坏死，瘘管形成，磁体即可自发沿胆管排出至十二指肠（图 2-4）。如果术后 8～10 周磁体还没有排出，可应用导丝或导管辅助将磁体推出胆管。也可以应用经皮经肝胆管镜（percutaneous transhepatic cholangioscopy，PTCS）通过 PTBD 窦道移除磁体（图 2-5）。

（二）磁体的准备

以往的磁体上的丝线与磁体相互分离，导致磁体在吸合过程中操作较为困难，我们对此做了改进。在磁体的非吸合端制备锚定孔，同时

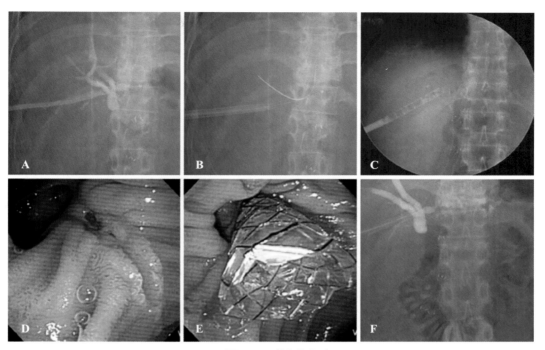

▲ 图 2-2　磁体的入路

A. 经皮经胆管穿刺引流（PTBD）后入路扩张至 16Fr；B. PTBD 导管更换为 18Fr 鞘管以利于磁体进入胆管内且不损伤肝内胆管；C. 注入造影剂透视下观察 18Fr 鞘管位置；D. ERCP 术后十二指肠乳头切开，乳头开口打开；E. 胆总管内置入可回收全覆膜支架以利于输送磁体；F. 透视下胆管造影观察全覆膜支架位置

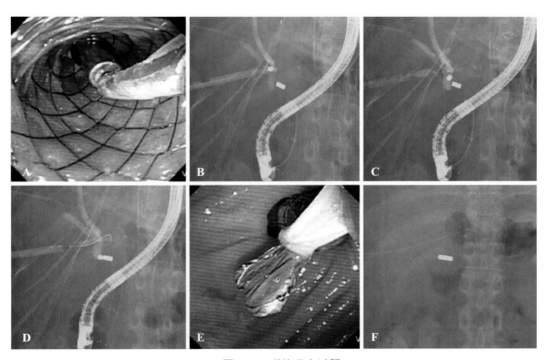

▲ 图 2-3　磁体吸合过程

A. ERCP 下应用圈套器连接一侧磁极通过胆管的全覆膜胆管支架腔，置入于胆管内；B. 通过直径 18Fr 的 PTBD 鞘管将另外一块磁体置入胆管内；C. 两块磁体在磁力吸引下相互靠拢；D. 透视下确认吸合后磁体位置；E. 圈套器拔除胆总管内的全覆膜支架；F. 磁体吸合完成后，置入直径 16Fr 的 PTBD 引流管

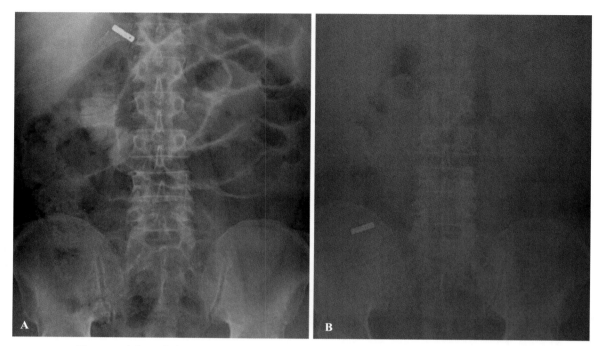

▲ 图 2-4　腹部平片确认吸合后磁体的排出，操作结束后 4～6 周吸合磁体将会排出至小肠

A. 吸合后磁体位于胆管狭窄部位；B. 3 周后磁体从胆管内排出小肠

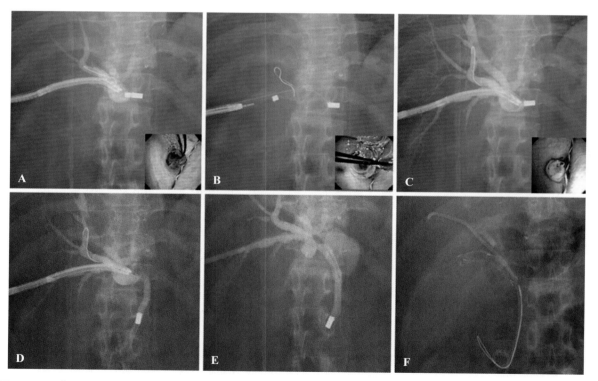

▲ 图 2-5　经皮经肝胆管镜（PTCS）移除磁体过程，如果吸合磁体在 8～10 周内不能自发排出则需经 PTCS 辅助移除

A. PTCS 胆管镜下所见吸合磁体；B. 通过磁体一端的连接丝线移除吸合磁体的近端部分；C 和 D. 远端部分磁体可以通过造影剂注射形成压力推出或直接应用导管推出；E. 远端磁体推出至胆总管下段，直径 16Fr 的 PTBD 导管可以通过新形成的瘘管到达胆总管；F. 拔除 PTBD 管，于瘘管位置置入全覆膜金属胆管支架

将磁体直径缩小为 4mm，而磁体磁力增加 50%（图 2-6）[17]。

（三）MCA 术前评价

MCA 术前评估仅限于预估结果及治疗方法，这些问题应进一步的改进。MCA 的成功由几个因素决定，如狭窄的长度，胆管形态，磁力方向和胆管轴向。狭窄段较长，胆管狭窄处成锥形或胆管扭曲，两个磁体错位对合等是 MCA 失败的常见原因[17, 18]。狭窄越长，磁力越弱，组织受挤压的力度越小，坏死很难发生，继而瘘也无法形成。因此，在 MCA 之前准确评估狭窄长度是很

重要的，但是，目前的非侵入性检查，如计算机断层扫描（CT），超声和磁共振胰胆管成像，不能准确地评估狭窄的长度。胆管造影评估狭窄长度是比较准确的，但需要侵入性操作，如 ERCP 和 PTBD。除了狭窄的长度之外，胆管轴向和胆管的形状也需要在 MCA 前进行评估。如果胆管是锥形和扭曲的，即使狭窄很短，磁体也不能到达狭窄处，磁体之间的距离将比所测量的狭窄长度长，最终导致 MCA 的失败（图 2-7）[17]。还有胆管轴向决定了磁体的对准方向，即使磁体之间的距离短，如果磁体不能对准方向，磁力也会最终变弱导致 MCA 失败[17, 18]。非侵入性检查对

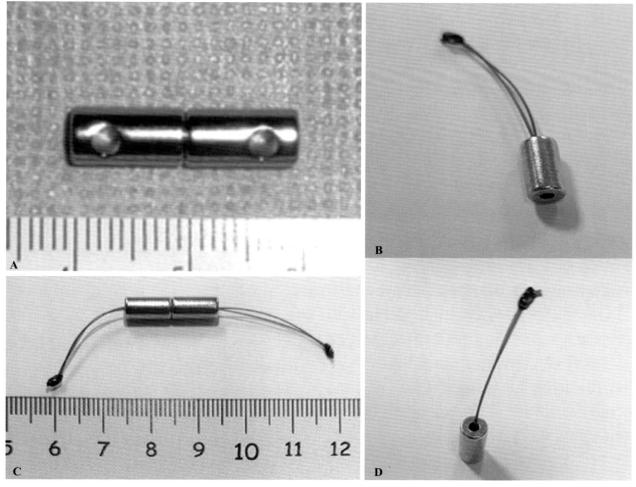

▲ 图 2-6　磁体的制备

A. 以往应用的磁体锚定孔在侧方；B 至 D. 新型磁体锚定孔位于磁体非吸合端的端侧，丝线穿过锚定孔并通过强力胶与磁体黏合，新型磁体与以往的磁体作用相同且吸力更强

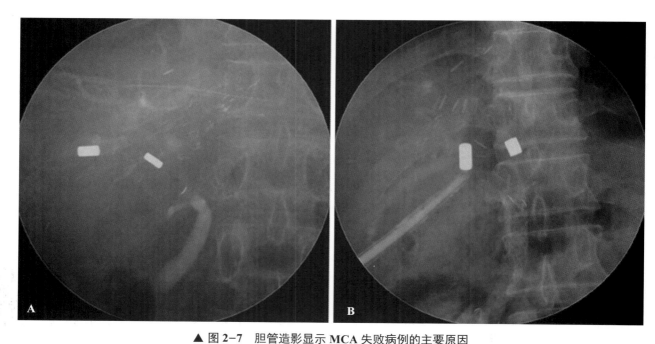

▲ 图 2-7 胆管造影显示 MCA 失败病例的主要原因

A. 狭窄段过长；B. 胆管不规则狭窄，如胆管狭窄呈锥形，过于迂曲和（或）狭窄胆管两端轴线不一致等

狭窄的长度、胆管形状和轴线等因素的评估有一定的局限性，无法做到精准的评估。因此需要明确的是，只有在 MCA 实际操作过程中才能判断最终的效果。

（四）双向磁体入路的建立

磁体置入方式的选择取决于麻醉方式，手术史和患者自身情况。胆管 MCA 吻合可以通过 PTBD 和 ERCP 途径分别置入 2 个磁体，PTBD 途径最好使用 16Fr 或 18Fr 的鞘管，防止磁体置入过程中损伤胆管。磁体置入胆总管的过程由于多应用 ERCP 技术进行操作且需要磁体通过壶腹乳头部，因此操作也往往较 PTBD 更为困难。单纯行乳头切开往往很难将 5mm 磁体置入到胆总管，需要联合球囊扩张，但磁体的操控仍很困难。为解决这个问题，可以在壶腹部临时放置金属支架 [17, 29]。为了尽量减少支架移位和胰腺炎的发生，建议尽量缩短支架的留置时间，一般与 MCA 前 1 天置入支架。对于 Roux-en-Y 术后患者，MCA 过程中，通过 ERCP 将磁体置入胆总管很困难。

由于 E-loop 和 A-limbs 的长度比较长，十二指肠镜不易到达十二指肠乳头，且穿孔风险高。在这种情况下，应用透明帽辅助结肠镜，或单气囊小肠镜可能会有所帮助 [18]。需要注意的是，无论何种方法，都存在操作失败以及小肠穿孔的风险。有报道可以通过手术建立皮肤小肠瘘管，经此瘘管将磁体导入胆总管，作为一种替代方法 [18, 46]。总之，磁体导入方式的选择需要考虑患者的身体状况，既往手术史，需要的吻合方式。当然我们也需要研究更加安全有效的磁体置入方法。

1. 方法 1：PTBD 入路对接内镜入路

通过十二指肠镜 MCA 法是治疗活体肝移植术后胆管狭窄最常用的办法。这一方法主要是通过经皮途径和经口 - 十二指肠乳头途径，分别置入两极磁体，使磁体对合（图 2-8）。

2. 方法 2：PTBD 入路对接 PTBD 入路

治疗右侧肝内胆管梗阻，可以将左肝内胆管和右肝内胆管均与空肠吻合。经皮经肝胆管镜将两个磁体分别置入左、右肝内胆管，使之互相吸合（图 2-9）。

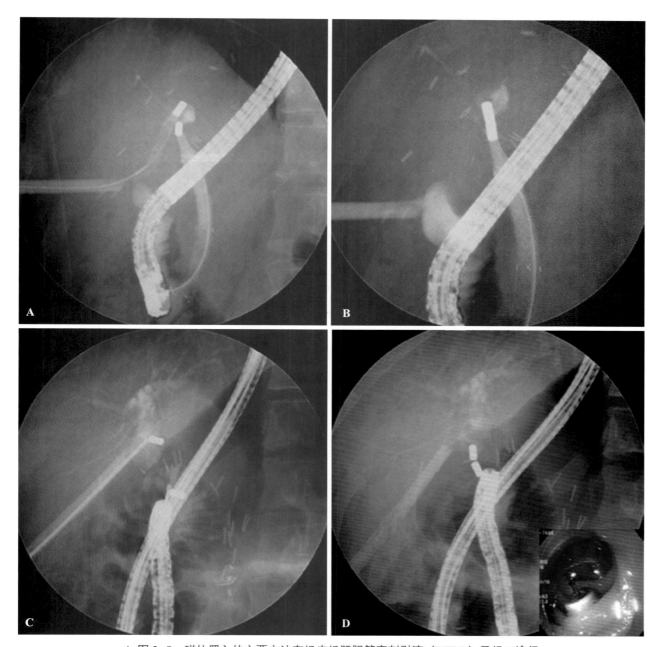

▲ 图 2-8　磁体置入的主要方法有经皮经肝胆管穿刺引流（**PTBD**）及经口途径

A 和 B. 1 例肝移植术后胆管狭窄患者，一块磁体经 PTBD 途径置入胆管狭窄一侧，另一块磁体经 ERCP 下经胆总管置入狭窄另一侧；C 和 D. 1 例 Whipple 术后患者胆肠吻合口狭窄，一块磁体经 PTBD 途径置入胆管狭窄一侧，另一磁体应用透明帽辅助肠镜置于胆肠吻合口空肠端

3. 方法 3：PTBD 入路对接外科瘘管入路

对于接受过活体肝移植联合肝十二指肠切除术的患者，十二指肠镜难以经输入襻到达胆肠吻合口。详细操作可见后述。在这种情况下，可以将输入襻空肠固定于腹壁下，并在周围钛夹标记。建立经皮空肠通路，内镜经此通路可到达胆肠吻合口，再置入磁体（图 2-10）。

（五）磁体的移除以及瘘管开通的保持

1. 移除磁体

由于磁体的吸引作用，导致了狭窄部位组织

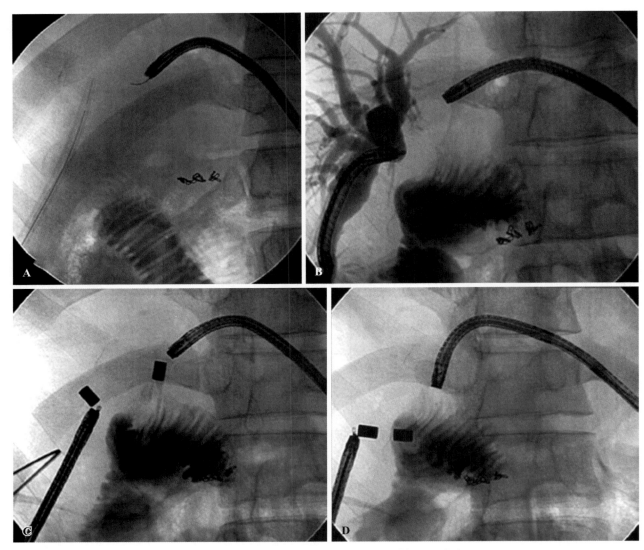

▲ 图 2-9　应用不同途径的 MCA 技术进行胆肠吻合

A. PTBD 导管插入至右肝内胆管，经皮胆管镜（PTCS）进入左肝内胆管；B. PTCS 进入右侧肝内胆管，确认完全狭窄的肝内胆管及空肠部位；C. 两块磁体均应用 PTCS 途径导入胆管；D. PTCS 将磁体导入与空肠相通的左侧肝内胆管，磁体在磁力作用下相互吸合

夹在两个磁体之间，并由此产生的压力导致狭窄部组织的坏死。当两极磁体逐渐彼此靠近，吸引力逐渐增大，缺血性坏死加速，导致新的瘘管形成，吸附在一起的磁体可能会自发通过新形成的瘘管进入胆管或肠道（图 2-4）。磁体两极成功贴合后 6 ～ 8 周，每 2 周行腹部 X 线检查，评估确认磁体的位置。如果 10 周后，磁体保持两极紧密吸附状态，没有发生移位，需要通过 PTBD 或 PTCS 方法辅助磁体排出（图 2-5）。

在以前的研究中，胆管吻合术后成功去除磁体的平均时间约 53.3 天（范围 9 ～ 181 天），而胆肠吻合需 7 ～ 40 天[31]。磁体移除的时间取决于在 2 块磁体之间的距离，磁场强度，以及磁体所压迫的组织的差异。胆肠吻合时两磁体之间的距离（2 ～ 7mm）比胆管吻合两磁体之间的距离（2 ～ 15mm）要短，所以胆肠吻合瘘形成的时间要短。一般来说较短的梗阻狭窄部分再通至少需要 10 天，长的梗阻狭窄可能会长至 1 个月[31]。

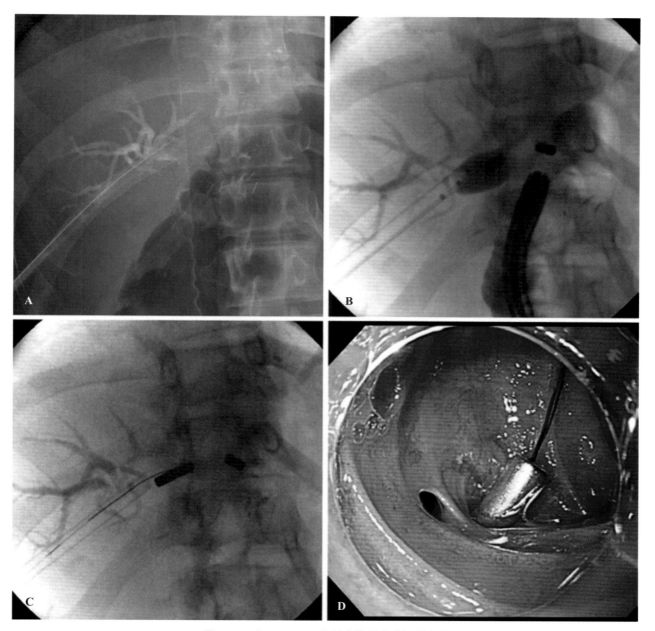

▲ 图 2-10　经 PTBD 及外科瘘管通路进行磁体导入

A. 1 例接受活体肝移植与肝小肠联合切除术患者出现胆管狭窄，造影剂无法进入空肠；B. 分别应用 PTCS 及经输入襻切口的术中内镜完成磁体的导入；C. 通过增加 PTBD 侧磁体的数目而增加磁力吸引最终达到双侧磁体吸合；D. 内镜下可见吻合口空肠段侧吸合后的磁体

2. 瘘管开通

磁体被取出后，内镜或透视可证实瘘管的形成，在磁体移除后的 4 ～ 6 个月可应用 PTCS 导管或 FCSEMS 来维持瘘管通畅（图 2-11）。有研究对比了了这两种方法的效果，一项共纳入 49 例患者，结果表明 PTCS 导管或 FCSEMS 两种方法安全性和有效性相同。然而，由于 PTCS 需要长时间保留，并需要定期更换导管，因此应用 FCSEMS 更为方便 [47]。

3. 瘘管的再狭窄

目前 MCA 治疗术后长期临床随访资料尚不足。然而，由于磁力压迫组织坏死形成瘘管

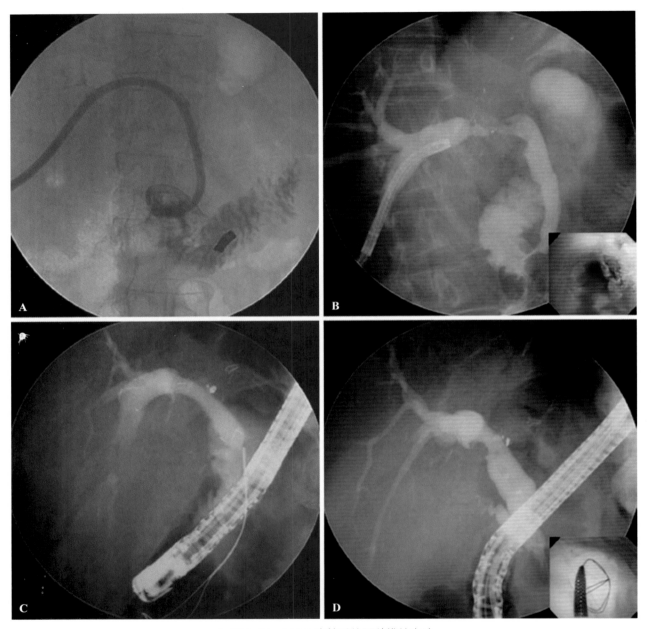

▲ 图 2-11　MCA 瘘管后的两种维持方法

A. 1 例非活体肝移植术后胆管狭窄患者，磁体分别通过两种途径导入狭窄两端吸合；B. 移除磁体后瘘管形成，经皮胆管镜下将导管通过瘘管放置，维持瘘管通畅，导管放置 6 个月，每次 3 个月更换，最后取出；C. 另一例非活体肝移植术后胆管狭窄患者，磁体分别通过 2 种途径置入狭窄两端吸合；D. 磁体移除后瘘管形成，ERCP 下于瘘管处置入全覆膜金属胆管支架，3 个月后拔除金属胆管支架，右下图显示移除后的支架

过程中纤维组织形成相对较少，所以因纤维瘢痕引起再狭窄的风险就会低。据报道 1 例患者行 MCA 胆管吻合术后 3 年未见狭窄[30]。对 21 例活体肝移植术后胆管狭窄 MCA 治疗患者进行随访 331 天，其中一名患者出现狭窄，接受了 PTBD 治疗[17]。在一项研究中，观察 50 个月未发现再狭窄[18]。在恶性肿瘤患者中 MCA 术后观察 30 天，未发现有复发征象[22]。一项大型、长期的随访研究证实 MCA 术后再狭窄发生率很低。

（六）技术可操作性及安全性

应用MCA进行胆管、胆肠吻合的有效性和安全性在人体和动物研究中已得到证实。此外，Avaliani等对34例恶性胆管狭窄患者采用MCA进行胆管十二指肠吻合、胆管空肠吻合[22]，但并没有被用于恶性胆管狭窄的胆管的再通治疗，其中有6例接受了二次治疗。然而，MCA并不常规用于治疗恶性胆管梗阻，对于恶性胆管梗阻患者通常采用传统的经口或经皮方法治疗。

多普勒超声检查以及密切的随访是很有必要的，因为在2个磁体之间如果有血管，在MCA治疗过程中存在血管破裂的可能[26, 46]。但是，在临床试验中血管破裂或其他并发症未见报道。这可能是由于MCA治疗过程中应用磁体互相吸引压迫形成瘘管需要较长的时间，即使两个磁体之间存在血管，因为压迫造成血管破裂的可能性也没有预期那么大。

七、总结

对于传统的内镜或经皮穿刺难以解决良性胆管狭窄，MCA是一种安全可行的非手术治疗方法。MCA的评估方法，微型吸力强的磁体以及有效的磁体输送系统都是需要进一步改进的内容，以便能更加有效地预测MCA技术效果以及开通的成功率。此外，内镜医师也应该充分理解MCA的作用机制和原理，扩大MCA的临床适应证，应用并发展适于各种吻合的技术。尽管报道的病例数较少，但相对于其他良性胆管狭窄治疗方法，MCA具有安全、有效、再狭窄率低及侵袭性小的优点。

参 考 文 献

[1] Kaidar-Person O, et al. Compression anastomosis: history and clinical considerations. Am J Surg. 2008;195(6):818–26.

[2] Jamshidi R, et al. Magnamosis: magnetic compression anastomosis with comparison to suture and staple techniques. J Pediatr Surg. 2009;44(1):222–8.

[3] Aggarwal R, Darzi A. Compression anastomoses revisited. J Am Coll Surg. 2005;201(6):965–71.

[4] Kopelman D, et al. Compression gastrointestinal anastomosis. Expert Rev Med Devices. 2007;4(6):821–8.

[5] Hardy KJ. Non-suture anastomosis: the historical development. Aust N Z J Surg. 1990;60(8):625–33.

[6] Murphy JB. Cholecysto-intestinal, gastro-intestinal, entero-intestinal anastomosis, and approximation without sutures. Med Rec N Y. 1892;42:665–76.

[7] Swain CP, Mills TN. Anastomosis at flexible endoscopy: an experimental study of compression button gastrojejunostomy. Gastrointest Endosc. 1991;37(6):628–31.

[8] Pryor HI 2nd, et al. Multiple magnetic foreign body ingestion: a surgical problem. J Am Coll Surg. 2007;205(1):182–6.

[9] Centers for Disease, C and Prevention. Gastrointestinal injuries from magnet ingestion in children--United States, 2003–2006. MMWR Morb Mortal Wkly Rep. 2006;55(48):1296–300.

[10] Cauchi JA, Shawis RN. Multiple magnet ingestion and gastrointestinal morbidity. Arch Dis Child. 2002;87(6):539–40.

[11] Honzumi M, et al. An intestinal fistula in a 3-year-old child caused by the ingestion of magnets: report of a case. Surg Today. 1995;25(6):552–3.

[12] Jansen A, et al. Early experiences with magnetic rings in resection of the distal colon. Neth J Surg. 1980;32(1):20–7.

[13] Saveliev VS, Avaliani MV, Bashirov AD. Endoscopic magnetic cholecystodigestive anastomoses: personal technique for palliative treatment of distal bile duct obstruction. J Laparoendosc Surg. 1993;3(2):99–112.

[14] Lambe T1, Ríordáin MG, Cahill RA, Cantillon-Murphy P. Magnetic compression in gastrointestinal and bilioenteric anastomosis: how much force? Surg Innov. 2014;21(1):65–73.

[15] Savelev VS, et al. Endoscopic biliodigestive anastomosis with the use of magnets (experimental and clinical study). Khirurgiia (Mosk). 1993;3:10–8.

[16] Yamanouchi E, et al. A new interventional method: magnetic compression anastomosis with rare-earth magnets. Cardiovasc Intervent Radiol. 1998;22(Suppl 1):S155.

[17] Jang SI, et al. Magnetic compression anastomosis is useful in biliary anastomotic strictures after living donor liver transplantation. Gastrointest Endosc. 2011;74(5):1040–8.

[18] Jang SI, et al. Recanalization of refractory benign biliary stricture using magnetic compression anastomosis. Endoscopy. 2014;46(1):70–4.

[19] Takao S, et al. Magnetic compression anastomosis for benign obstruction of the common bile duct. Endoscopy. 2001;33(11):988–90.

[20] Itoi T, et al. Magnetic compression anastomosis: a novel technique for canalization of severe hilar bile duct strictures. Endoscopy. 2005;37(12):1248–51.

[21] Okajima H, et al. Magnet compression anastomosis for bile duct stenosis after duct-to-duct biliary reconstruction in living donor liver transplantation. Liver Transpl. 2005;11(4):473–5.

[22] Avaliani M, et al. Magnetic compression biliary-enteric anastomosis for palliation of obstructive jaundice: initial clinical results. J Vasc Interv Radiol. 2009;20(5):614–23.

[23] Oya H, et al. Magnetic compression anastomosis for bile duct stenosis after donor left hepatectomy: a case report. Transplant Proc. 2012;44(3):806–9.

[24] Suyama K, et al. Recanalization of obstructed choledochojejunostomy using the magnet compression anastomosis technique. Am J Gastroenterol. 2010;105(1):230–1.

[25] Mita A, et al. Nonsurgical policy for treatment of bilioenteric anastomotic stricture after living donor liver transplantation. Transpl Int. 2008;21(4):320–7.

[26] Mimuro A, et al. A novel technique of magnetic compression anastomosis for severe biliary stenosis. Gastrointest Endosc. 2003;58(2):283–7.

[27] Lim HC, et al. Magnet compression anastomosis for bilioenteric anastomotic stricture after removal of a choledochal cyst: a case report. Korean J Gastrointest Endosc. 2010;41:180–4.

[28] Akita H, et al. Use of a metallic-wall stent in the magnet compression anastomosis technique for bile duct obstruction after liver transplantation. Liver Transpl. 2008;14(1):118–20.

[29] Yukawa N, et al. A case of magnetic compression anastomosis between the common bile duct and the duodenum after distal gastrectomy with Roux-Y reconstruction and cholecystectomy. Nihon Shokakibyo Gakkai Zasshi. 2008;105(10):1523–8.

[30] Matsuno N, et al. A nonsuture anastomosis using magnetic compression for biliary stricture after living donor liver transplantation. Hepato-Gastroenterology. 2009;56(89):47–9.

[31] Itoi T, et al. Magnetic compression duct-to-duct anastomosis for biliary obstruction in a patient with living donor liver transplantation. Gut Liver. 2010;4(Suppl 1):S96–8.

[32] Itoi T, et al. Magnetic compression anastomosis for biliary obstruction: review and experience at Tokyo Medical University Hospital. J Hepatobiliary Pancreat Sci. 2011;18(3):357–65.

[33] Lambe T, et al. Magnetic compression in gastrointestinal and bilioenteric anastomosis: how much force? Surg Innov. 2014;21(1):65–73.

[34] Cope C. Evaluation of compression cholecystogastric and cholecystojejunal anastomoses in swine after peroral and surgical introduction of magnets. J Vasc Interv Radiol. 1995;6(4):546–52.

[35] Cope C. Creation of compression gastroenterostomy by means of the oral, percutaneous, or surgical introduction of magnets: feasibility study in swine. J Vasc Interv Radiol. 1995;6(4):539–45.

[36] Pichakron KO, et al. Magnamosis II: magnetic compression anastomosis for minimally invasive gastrojejunostomy and jejunojejunostomy. J Am Coll Surg. 2011;212(1):42–9.

[37] Wall J, et al. MAGNAMOSIS IV: magnetic compression anastomosis for minimally invasive colorectal surgery. Endoscopy. 2013;45(8):643–8.

[38] Gonzales KD, et al. Magnamosis III: delivery of a magnetic compression anastomosis device using minimally invasive endoscopic techniques. J Pediatr Surg. 2012;47(6):1291–5.

[39] Cope C, et al. Stent placement of gastroenteric anastomoses formed by magnetic compression. J Vasc Interv Radiol. 1999;10(10):1379–86.

[40] Yan X, et al. Portacaval shunt established in six dogs using magnetic compression technique. PLoS One. 2013;8(9):e76873.

[41] Jang SI, et al. Treatment of completely obstructed benign biliary strictures with magnetic compression anastomosis: follow-up results after recanalization. Gastrointest Endosc. 2017;85(5):1057–66.

[42] Dumonceau JM, et al. Plastic and metal stents for postoperative benign bile duct strictures: the best and the worst. Gastrointest Endosc. 1998;47(1):8–17.

[43] Bonnel DH, et al. Placement of metallic stents for treatment of postoperative biliary strictures: long-term outcome in 25 patients. AJR Am J Roentgenol. 1997;169(6):1517–22.

[44] Ernst O, et al. Biliary leaks: treatment by means of percutaneous transhepatic biliary drainage. Radiology. 1999;211(2):345–8.

[45] Vogel SB, et al. Evaluation of percutaneous transhepatic balloon dilatation of benign biliary strictures in high-risk patients. Am J Surg. 1985;149(1):73–9.

[46] Muraoka N, et al. Yamanouchi magnetic compression anastomosis for bilioenteric anastomotic stricture after living-donor liver transplantation. J Vasc Interv Radiol. 2005;16(9):1263–7.

[47] Jang SI, et al. Maintenance of the fistulous tract after recanalization via magnetic compression anastomosis in completely obstructed benign biliary stricture. Scand J Gastroenterol. 2018;53:1393–8.

第3章 完全梗阻性胆管狭窄治疗（二）：磁压吻合术的临床应用和效果

Totally Obstructed Biliary Stricture II: Clinical Applications and Results of Magnetic Compression Anastomosis

Sung Ill Jang Mo Jin Won Dong Ki Lee 著

边大鹏 译

常 虹 黄永辉 校

一、概述

尽管外科技术不断进步，但在包括肝移植在内的胆管外科手术后，仍常常出现潜在致命的胆管系统并发症。吻合口狭窄可能是由于增生性改变以及术中供肝胆管的供血血管广泛剥离而引起的缺血性损伤所致。受者和供体胆管之间成锐角和扭曲使得处理更加困难[1-4]。虽然吻合口狭窄是活体肝移植术（LDLT）中最常见的手术并发症，但目前还没有一个公认的标准治疗方案[5-8]。

在活体肝移植早期，大多数胆管并发症都是通过手术治疗。然而，外科治疗的并发症发生率和死亡率都较高，而且对于伴有胆管炎或其他严重并发症的患者，不建议进行手术治疗[9]。在经皮经肝胆管引流术（PTBD）后应用介入放射学技术，可通过导丝和球囊扩张导管对狭窄堵塞的胆管进行再通。通过ERCP球囊扩张或放置塑料或金属支架也可获得良好的效果[3]。非手术方法的进展，包括内镜和经皮技术，使胆管狭窄得以再通。总的来说，非手术方法治疗胆管术后吻合口狭窄和梗阻比手术治疗更有效[7, 10]。

不幸的是，当胆管完全阻塞、严重狭窄或偏离时，由于导丝不能通过胆管吻合口，则不能经皮或内镜途径进行球囊扩张或支架置入术。对于这样的患者，必须保留一个体外的PTBD导管来维持生命，这会给医师和患者带来负担。

1998年，Yamanouchi等[11]介绍了磁压吻合术（MCA），这是目前公认的一种消化系统吻合口重建的非手术技术[12-22]。在本章中，我们将胆管手术后发生的胆管狭窄分为胆胆狭窄和胆肠狭窄，并讨论应用MAC治疗每种狭窄类型的临床结果。

二、MCA治疗胆胆狭窄

（一）MCA治疗LDLT术后狭窄

尽管外科技术不断进步，但肝移植术后还是经常会出现致命的并发症。5%～15%的尸体供肝移植（DDLT）受体和28%～32%的LDLT受体会出现吻合口狭窄[23]。外科手术中血管广泛剥离引起的缺血损伤[2]和增生性改变[1]导致胆管端端吻合口狭窄[3]。此外，供体和受体胆管之间的扭转和锐角成角使得狭窄的处理变得困难[4]。胆管吻合口问题是 LDLT 最常见的手术并发症，但目前尚无治疗方案[5-8, 24]。

MCA 中使用的磁体是具有不同磁力的圆柱形钐-钴稀土磁体，可通过多种方法导入；最常用的方法是经皮和经口。MCA 可分为以下 4 个步骤（图 3-1）：①磁体导入通道的建立；②磁体吸合；③磁体移除；④瘘管通畅的维持和内置导管的移除。

1. 磁体导入通道的建立

使用 16Fr PTBD 导管建立 PTCD 磁体导入通道。在磁体吸合前将 PTBD 导管更换为 18Fr 鞘管，以便于通过 PTBD 通道送入磁体并减少管壁损伤。而胆总管（CBD）通道，采用内镜下括约肌充分切开和球囊扩张或暂时置入可回收全覆膜自膨式金属支架（FCSEMS）以便于磁体导入。

2. 磁体吸合

连接于磁体的牵引线固定在息肉切除圈套器上，第一个磁体通过 PTBD 通道被送到吻合处。息肉切除圈套器通过十二指肠镜钳道，第二个磁体固定在内镜前端。磁体穿过 FCSEMS 被送到吻合口部位，而 MCA 吸合是两个磁体之间相互吸引的结果。为了使两个磁体吸合得更好，可以通过 PTBD 和 ERCP 通道使用球囊导管来推送磁体。两个磁体的吸合通过 X 线透视来证实。接下来，移除长鞘管并留置 PTBD 导管。在磁体吸合后立即移除 CBD 中的 FCSEMS。

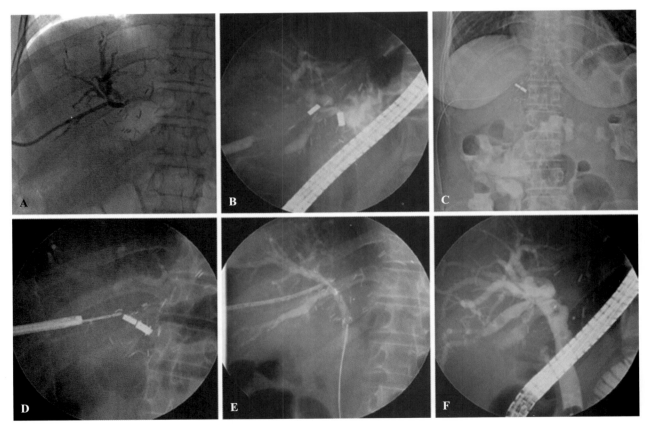

▲ 图 3-1　显示磁压吻合治疗活体肝移植术后胆管狭窄的胆管造影

A. 插入经皮经肝胆管引流（PTBD）导管后，窦道被扩张至 16Fr；B. 将一个自膨式覆膜金属支架置入胆总管（CBD）后，通过逆行胰胆管造影将固定在息肉切除圈套器上的磁体送入，在 PTBD 窦道内插入 18Fr 鞘管后将第二块磁体固定在鳄齿钳上并通过鞘管送至吻合口处；C. 磁体吸合，留置 PTBD 导管；D. 6 周后，经 PTBD 窦道应用经皮经肝胆管镜取出吸合的磁体；E. 置入可回收全覆膜自膨式金属支架（FCSEMS）6 个月；F. 最后，移除 FCSEMS，一个新的瘘管形成

3. 磁体移除

当吸合的磁体压迫组织造成缺血坏死进而形成瘘管后，磁体自发迁移到十二指肠。但是，如果 8～10 周后自发迁移没有发生，可以使用导丝或导管将磁体推出。磁体也可以通过 PTBD 通道应用经皮经肝胆管镜（PTCS）取出。

4. 内置导管的留置和移除

磁体移除后，内置一根 14～16Fr 的导管插入瘘管并在原位留置 4～6 个月，以降低瘘管再次狭窄的可能性。FCSEMS 比内置导管更有效，因为 FCSEMS 可以形成更大的瘘管。然而，与内置导管相比，FCSEMS 更容易移位。FCSEMS 的使用效果还需要进一步的研究来确认。

MCA 治疗胆管狭窄（biliobiliary strictures，BBS）的结果总结见表 3-1。与其他传统的内镜或经皮方法相比，MCA 表现出较高的临床成功率（87.5%）和较低的狭窄复发率（7.1%）。在 BBS 的治疗中，临床成功率因病因和治疗方法的不同而不同。术后及结石相关狭窄对内镜治疗的效果较好，但对于特发性和慢性胰腺炎相关狭窄效果欠佳[25]。内镜治疗手术后 BBS 的临床成功率为 90%，而慢性胰腺炎相关狭窄成功率为 65%；相比之下，经皮穿刺治疗的成功率为 61.4%～90.9%[26-29]。尽管传统方法的改进提高了其技术成功率，但在导丝不能通过狭窄的情况下，这些方法则无法奏效。因此，传统方法不能解决所有的 BBS 病例。此外，由于狭窄再发，这些传统方法的临床成功率低于技术成功率。反复球囊扩张对狭窄瘢痕的强力破坏会对组织造成创伤性损伤，并最终引发新的纤维化反应，从而导致再狭窄[30]。最近对完全性胆总管横断患者进行的一项研究表明，腹腔内会师技术用于胆管重

表 3-1　磁压吻合术治疗胆管狭窄的结果

年份	作者	报道类型	年龄（岁）/ 性别	手术原因	前期手术	磁体间距（mm）	吻合
2003	Mimuro 等	病例报道	76/ 女	胰腺癌	DP	12	部分
2005	Itoi 等	病例报道	76/ 女	肝门胆管癌	无	8	部分
2005	Okajima 等	病例报道	44/ 女	暴发性肝炎	LDLT	2	完全
2008	Akita 等	病例报道	34/ 女	NA	LDLT	2	完全
2009	Matsuno 等	病例报道	53/ 男	NA	LDLT	2	完全
2010	Itoi 等	病例报道	60/ 男	NA	LDLT	NA	完全
2011	Itoi 等	病例报道	40/ 女	结肠癌肝转移瘤	右三段 +S$_3$ 段肝部分切除术	15	完全
2011	Jang 等	研究论文	平均 53.8，男：女 =9：3	LC（3）、HCC（7）、HF（2）	LDLT	NA	完全
2012	Oya 等	病例报道	24/ 男	NA	LDLT	NA	部分
2014	Jang 等	病例报道	45/ 男	腹部创伤	栓塞术	4	完全
2014	Jang 等	病例报道	38/ 女	胆囊炎	胆囊切除术	6	完全
2017	Jang 等	研究论文	39 例	LC、HCC、HF	LDLT	NA	完全
2018	Jiang 等	病例报道	64/ 女	直肠癌肝转移瘤	右半肝切除术	NA	完全

DP. 背侧胰腺切除；HCC. 肝细胞癌；HF. 肝衰竭；LC. 肝硬化；LDLT. 活体供肝移植；NA. 未报道

建是可行的，但还需要进一步的研究[31]。

MCA唯一的1例早期不良事件是轻度胆管炎。随访期间未发现远期不良事件。MCA术后的早期不良事件在其他研究中也没有报道，包括涉及LDLT受体的研究。唯一报道的不良事件是可以通过保守治疗解决的胆管炎[20, 21]。因此，MCA对于LDLT术后患者和其他免疫功能受损患者是安全的。若两块磁体间存在血管，则在MAC的早期存在血管破裂的风险，故需要多普勒超声进行筛查和随访[15, 17]。然而，尚无临床报告描述血管破裂或任何相关的不良事件。因此认为相关血管未发生压迫而破裂，可能是因为磁体吸合后逐渐靠近，需要经历较长的一段时间（胆胆吻合术，平均53.3天；胆肠吻合术，平均7～40天）[21]。在早先的研究中，在磁体吸合至移除留置导管这段时间发生的唯一MCA相关不良事件是轻微发热，而在本研究中，仅有的不良事件是轻度胆管炎[32]。没有手术相关死亡率的报道。此外，由于是使用传统的ERCP方法和PTBD通道进行操作，因此没有与操作或操作中使用的设备相关的不良事件报道。因磁体是一种无菌装置，不会将其他异物带入体内，也不会在胆管中引发炎症或免疫反应，因此认为与磁体相关的不良事件不会发生。

在上述研究中，所有10例治疗成功的患者中均观察到狭窄的再通。从磁体放置到移除的平均时间为74.2天；有两名患者由于存在致密的纤维组织，磁体在3个月内无法取出。9例患者内置导管完全拔除，平均留置时间183天。MCA术后1例发生胆囊炎，1例狭窄复发。

MCA是治疗LDLT术后吻合口狭窄的安全有效的方法。它可能引起一些并发症，但其侵袭性比手术小，甚至可以对有手术禁忌证的患者实施。狭窄长度是MCA是否成功的重要因素。LDLT患者的狭窄通常比DDLT患者更长，更扭曲。MCA的技术限制包括狭窄的长度、LDLT术后的时间、CBD的结构和磁体的强度。可实施MCA的最大

吻合口狭窄长度难以准确评估，有待进一步研究明确。此外，MCA后疏通狭窄可能需要大约2个月。但是，如果磁体没有自行排出，可以通过经皮通道使用导丝或球囊进行干预。移除磁体后，应置入导管以防止新通道再狭窄。

MCA是建立一个新的通道，取代了传统方法解决已有的狭窄，因此新通道再次狭窄率要低于传统方法。此外，不需要体外留置PTBD导管，并发症（包括感染）的风险低。然而，还需要进行包括小样本和长期随访的验证性研究。MCA除了对LDLT引起的狭窄有效外，对于其他病因常规方法无法治疗的病例也可能有效。

（二）MCA治疗DDLT术后狭窄

良性胆管狭窄是肝移植术后常见的并发症。LDLT是终末期肝病的首选方法，尤其是在亚洲，因为与西方国家相比，已故捐赠者的器官更难获得。随着亚洲LDLT经验的增加，术后胆管狭窄的发生率从30%下降到15%～25%[7, 33-37]。

LDLT术后胆管狭窄的发生率为25%～32%[38-42]，而DDLT术后＜15%[23, 41, 43]。而且，胆管狭窄在LDLT术后（33.3%）比DDLT术后（9.6%）更为常见[44-48]。LDLT手术供体的右肝管和受体胆管之间的吻合很复杂。此外，右肝管有许多变异，包括多支胆管、乏血供以及供吻合的残端短[7, 41, 42, 49]。

MCA治疗DDLT术后胆管狭窄与治疗LDLT术后胆管狭窄类似（图3-2）。LDLT术后狭窄部位较DDLT术后狭窄部位更高。LDLT术后狭窄和DDLT术后狭窄分别倾向于高位和中位。此外，DDLT术后狭窄的近端胆管扩张比LDLT更严重，但扩张的胆管较少成角和扭曲。因此，DDLT术后狭窄的磁体吸合成功率比LDLT更高（图3-3）。

（三）MCA治疗胆囊切除术后狭窄

尽管腹腔镜技术不断进步，手术经验不断增加，然而腹腔镜胆囊切除术中胆管损伤的发生率

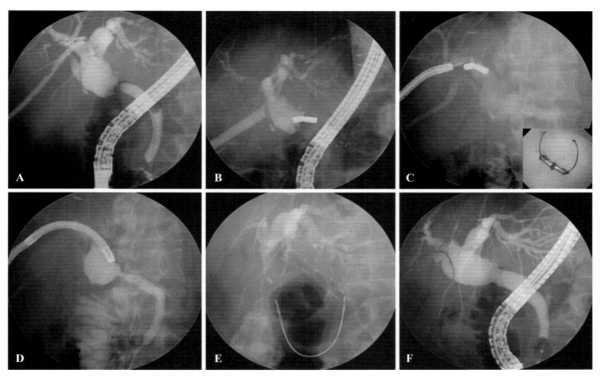

▲ 图 3-2　胆管造影显示磁压吻合术治疗尸体供肝移植术后发生的胆管狭窄

A. 在插入经皮经肝胆管引流（PTBD）导管后，扩张窦道至 16Fr。B. 将自膨式覆膜金属支架置入胆总管（CBD）后通过内镜逆行胰胆管造影，将磁体固定在息肉切除圈套器上并使之通过 CBD。另一块磁体被固定在鳄齿钳上，通过插入 PTBD 窦道内的 18Fr 鞘管送至吻合口处。C. 磁体吸合，并插入 PTBD 引流管。6 周后，经 PTBD 窦道应用经皮经肝胆管镜取出吸合的磁体。右下角的彩色照片显示了取出的磁体。D. 胆管造影显示新形成的瘘管。E. 置入可回收的全覆膜自膨式金属支架（FCSEMS）6 个月。F. 最后，取出 FCSEMS，新的瘘管形成（与图 D 比较）

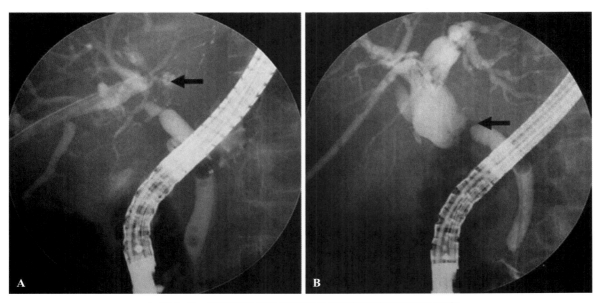

▲ 图 3-3　胆管造影显示肝移植术后胆管狭窄的位置和形态

A. 胆管造影显示活体肝移植术（LDLT）后吻合口狭窄。B. 胆管造影显示尸体供肝移植术（DDLT）后吻合口狭窄。LDLT 术后狭窄是一种高位狭窄，DDLT 术后狭窄的近端胆管扩张较 LDLT 术后狭窄更严重，但扩张的胆管较少成角和扭曲

（0.3%～0.6%）仍高于开腹胆囊切除术时期的发生率[50, 51]。胆管损伤是外科最严重的并发症，显著影响患者的生活质量。

胆管损伤可使用 Bismuth 分型法[52]、Strasberg 分型法[53] 和 Stewart–Way 分型法[54] 进行分型。Stewart–Way 分型法根据机制和解剖学将胆管损伤分为 4 型（图 3–4）[54]。根据定义，Stewart–Way Ⅰ型损伤，可在术中识别，可使用细单股可吸收缝线立即修复[55]。Stewart–Way Ⅱ型损伤伴有胆管狭窄，可采用多根塑料支架和自膨式覆膜金属支架治疗。Stewart–Way Ⅲ型和Ⅳ型损伤的

治疗需要多学科方法。Fiocca 等[56] 提出了一种联合内镜 – 放射会师技术，用于治疗胆总管完全横断的 Stewart–Way Ⅲ型损伤。这种方法避免了手术再干预的必要，手术伴随着并发症和死亡的风险。Ⅳ型损伤累及未横断的胆管，通常可以通过 ERCP 或 PTCS 进行引流和支架置入等非手术方法治疗。如果导丝可以穿过狭窄段，则内镜 – 放射会师技术治疗胆管狭窄或梗阻是可行的。MCA 可以作为 Stewart–Way Ⅲ型和Ⅳ型胆管损伤患者的一种替代方法（图 3–5 和图 3–6）。其 MCA 的操作过程与处理 LdlT 术后狭窄类似。

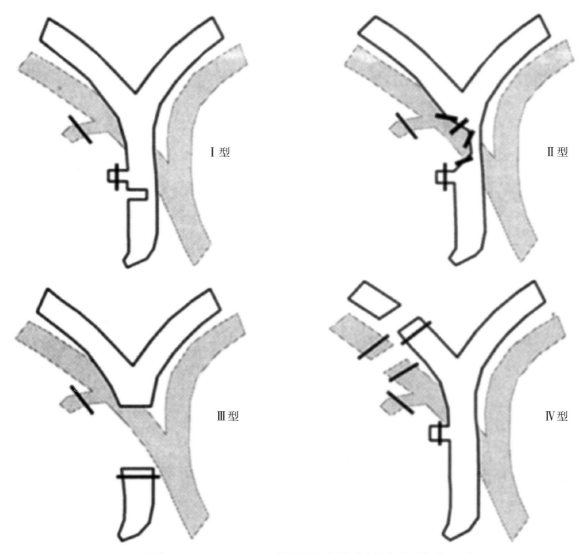

▲ 图 3–4　Stewart– Way 胆管损伤分型（改编自参考文献 [54]）

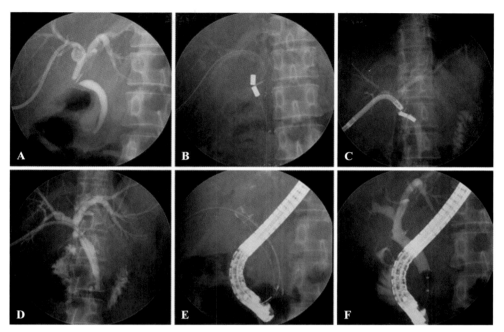

▲ 图 3-5 胆管造影显示磁压吻合术（MCA）治疗胆囊切除术后 Stewart-Way Ⅲ型胆管狭窄

A. 胆囊切除术后胆总管狭窄；B. 通过经皮经肝胆管引流（PTBD）窦道导入一个磁体，第二个磁体用十二指肠镜导入以形成吸合从而完成 MCA 并成功再通；C. 6 周后，通过 PTBD 窦道应用经皮经肝胆管镜（PTCS）取出吸合磁体；D. 经右肝管和胆总管置入 PTCS 导管，远端置于空肠；E. 置入可回收全覆膜自膨式金属支架（FCSEMS）6 个月；F. 最后，移除 FCSEMS，一个新的瘘管形成

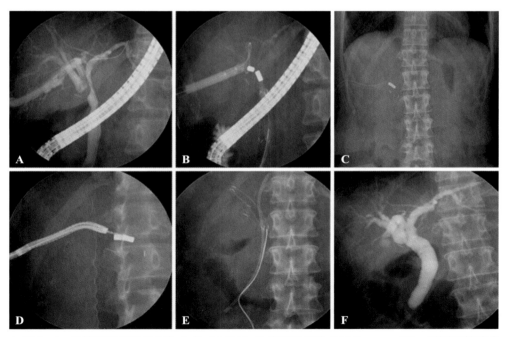

▲ 图 3-6 胆管造影显示磁压吻合术（MCA）治疗胆囊切除术后 Stewart-Way Ⅳ型胆管狭窄

A. 胆囊切除术后右侧肝内胆管狭窄；B. 通过经皮经肝胆管引流（PTBD）窦道导入一个磁体，第二个磁体用十二指肠镜导入并形成吸合从而完成 MCA 并成功再通；C. 磁体吸合，并插入 PTBD 引流管；D. 6 周后，经 PTBD 窦道应用经皮经肝胆管镜取出吸合磁体；E. 置入可回收全覆膜自膨式金属支架（FCSEMS）和塑料支架 6 个月；F. 最后，移除 FCSEMS，一个新的瘘管形成

（四）MCA 治疗其他胆管术后狭窄

尽管大多数胆管损伤发生在胆囊切除术后，但其他肝脏手术，如肝切除术，也可能对胆管造成严重损伤。早期损伤是由于复杂的解剖、结构不清晰或是由于夹闭或热凝处理术前出血所致[57]。晚期损伤可由胆管缺血引起，而狭窄可以在损伤后数十年才有临床表现。对于胆管手术（包括肝切除术）后的狭窄，放置塑料或金属支架的内镜治疗是必要的，通常需要由内镜医师、放射科医师和外科医师组成的多学科团队的专业意见。这些术后狭窄病例，如果导丝能通过狭窄，内镜或经皮治疗是有效的。当常规方法不能解决胆管术后狭窄时，MCA 可以作为一种替代

方法。MCA 的操作过程与处理 LDLT 后狭窄相似（图 3-7）。

三、MCA 应用于胆肠狭窄

MCA 用于肝空肠吻合部位狭窄

BBS 的 MCA 治疗结果总结在表 3-2 中。良性胆管狭窄通常由术后并发症引起，主要的吻合方法是 Roux-en-Y 重建（图 3-8）。一般来说，用于胆肠吻合术的 MCA 方法与胆胆吻合术的相似。然而，磁体可以通过经皮 - 经口途径（最常见；图 3-9）、手术建立的经皮 - 空肠途径（图 3-10）或经皮 - 经皮途径（图 3-11）导入。

经皮途径导入磁体的方法与前述方法一致，

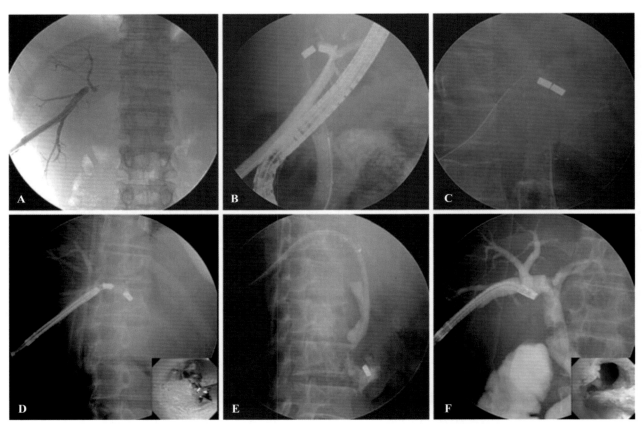

▲ 图 3-7　胆管造影显示磁压吻合术（MCA）治疗 1 例交通事故引起的肝损伤手术后胆管狭窄

A. 肝脏术后右肝内胆管狭窄；B. 通过经皮经肝胆管引流（PTBD）窦道导入一个磁体，第二个磁体用十二指肠镜导入并形成吸合从而完成 MCA 并成功再通；C. 磁体吸合，并插入 PTBD 引流管；D. 6 周后，通过 PTBD 窦道应用经皮经肝胆管镜（PTCS）取出吸合磁体；E. 置入 PTCS 导管 6 个月；F. 最后，移除导管，一个新的瘘管形成

表 3-2　磁压吻合术治疗胆肠狭窄的结果

年份	作者	报道类型	年龄（岁）/性别	手术原因	前期手术	磁体距离（mm）	吻合
2001	Takao 等	病例报道	70/ 男	胃癌	次全胃切除（B-Ⅱ）	2	完全
2005	Muraoka 等	病例报道	1/ 女	暴发性肝炎	LDLT（左叶）及 R-Y	2	完全
			57/ 男	LC + HCC	LDLT（右叶）及 R-Y	5	完全
2008	Yukawa 等	病例报道	83/ 男	胃癌和胆囊癌	远端胃切除及 R-Y 和胆囊切除	NA	完全
2009	Avaliani 等	研究论文	平均64，男：女＝9：25	VA 癌（7）、胰腺癌（21）、CCC（6）	无	NA	完全（除1例外）
2010	Suyama 等	病例报道	78/ 男	胆囊癌	根治性胆囊切除及 R-Y	NA	完全
2011	Itoi 等	病例报道	60/ 女	CCC	扩大左叶切除及 R-Y	2	完全
2014	Jang 等	病例系列	49/ 男	胰腺 NET	PPPD 及 HJstomy 手术	5	完全
			27/ 男	胆总管囊肿	囊肿切除及 R-Y	5	完全
			63/ 女	胰腺 NET	胰十二指肠切除及 R-Y	77	完全
2015	Rei 等	病例报道	16/ 女	Ⅰ型胆管闭锁	胆囊空肠吻合	NA	完全

B-Ⅱ. Billroth Ⅱ式；CCC. 胆管细胞癌；HCC. 肝细胞癌；LC. 肝硬化；LDLT. 活体肝移植；NA. 未报道；NET. 神经内分泌肿瘤；PPPD. 保留幽门胰十二指肠切除术；R-Y. Roux-en-Y 吻合术；VA. Vater 壶腹

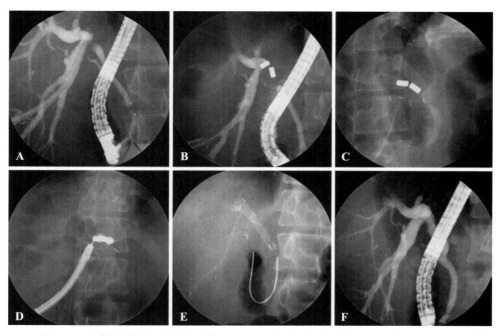

▲ 图 3-8　胆管造影显示磁压吻合术（MCA）治疗肝细胞癌左三叶切除术后胆管狭窄

A. 肝手术后右肝内胆管狭窄；B. 通过经皮经肝胆管引流（PTBD）窦道导入一个磁体，第二个磁体用十二指肠镜导入以并形成吸合从而完成 MCA 并成功再通；C. 磁体吸合，并插入 PTBD 引流管；D. 8 周后，经 PTBD 窦道应用经皮经肝胆管镜取出吸合的磁体；E. 置入可回收的全覆盖自膨式金属支架（FCSEMS）和塑料支架 6 个月；F. 最后，移除 FCSEMS，一个新的瘘管形成

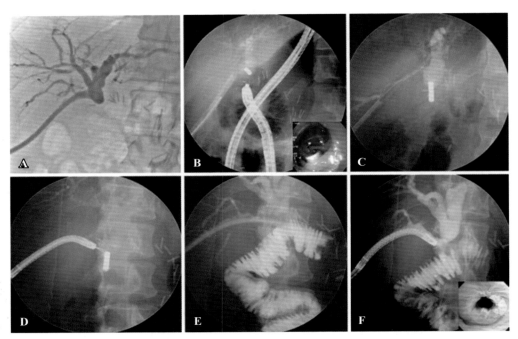

▲ 图 3-9　胆管造影显示磁压吻合术治疗胰腺癌 Whipple 手术及 Roux-en-Y 吻合术后胆肠狭窄

A. 由于吻合口完全阻塞，插入经皮经肝胆管引流（PTBD）导管，并扩张窦道至 16Fr；B. 使用带透明帽的结肠镜导入一个固定于息肉切除圈套器的磁体，并通过 PTBD 窦道导入第二个磁体；C. 成功地使磁体吸合，并插入 PTBD 引流管；D. 8 周后，经 PTBD 窦道应用经皮经肝胆管镜取出吸合的磁体；E. 插入内引流导管（16Fr）并在原位留置 6 个月；F. 最后，移除导管，证实新的瘘管形成

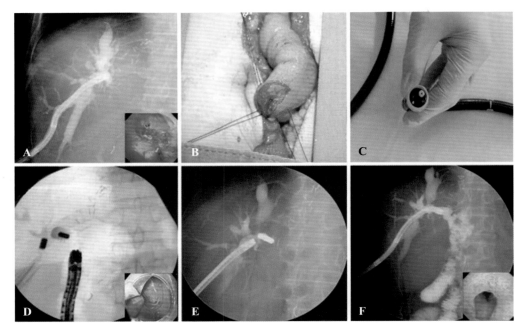

▲ 图 3-10　磁压吻合术治疗因肝内胆管结石而行肝左叶切除及 Roux-en-Y 吻合术后的胆肠狭窄

A. 胆管造影显示吻合口完全阻塞（彩色照片为吻合口）；B. 手术室准备了经皮空肠通道；C. 使用带有透明帽的结肠镜将磁体固定在息肉切除圈套器上，通过手术建立的经皮空肠通道导入；D. 成功地使磁体吸合，并插入经皮经肝胆管引流（PTBD）管；E. 4 周后，经 PTBD 窦道应用经皮经肝胆管镜取出吸合的磁体，置入内引流管（16Fr）并留置 6 个月；F. 最后，移除导管，并证实有新的瘘管形成

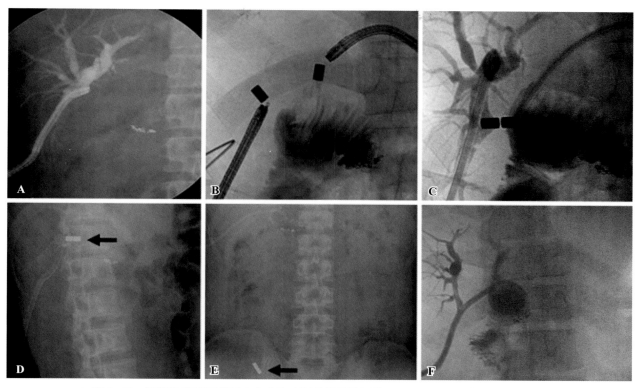

▲ 图3-11 胆管造影显示磁压吻合术治疗胆总管囊肿切除及 Roux-en-Y 吻合术后胆肠狭窄

A. 胆管造影显示吻合口完全阻塞；B. 一块磁体应用经皮经肝胆管镜（PTCS）经右侧经皮经肝胆管引流（PTBD）窦道导入，另一块磁体通过另一个经皮经肝胆管镜经左侧 PTBD 窦道导入，两块磁体相互吸引而移到狭窄处；C. 磁体成功吸合，并插入 PTBD 引流管；D. 腹平片显示狭窄部位吸合的磁体；E. 2周后，吸合的磁体自发地进入肠道；F. 在取出吸合磁体后，置入内引流管（16Fr）留置在原位6个月

但经口途径使用的是前视内镜。然而，对于输入襻较长的患者，内镜路径是困难的。在这种情况下，磁体可以通过外科手术建立的皮肤 / 小肠瘘来导入；据报道，单气囊小肠镜在这种情况下是有帮助的。少数情况下，左、右肝内胆管（IHD）与空肠分别吻合，并伴有明显的右侧狭窄。在这种情况下使用两个经皮经肝胆管镜（PTCS）：一个通过 PTBD 途径经右侧 IHD 导入一个磁体，另一个经左侧 IHD 通道在狭窄部位放置第二个磁体使两者吸合。

以上案例强调了可使用的各种导入方法。两块磁体之间的平均距离为 4mm（范围 2～7mm），移除磁体的时间是 7～40 天。42 例中，41 例（97.6%）完全吻合，且无 MCA 相关并发症。在随访期间（平均 40 个月；范围 2～53 个月），

一例患者在引流管取出后 6 天发生再狭窄，但在球囊扩张后再置入导管并无困难[32]。

四、疑难病例的实用技巧

MCA 实际操作中的相关困难主要是由于狭窄过长、磁体排列不当和困难胆管走行。以下各节介绍一些提高 MCA 性能的实用技巧。

（一）使用多对磁体的 MCA

狭窄过长削弱了磁力，阻止了磁体的吸合。虽然 MCA 中通常使用两个磁体，但也可以应用多个成对的磁体来增加磁力，从而促进磁体吸合（图 3-12）。磁体的数量和大小由操作者根据胆管扩张的程度和形状来决定。

（二）MCA 新的最佳路径

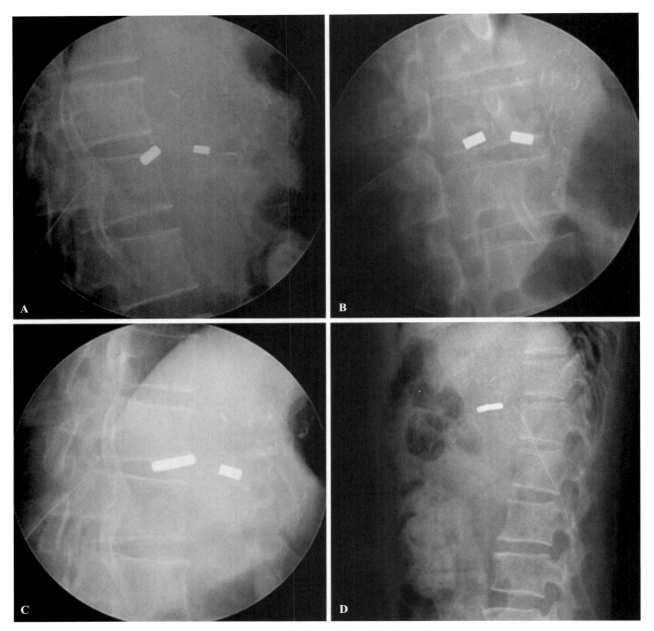

▲ 图 3–12　使用多对磁体的磁压吻合术

A. 磁体尺寸（直径 × 长度），4mm×8mm 和 2mm×6mm；B. 磁体尺寸，4mm×8mm，两个磁体之间的距离不足以形成吸合；C. 磁体尺寸，4mm×8mm，两个磁体通过经皮经肝穿刺胆管引流窦道导入，比之前吸合得更靠近；D. 由于使用足够磁力的磁体，磁体吸合成功

　　虽然磁体之间的距离相对较短，但是它们的轴线必须对齐以适合磁体吸合。使用影像方法，如计算机断层扫描和（或）磁共振胰胆管成像对导入路径进行预评价是必要的；在某些情况下，PTBD 通道不适合于磁体吸合。出现这种情况时，需与放射科医师协商后，建立一个新的 PTBD 通道以校正对齐轴线（图 3–13）。

（三）磁体的最佳尺寸

　　通常使用的磁体直径为 4mm，长度为 8mm。当胆管弯曲或没有充分扩张时，就无法输送这种

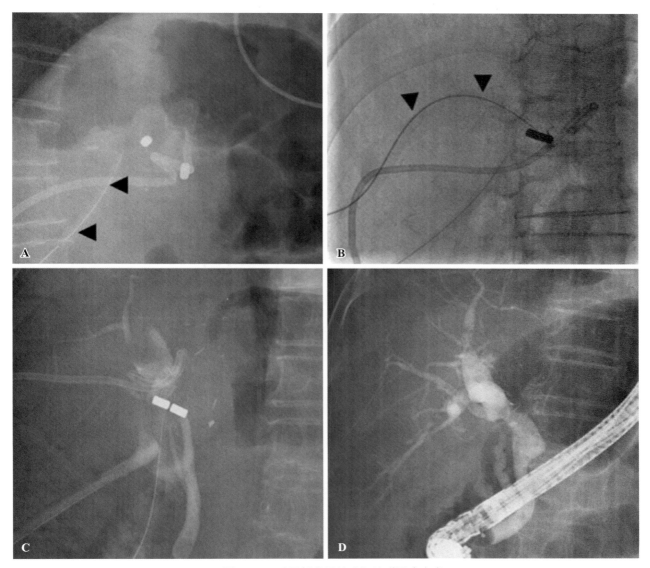

▲ 图 3–13　采用新的最佳路径的磁压吻合术

A. 先前经皮经肝胆管引流（PTBD）窦道是经右下支肝内胆管插入（箭头），两个磁体平行排列，因此磁体吸合失败；B. 经右上支肝内胆管（箭头）建立一个新的 PTBD 窦道；磁体通过该窦道导入；C. 两个磁体呈线性排列，所以磁体吸合成功；D. 磁体取出后，置入全覆盖自膨式金属支架（FCSEMS）6 个月，胆管造影显示 FCSEMS 移除后形成的新瘘管

大小的磁体。因此，磁体的大小由操作者根据胆管的形状和扩张程度来决定（图 3–14）。

（四）MCA 术中胆管扩张和对齐轴线的调整

在胆管充分扩张的情况下，磁体导入通常是成功的。此外，为了将磁体导入到允许调整对齐轴线的位置也需要胆管扩张。FCSEMS 可用于撑开未扩张的胆管（图 3–15）。

五、总结

对于用传统的经内镜或经皮方法无法解决的完全胆管梗阻或严重的胆管良性狭窄，MCA 是一种非手术替代疗法。MCA 用于治疗不同手术引起的胆胆狭窄及胆肠狭窄安全可行。为了梗阻再通成功，MCA 术前必需评估预测效果，更小更强大的磁体和有效的磁体输送系统已经开发出

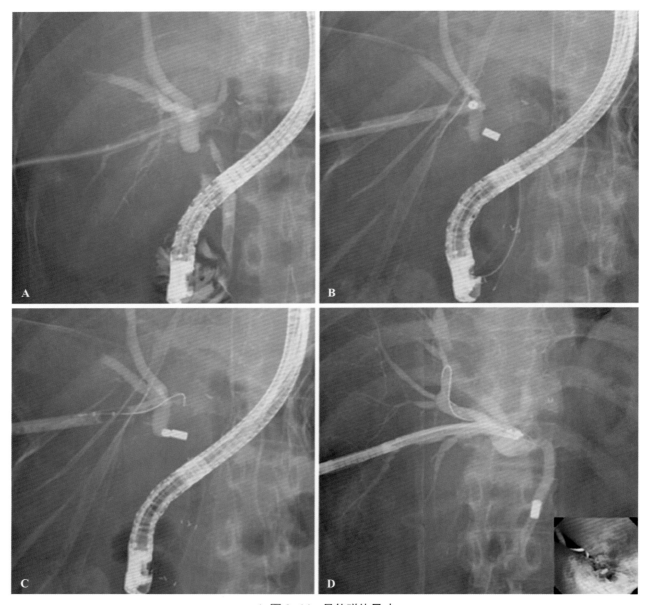

▲ 图 3-14　最佳磁体尺寸

A. 右肝内胆管扩张，成锐角；B. 经皮经肝胆管引流术（PTBD）窦道导入的磁体因为尺寸（直径 × 长度，4mm×8mm）的原因不能通过明显成锐角的胆管，不能抵达狭窄部位；C. 较小的磁体（4mm×4mm）可被送到狭窄部位；D. 磁体取出后，一个新的瘘管形成

来。内镜医师应了解 MCA 的作用机制和原理，扩大 MCA 的临床适应证，使 MCA 技术得到进一步的应用和发展。与其他方法相比，MCA 治疗完全胆管梗阻或严重的胆管良性狭窄更加安全有效，且复发率更低，创伤更小。

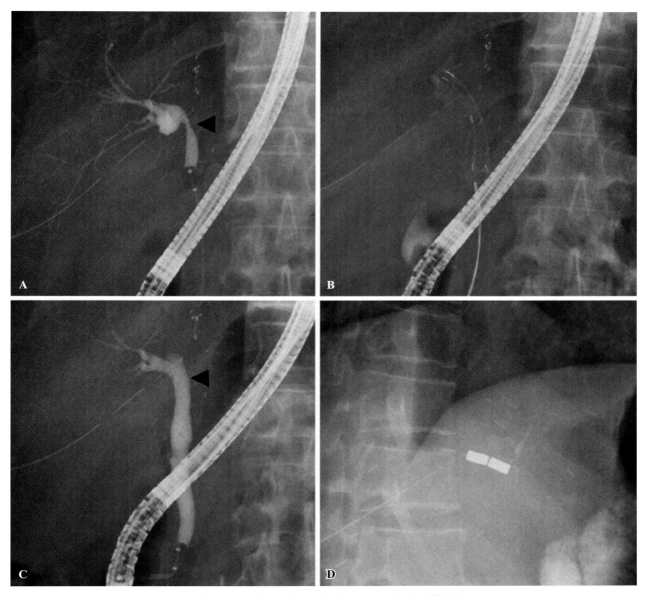

▲ 图 3-15　磁压吻合术中胆管扩张和对齐轴线的调整

A. 狭窄（箭头）的肝总管（CHD）阻止了磁体的导入和旋转无法调整到合适位置对齐轴线；B. 采用全覆膜自膨式金属支架（FCSEMS）扩张 CHD2 个月；C. FCSEMS 移除后 CHD 充分扩张（箭头）D. 经扩张的 CHD 输送磁体后后 MCA 吸合成功

参 考 文 献

[1] Marcos A, et al. Liver regeneration and function in donor and recipient after right lobe adult to adult living donor liver transplantation. Transplantation. 2000;69(7):1375–9.

[2] Sanchez-Urdazpal L, et al. Diagnostic features and clinical outcome of ischemic-type biliary complications after liver transplantation. Hepatology. 1993;17(4):605–9.

[3] Schwartz DA, et al. Endoscopic therapy of anastomotic bile duct strictures occurring after liver transplantation. Gastrointest Endosc. 2000;51(2):169–74.

[4] Yoshimoto T, et al. Crane-neck deformity after right lobe living donor liver transplantation. Gastrointest Endosc. 2006;64(2):271.

[5] Kim HJ, et al. Multidetector computed tomography cholangiography with multiplanar reformation for the assessment of patients with biliary obstruction. J Gastroenterol Hepatol. 2007;22(3):400–5.

[6] Pasha SF, et al. Endoscopic treatment of anastomotic biliary strictures after deceased donor liver transplantation: outcomes after maximal stent therapy. Gastrointest Endosc. 2007;66(1):44–51.

[7] Shah SA, et al. Biliary strictures in 130 consecutive right lobe living donor liver transplant recipients: results of a Western center. Am J Transplant. 2007;7(1):161–7.

[8] Venu M, et al. Laboratory diagnosis and nonoperative management of biliary complications in living donor liver transplant patients. J Clin Gastroenterol. 2007;41(5):501–6.

[9] Avaliani M, et al. Magnetic compression biliaryenteric anastomosis for palliation of obstructive jaundice: initial clinical results. J Vasc Interv Radiol. 2009;20(5):614–23.

[10] Graziadei IW, et al. Long-term outcome of endoscopic treatment of biliary strictures after liver transplantation. Liver Transpl. 2006;12(5):718–25.

[11] Wang SP, et al. Fast magnetic reconstruction of the portal vein with allogeneic blood vessels in canines. Hepatobiliary Pancreat Dis Int. 2015;14(3):293–9.

[12] Matsuno N, et al. A nonsuture anastomosis using magnetic compression for biliary stricture after living donor liver transplantation. Hepato-Gastroenterology. 2009;56(89):47–9.

[13] Yamanouchi E, et al. A new interventional method: magnetic compression anastomosis with rare-earth magnets. Cardiovasc Intervent Radiol. 1998;22(Suppl 1):S155.

[14] Yamanouchi E, et al. Treatment for bowel or biliary obstruction by magnetic compression anastomosis development of Yamanouchi's method and its clinical evaluation. J Nippon Med Sch. 2002;69(5):471–5.

[15] Mimuro A, et al. A novel technique of magnetic compression anastomosis for severe biliary stenosis. Gastrointest Endosc. 2003;58(2):283–7.

[16] Itoi T, et al. Magnetic compression anastomosis: a novel technique for canalization of severe hilar bile duct strictures. Endoscopy. 2005;37(12):1248–51.

[17] Muraoka N, et al. Yamanouchi magnetic compression anastomosis for bilioenteric anastomotic stricture after living-donor liver transplantation. J Vasc Interv Radiol. 2005;16(9):1263–7.

[18] Yukawa N, et al. A case of magnetic compression anastomosis between the common bile duct and the duodenum after distal gastrectomy with Roux-Y reconstruction and cholecystectomy. Nihon Shokakibyo Gakkai Zasshi. 2008;105(10):1523–8.

[19] Takao S, et al. Magnetic compression anastomosis for benign obstruction of the common bile duct. Endoscopy. 2001;33(11):988–90.

[20] Jang SI, et al. Magnetic compression anastomosis is useful in biliary anastomotic strictures after living donor liver transplantation. Gastrointest Endosc. 2011;74(5):1040–8.

[21] Jang SI, et al. Recanalization of refractory benign biliary stricture using magnetic compression anastomosis. Endoscopy. 2014;46(1):70–4.

[22] Jang SI, et al. Treatment of completely obstructed benign biliary strictures with magnetic compression anastomosis: follow-up results after recanalization. Gastrointest Endosc. 2017;85(5):1057–66.

[23] Sharma S, Gurakar A, Jabbour N. Biliary strictures following liver transplantation: past, present and preventive strategies. Liver Transpl. 2008;14(6):759–69.

[24] Kim ES, et al. Percutaneous transhepatic biliary drainage may serve as a successful rescue procedure in failed cases of endoscopic therapy for a post-living donor liver transplantation biliary stricture. Gastrointest Endosc. 2009;69(1):38–46.

[25] Weber A, et al. Long-term follow-up after endoscopic stent therapy for benign biliary strictures. J Clin Gastroenterol. 2014;48(1):88–93.

[26] Dumonceau JM, et al. Biliary stenting: indications, choice of stents and results: European Society of Gastrointestinal Endoscopy (ESGE) clinical guideline. Endoscopy. 2012;44(3):277–98.

[27] Schumacher B, et al. Long-term follow-up of percutaneous transhepatic therapy (PTT) in patients with definite benign anastomotic strictures after hepaticojejunostomy. Endoscopy. 2001;33(5):409–15.

[28] Weber A, et al. Long-term follow-up of percutaneous transhepatic biliary drainage (PTBD) in patients with benign bilioenterostomy stricture. Endoscopy. 2009;41(4):323–8.

[29] Bonnel DH, Fingerhut AL. Percutaneous transhepatic balloon dilatation of benign bilioenteric strictures: long-term results in 110 patients. Am J Surg. 2012;203(6):675–83.

[30] Costamagna G, Boskoski I. Current treatment of benign biliary strictures. Ann Gastroenterol. 2013;26(1):37–40.

[31] Curcio G, et al. Intraperitoneal rendezvous: a mini-invasive biliary reconstruction. Gastrointest Endosc. 2016;84(1):184–5.

[32] Jang SI, Choi J, Lee DK. Magnetic compression anastomosis for treatment of benign biliary stricture. Dig Endosc. 2015;27(2):239–49.

[33] Sugawara Y, Makuuchi M. Advances in adult living donor liver transplantation: a review based on reports from the 10th anniversary of the adult-to-adult living donor liver transplantation meeting in Tokyo. Liver Transpl. 2004;10(6):715–20.

[34] Liu CL, et al. Operative outcomes of adult-to-adult right lobe live donor liver transplantation: a compara- tive study with cadaveric whole-graft liver transplantation in a single center. Ann Surg. 2006;243(3):404–10.

[35] Soejima Y, et al. Biliary strictures in living donor liver transplantation: incidence, management, and technical evolution. Liver Transpl. 2006;12(6):979–86.

[36] Wadhawan M, Kumar A. Management issues in post living donor liver transplant biliary strictures. World J Hepatol. 2016;8(10):461–70.

[37] Rao HB, et al. Endoscopic therapy for biliary strictures complicating living donor liver transplantation: factors predicting better outcome. World J Gastrointest Pathophysiol. 2017;8(2):77–86.

[38] Gondolesi GE, et al. Biliary complications in 96 consecutive right lobe living donor transplant recipients. Transplantation. 2004;77(12):1842–8.

[39] Kasahara M, et al. Biliary reconstruction in right lobe living-donor liver transplantation: comparison of different techniques in 321 recipients. Ann Surg. 2006;243(4):559–66.

[40] Tsujino T, et al. Endoscopic management of biliary complications after adult living donor liver transplantation. Am J Gastroenterol. 2006;101(10):2230–6.

[41] Yazumi S, et al. Endoscopic treatment of biliary complications after right-lobe living-donor liver transplantation with duct-to-duct biliary anastomosis. J Hepato-Biliary-Pancreat Surg. 2006;13(6):502–10.

[42] Tashiro H, et al. Biliary complications after duct-to- duct biliary reconstruction in living-donor liver transplantation: causes and treatment. World J Surg. 2007;31(11):2222–9.

[43] Londono MC, Balderramo D, Cardenas A. Management of biliary complications after orthotopic liver transplantation: the role of endoscopy. World J Gastroenterol. 2008;14(4):493–7.

[44] Kato H, et al. Long-term outcomes of endoscopic management for biliary strictures after living donor liver transplantation with duct-to-duct reconstruction. Transpl Int. 2009;22(9):914–21.

[45] Chang JH, et al. Biliary stricture after adult right-lobe living-donor liver transplantation with duct-to- duct anastomosis: long-term outcome and its related factors after endoscopic treatment. Gut Liver. 2010;4(2):226–33.

[46] Duffy JP, et al. Long-term patient outcome and quality of life after liver transplantation: analysis of 20-year survivors. Ann Surg. 2010;252(4):652–61.

[47] Melcher ML, et al. Comparison of biliary complications in adult living-donor liver transplants performed at two busy transplant centers. Clin Transpl. 2010;24(5):E137–44.

[48] Kim PT, et al. Long-term follow-up of biliary complications after adult right-lobe living donor liver transplantation. Clin

Transpl. 2015;29(5):465–74.

[49]　Ohkubo M, et al. Surgical anatomy of the bile ducts at the hepatic hilum as applied to living donor liver transplantation. Ann Surg. 2004;239(1):82–6.

[50]　Pesce A, et al. Bile duct injury during laparoscopic cholecystectomy without intraoperative cholangiography: a retrospective study on 1,100 selected patients. Dig Surg. 2012;29(4):310–4.

[51]　Archer SB, et al. Bile duct injury during laparoscopic cholecystectomy: results of a national survey. Ann Surg. 2001;234(4):549–58; discussion 558–9.

[52]　Bismuth H, Majno PE. Biliary strictures: classification based on the principles of surgical treatment. World J Surg. 2001; 25(10):1241–4.

[53]　Strasberg SM, Hertl M, Soper NJ. An analysis of the problem of biliary injury during laparoscopic cholecystectomy. J Am Coll Surg. 1995;180(1):101–25.

[54]　Way LW, et al. Causes and prevention of laparoscopic bile duct injuries: analysis of 252 cases from a human factors and cognitive psychology perspective. Ann Surg. 2003;237(4):460–9.

[55]　Pesce A, et al. Iatrogenic bile duct injury: impact and management challenges. Clin Exp Gastroenterol. 2019;12:121–8.

[56]　Fiocca F, et al. Complete transection of the main bile duct: minimally invasive treatment with an endoscopic-radiologic rendezvous. Gastrointest Endosc. 2011;74(6):1393–8.

[57]　Deviere J. Benign biliary strictures and leaks. Gastrointest Endosc Clin N Am. 2015;25(4):713–23.

第 4 章　难治性良性胆管狭窄的经皮介入治疗

Percutaneous Intervention for Refractory Benign Biliary Strictures

Hans-Ulrich Laasch　Shofiq Al-Islam　Raman Uberoi　著

李　欣　译

闫秀娥　黄永辉　校

一、概述

良性胆管狭窄由很多不同病因引起，这需要建立由内镜医师、外科医师和放射科医师共同组成的合作良好的多学科协作机制，以便为各种不同问题提供最佳的解决方案[1]。

从开腹胆囊切除术到腹腔镜胆囊切除术的变化增加了医源性胆管狭窄的发生，其原因与术中直接损伤胆管、无意中钳夹胆管或缺血有关。随着新技术的初始学习曲线被克服，腹腔镜胆囊切除术的数量显著增加，目前已经成为标准的手术方法。更多的胆囊切除术让我们发现了更多患者存在解剖结构异常，从而增加了医源性损伤的数量[2, 3]。据报道，在腹腔镜胆囊切除术中，近0.5%的患者发生了医源性胆管损伤[4]。这对于患者来说是非常糟糕的事情，长期饱受疾病折磨，往往需要多次、高成本的手术，而且需要在专科中心进行及时的处理[5]。

大多数解剖结构正常的良性胆管狭窄可通过内镜逆行胰胆管造影（endoscopic retrograde cholangiopancreatography，ERCP）进行治疗，关于这方面的治疗策略有很详细的阐述。肝外胆管良性狭窄的治疗选择包括球囊扩张、塑料支架或全覆膜金属支架。在大多数情况下，因为患者不需要中长期肝内留置导管，内镜手术优于经皮介入手术。

然而，对于肝内胆管狭窄，特别是内镜无法进入的情况，如胰十二指肠切除术和Roux-en-Y胃旁路术后，经皮介入治疗可以达到超过60%的成功率[4]和很多技术方面的优势。

与十二指肠镜相比，经皮介入手术入路更短，因此置入导管更容易。我们可以方便、安全地建立大于治疗内镜工作通道直径的通路，可选择的设备范围也更广。此外，经皮胆管穿刺引流是安全的，可有效避免并发败血症的风险，而且很容易通过外部引流管保持引流通道。与内镜手术相比，由外引流管提供的通道可以快速、简单地重复干预，而通过内镜手术建立的通道，每次重复干预基本上都是一次重新手术。经皮介入治疗难治性狭窄可利用的工具更多，特别是自膨式可生物降解支架，目前还不能在内镜下放置。

在胆管旁路术后，如果输入襻（胆胰肢）梗阻，可经皮穿刺行球囊扩张或支架置入术。这种手术可以通过经肝途径，或经皮直接穿刺梗阻的肠段。

二、诊断检查

基本的血液和生化检测可用于评估肝功能、凝血和潜在败血症。在未经治疗的狭窄中，与良性狭窄比较，恶性病因往往会导致肝功能指标更广泛的异常。胆红素水平超过 100μmol/L（5.8mg/dl）提示对良性疾病的诊断需要重新进行评估[6, 7]。

充分的影像学诊断对于制订成功手术计划必不可少[8]，而且由于不同影像学检查各有优势，所以应结合各种影像学方法综合评估（图 4-1）。超声（US）是最便宜和最快速的确认胆管扩张和评估狭窄上方是否存在结石的方法，且有助于规划最佳的穿刺路径。

计算机断层扫描（CT）具有良好的分辨率，可用于发现预料之外的淋巴结肿大或其他远处转移，但可能无法确定是否伴随胆结石。

磁共振成像（MRI）无论是否应用肝脏特异性造影剂（造影剂由胆管系统排出）都具有更好地显示软组织[9]和准确评估胆管系统的能力。磁共振胰胆管成像（MRCP）仅对充盈的胆管成像，是提供 3D 胆管成像的无创方法（图 4-2）[10]。

99mTc- 肝 胆 亚 氨 基 二 乙 酸（hepato-biliary iminodiacetic acid，HIDA）扫描（图 4-3）可以显示肝脏的排泄功能，是显示狭窄导致胆汁流出障碍的敏感方法[11, 12]。

如果患者有恶性肿瘤史（进行过 Whipple 术），那么排除肿瘤复发是非常重要的。MRI 可以充分有效地评估相关问题，但如果有必要建立经皮胆管引流通路，通过导管内活检更为简便。目前有

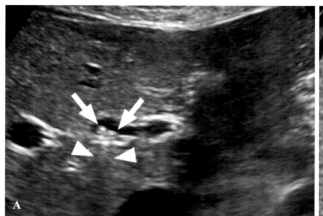
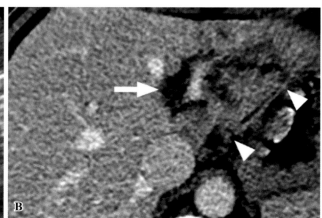
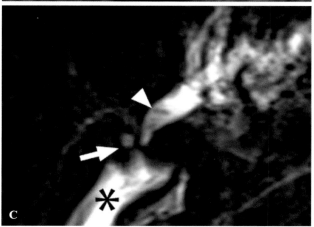

▲ 图 4-1　结合各种影像学方法综合评估

A. 胆总管囊肿行肝空肠吻合术后复发性胆管炎患者，US 显示扩张的左侧肝内胆管有小结石（箭），后方是特征性"声影"（箭头）；B. CT 横断面不仅显示左侧肝内胆管扩张（箭），还显示左叶明显萎缩和不规则灌注（箭头），结石没有钙化，未见明显显示；C. MRCP 显示吻合口狭窄，其下方为 Roux 环（星号），左侧肝管梗阻并开始累及右肝后支胆管（箭），胆管结石刚好可识别（箭头）

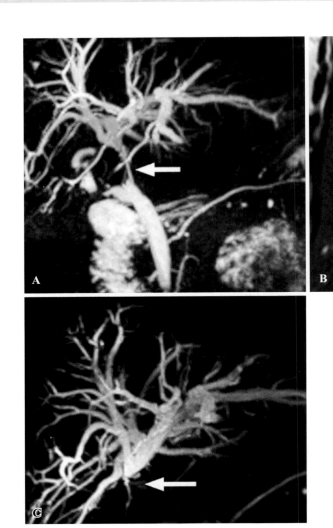

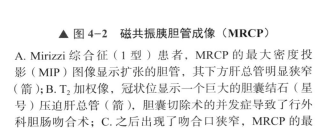

▲ 图 4-2　磁共振胰胆管成像（MRCP）

A. Mirizzi 综合征（1 型）患者，MRCP 的最大密度投影（MIP）图像显示扩张的胆管，其下方肝总管明显狭窄（箭）；B. T_2 加权像，冠状位显示一个巨大的胆囊结石（星号）压迫肝总管（箭），胆囊切除术的并发症导致了行外科胆肠吻合术；C. 之后出现了吻合口狭窄，MRCP 的最大密度投影（MIP）显示肝内胆管扩张，肝空肠吻合口处无显影（箭）

一种专门的腔内胆管活检系统（Cook Medical，Limerick，Ireland），是内镜活检钳的缩小版，专为经皮使用而重新设计。它获得的组织学标本可以与 EUS-FNA 相媲美，优于细胞学刷检 [13]。研究显示敏感度为 75% ～ 90%[14, 15]，如果采用特殊技术可以提高到 90% 以上 [16]，特异性接近 100%。

　　我们需要与良性狭窄的患者进行详细的沟通，让他们对治疗过程有更为现实的预期。可能需要很长时间的治疗过程，而且可能会重复手术和进行胆管外引流，这将影响到患者的生活质量。

　　不同专业之间的多学科讨论对评估选择治疗方案非常重要，特别是放射和内镜的联合，通常并未充分应用。例如，ERCP 逆行超选插入节段性狭窄的胆管可能会很困难，但经皮穿刺肝内胆管放置导丝至十二指肠，再通过十二指肠镜对接，然后以导丝作为引导再逆行插入目标胆管会比较容易（图 4-4）。超细胆道镜的发展结合了两个学科的专业知识，为经皮介入治疗提供进一步治疗策略 [17-20]。两个专业的文献都很好地阐述了这种联合带来的获益 [21, 22]，但并未得到充分利用。两个专业技能的联合应用，可为一个学科无法治疗的胆管狭窄患者提供更多的选择方案 [23-25]。

三、经皮介入治疗的技术与设备

　　经皮经肝胆管造影术（percutaneous trans-

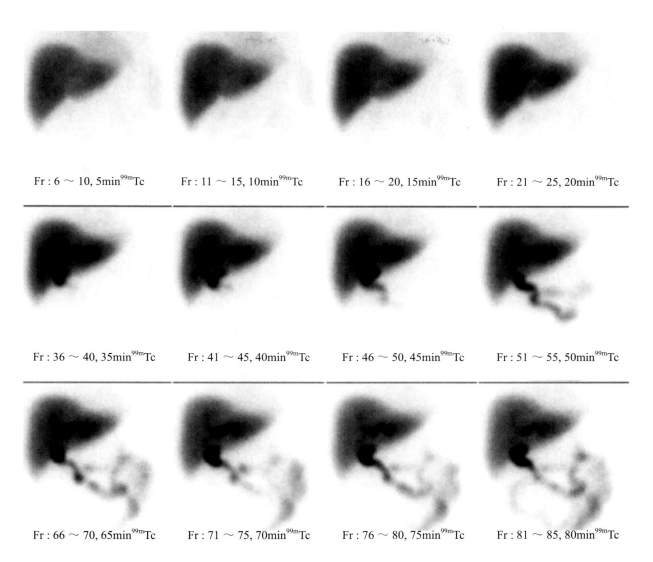

Fr : 6 ～ 10, 5min^{99m}Tc　　Fr : 11 ～ 15, 10min^{99m}Tc　　Fr : 16 ～ 20, 15min^{99m}Tc　　Fr : 21 ～ 25, 20min^{99m}Tc

Fr : 36 ～ 40, 35min^{99m}Tc　　Fr : 41 ～ 45, 40min^{99m}Tc　　Fr : 46 ～ 50, 45min^{99m}Tc　　Fr : 51 ～ 55, 50min^{99m}Tc

Fr : 66 ～ 70, 65min^{99m}Tc　　Fr : 71 ～ 75, 70min^{99m}Tc　　Fr : 76 ～ 80, 75min^{99m}Tc　　Fr : 81 ～ 85, 80min^{99m}Tc

▲ 图 4-3　HIDA 扫描显示胆汁摄取迅速，示踪剂顺利通过肝空肠吻合口排到输入 Roux 环

hepatic cholangiography，PTC）的一大优势是能够选择性地进入梗阻段胆管。这种"下行"方法可以确保穿入目标胆管，以最佳路径通过狭窄段。保证一开始就能进入目标胆管，避免污染阻塞部位胆管，而后者有可能不再引流。与 ERCP 比较，PTC 可供选择的附件更多，附件更短，操作更容易，而 ERCP 所使用的十二指肠镜附件的长度是 PTC 穿刺附件的 5 ～ 6 倍，其操控性会受到弯曲操作通道的影响。使用 40 ～ 50cm，在一条直线通路的操作装置上进行导管交换、球囊扩张和支架置入等操作自然比使用 180 ～ 240cm，

还需要通过锐角插入乳头进行相关操作容易得多。此外，在处理一些技术难题方面，PTC 还有更多的选择，但这些优势需要考虑到肝穿刺的额外风险，因为两者均会影响到两个治疗目标相同的干预措施的结果[26, 27]。

对于 ERCP 手术解除胆管梗阻不推荐常规使用抗生素治疗[28]。相比之下，抗生素通常被建议用于经皮介入手术。因受制于不同地区的细菌耐药性，所以目前没有确定的最佳抗生素治疗方案[29]。

经皮介入治疗通常是在 ERCP 失败后进行，

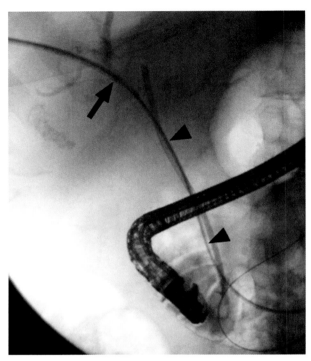

▲ 图 4-4 联合（"会师技术"）手术

放置一个带有不透 X 线标记（箭）的外鞘，通过外鞘将导管和导丝插入塑料支架旁（箭头），以利于内镜操作

在这种情况下，必须假设患者由于造影剂注入或导丝置入造成梗阻胆管系统的污染而存在潜在的胆道败血症。在 Oddi 括约肌的天然屏障被破坏的任何情况下，无论是通过胆管支架还是胆肠吻合术，胆管系统都会定植有肠道菌群。随后的梗阻为细菌创造了一个理想的滋生地，这些干预会很快导致菌血症、败血症和多器官衰竭。

一旦出现胆管炎，初步治疗应该是有针对性放置经皮引流管，而不是进行任何其他的治疗操作，后者会增加胆管压力和菌血症的风险[30, 31]。在这些病例中，术前有必要预防性应用抗生素，目标是术前在梗阻的胆管系统中及引流手术过程中达到良好的抗生素药物浓度，以便达到最佳的抗感染效果。穿刺时，胆汁样本应送检进行培养及药敏。

PTC 和引流开始时可以在镇静状态下进行，但由于针对狭窄部位的操作和扩张可能会引起明显疼痛，所以最好由麻醉师进行深度镇静或在全身麻醉下进行。在治疗开始时，通过插入管状外鞘（图 4-5）建立外部通道，进一步通过外鞘进行治疗附件的无创交换。这种外鞘带一个有开关的侧支，可以在不需要移除鞘内导管的情况下，对胆管系统进行减压或注射造影剂。

（一）引流导管

用于临时引流的经皮导管，可以从外部引流胆汁，也可以通过梗阻部位（内 / 外联合引流）提供额外的内部引流。后者不仅有利于保存胆汁，吸收脂溶性维生素产生凝血因子，防止消化不良和营养不良，而且有利于维持患者的内环境稳定。

经皮穿刺引流有以下优点而且可以采用以下不同的治疗策略。

(1) 对于胆系感染败血症患者，经皮穿刺可以在采取其他治疗性操作之前引流可能导致菌血症和败血症危象的感染性胆汁。

(2) 如果需要更大的通道来处理结石、顽固性良性狭窄或进行胆管镜检查，引流为后续的手术提供了一个简单的通道，并可以逐级扩张肝内通道。虽然以上措施是 ERCP 用于诊断目的的标准技术，其结果是提高活检率和碎石的可能

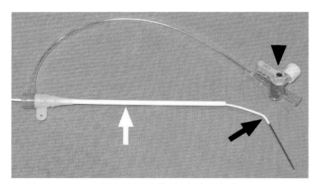

▲ 图 4-5 8Fr 不透 X 线的管路外鞘（白箭；Terumo, Tokyo, Japan），带注射和减压用侧支（箭头）。已插入外鞘的胆管操作导管（黑箭；Cook Medical, Limerick, Ireland）和亲水导丝（Laureate, Merit Medical, Galway, Ireland）

性[32]，但也可以通过经皮穿刺通道插入胆管镜来处理这些困难情况[17, 33-35]。

（3）外部导管通常有一个"猪尾"状尾端以便在胆管中固定。导管还有一个额外的"锁定"装置来固定，这样可以防止导管尾端在无意中脱出。

（4）内/外组合导管可以留住胆汁。它们也有一个用于固定的尾端，还增加了其他一些装置。如果需要长期放置，这些装置可以在皮肤表面提供更好的固定（图4-6）。

（5）对于短期引流（＜2周），6～8Fr（2～2.7mm）的引流管就足够了。如果需要长期引流，以防止管道堵塞，则应考虑放置更粗的引流管。

（6）定期冲洗导管（如每周2～3次）可以防止管路堵塞，但目前并没有统一的冲洗标准。如果引流管堵塞，那么患者就有胆源性脓毒血症的风险，这种情况应当紧急处理。

（二）扩张球囊

无论是通过内镜或放射介入方法，对于良性狭窄的初步治疗通常是通过球囊扩张来实现的，有多种扩张球囊可以应用。一般来说，8～10mm的球囊用于扩张肝外胆管狭窄足矣，在近端分支狭窄可以选择6～8mm或更小的扩张球囊。需注意，直径较小的球囊一般具有较高的破裂压力。球囊扩张应使用带有压力计的加压泵进行，这样会使扩张过程缓慢且更好控制。对于扩张那些硬度高的狭窄（如慢性胰腺炎钙化性狭窄）所需的压力可能会超过标准扩张球囊的固定破裂压力，所以可能需要最高破裂压力＞20个大气压的高压球囊。扩张后，把内/外组合引流管插入，确保了内引流成功，并通过狭窄段保留最小的管腔的引流管（图4-7）。

单纯球囊扩张的成功率在85%～95%，通常需要几周的外引流。由于病因不同，晚期复发率（＞3年）高达10%～20%[36-39]。有报道采用

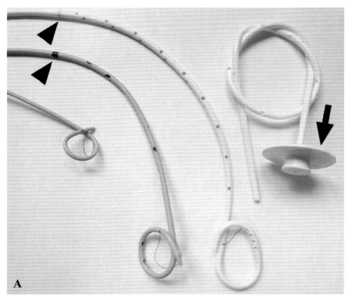
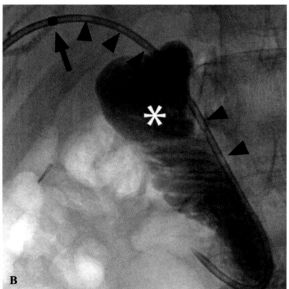

▲ 图4-6　内/外组合导管

A. 从左起：7Fr可锁定的外部引流管，2个8Fr内/外引流管（UK Medical, Sheffield, UK & Cook Medical, Limerick, Ireland），带有金属标记（箭头），用于识别不得放置在肝外的最上端的引流孔，10Fr内/外"Munich"引流管（Pflugbeil GmbH,Munich, Germany）带皮肤外固定盘（箭）；B. 内/外引流管通过吻合口狭窄进入输入襻（星号），注意不透X线的标记（箭），侧孔难以识别（箭头）

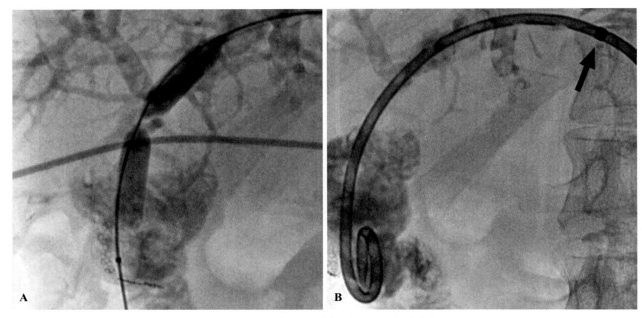

▲ 图 4-7 扩张后，插入内 / 外组合引流管

A. 吻合口狭窄的球囊扩张，在扩张开始时，球囊上腰线明显；B. 随后插入内 / 外引流管以保持狭窄通畅和顺行引流，注意不透 X 线标记标示最上端侧孔的位置（箭）

更积极的方法，一周内 3 次长时间扩张也有类似的初步结果，可避免长期经肝引流，但是在 3 年时，首次和二次通畅率分别为 36% 和 64%[40]。

（三）切割球囊

切割球囊是带着几个小叶片或塑料脊的扩张球囊（图 4-8），在充盈时对扩张段的黏膜和黏膜下层进行切割。理论上，这样有 2 个优点：其一，与传统的扩张术相比，更好控制对狭窄段的损伤。此方法对狭窄的组织形成几个超薄的切口，而单

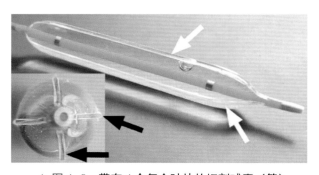

▲ 图 4-8 带有 4 个复合叶片的切割球囊（箭）

（Enforcer, Boston Scientific, Hemel Hempstead, UK）

纯的球囊扩张只能对纤维组织进行随机撕裂。其二，用切割球囊治疗后组织愈合是纵向的，而不是单纯球囊扩张后形成的复发性环形瘢痕。

切割球囊并不常用，但可能对较硬和反复的狭窄有所帮助。只有很少的文献发表了关于切割球囊在难治性狭窄中的应用，在小样本病例报道中多数治疗效果良好[41-43]。

最大的一组病例系列报道有 22 名患者使用切割球囊扩张术，后续辅以常规球囊扩张术，1 ～ 2 个疗程后的成功率超过 90%[44]。

（四）经皮置入管状支架

用于 ERCP 放置的标准管状塑料支架可以很容易通过经皮置入的导丝插入[45]，但也有专门用于经皮置入的较短支架（图 4-9）。塑料支架可以用于胆管结石的治疗，在未确诊的胆管狭窄中也可作为一种临时治疗措施，并可通过内镜取出。然而，如果只有经皮穿刺途径，那么这类支架的用途有限，因为它们是为内镜而设计的，很难通过经皮穿刺的通路取出（图 4-10）。

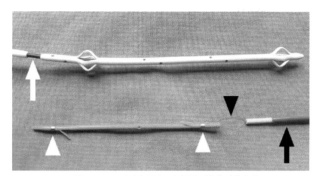

▲ 图 4-9　专用于经皮置入的塑料支架

上方：10Fr "双蘑菇" 支架（Cook Medical, Limerick, Ireland），带导管（白箭）和推送器；下方：8Fr "EndoStay" 支架（Pflugbeil GmbH, Munich, Germany），带有不透 X 线的标记（白箭头），再定位线（黑箭头），推入鞘（黑箭）和推送器

一种新的选择是使用可生物降解的管状支架。由多聚左旋乳酸（poly-l-lactic acid，PLLA）制成，可以通过内镜或经皮放置，类似于传统的塑料支架，只是引流作用是依靠支架外部的结构（图 4-11）。支架通过狭窄段维持胆管引流的时间很短，这是由支架的不同降解速度决定的。在 ERCP 中可以选择与塑料支架并排放置。

（五）自膨式金属支架

金属支架容易放置，比塑料支架直径大，一次手术可获得充分的引流。作为一种治疗策略，

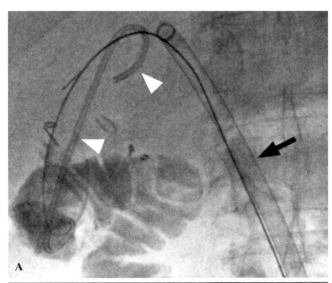

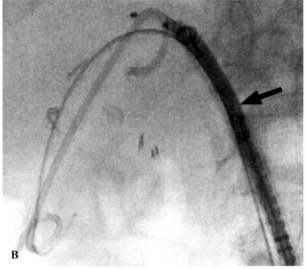

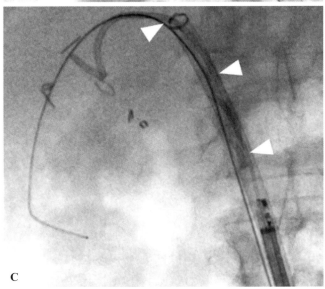

▲ 图 4-10　经皮穿刺途径不宜使用塑料支架

A. 从左侧插入经肝的外鞘管（箭），用于取回误放在肝空肠吻合术吻合口狭窄处的 7Fr 双 J 形塑料支架（白箭头）；B. 插入胆管镜（箭）并用活检钳夹住支架；C. 塑料支架（白箭头）被收回到外鞘管中

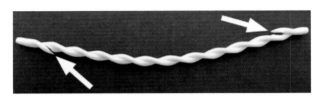

▲ 图 4-11　10Fr 带固定翼（箭）可生物降解的 "Archimedes" 支架（AMG GI, Winsen, Germany），支架外侧的螺旋结构利于引流

金属支架比多个塑料支架更为成功，并且减少了手术次数和并发症[46]，尤其是对慢性胰腺炎引起的狭窄[12]。对于胆管腔内疾病的治疗效果要优于胆管外疾病过程[47]，后者反映出钙化性慢性胰腺炎的不利情况。一项多中心研究评估了全覆膜支架在不同病因中的成功率，结果显示医源性损伤（92% 缓解率）的疗效最好，其次是胆石相关狭窄（84%）和慢性胰腺炎（81%），其中吻合口狭窄最难治疗（61.2%）。成功的关键是支架能否在正确的位置维持超过 3 个月[48]。

有一点需要重点强调，为确保支架可取出，支架必须是全覆膜的。放置支架必须是短期的，因为随着放置时间的延长，支架取出会变得更加困难[49]。裸支架或部分覆膜支架会导致内皮增生，肉芽组织会固定支架的裸金属网，使其永久固定，并会导致随后的阻塞。

经皮置入的全覆膜金属支架可以用一个专门的钩取出，但这些支架在许多国家尚未取得许可。如果内镜能达到目标部位，全覆膜金属支架可以很容易通过内镜取出。

可取出的全覆膜金属支架已经成为内镜下临时治疗良性狭窄的主要策略，许多支架可用于经皮置入手术[50]。大多数支架需要经内镜取出，但有些支架近端带有回收线，可以经皮取出（图 4-12A）。回收线位于支架内腔，这样就可以像航空母舰上的拦阻线一样勾住回收装置，将钩子穿过鞘管，从而把支架取出。文献报道的结果是很理想的，只有 16% 的支架移位，其他所有支架被

取出，5 年通畅率为 68%[51]。其他支架带有一个回收线，通过皮肤留置体外，便于日后取出支架（图 4-12B）。

其他中心也报道了成功放置全覆膜金属支架后等待其发生自发移位。这种情况会导致医师失去支架取出的机会，并且如果支架意外地保持在原位，会出现远期并发症的风险，如继发性狭窄形成和穿孔。

（六）自膨式生物降解支架

2019 年，只有一种可生物降解的自膨式胆管支架在临床上应用。SX-Ella-BD 支架（Ella-CS, Hradec-Kralové, Czech Republic）是由聚二氧烷单丝编织的自膨式支架（图 4-13）。这种形状记忆合金支架的长期弹性不如高温合金如镍钛合金支架。由于这个原因，支架在放置时容易变形，因此在放置前需要手工置入一个 11.5Fr 的推送系统。降解是通过水解过程实现，开始 6 周支架网状纤维出现肿胀，2 个月后失去径向力，3 个月后开始断裂。值得注意的是，支架并不是完全分解，而是裂解成小块，如果胆管下端的 Oddi 括约肌功能完好，可能会导致胆绞痛或脓毒血症。胆管吻合术后吻合口狭窄不会导致这个问题，因为降解支架的碎片可以进入较大的输入襻（图 4-14）。

少数研究报道了对常规治疗无效的狭窄具有很高的成功率[52-54]。2019 年，这种支架完全授权仅限适用于食管，但胆管支架可以在指定的患者使用。

（七）经皮胆管内射频消融术

截至 2019 年，有两种设备可用于经皮胆管射频消融术（radiofrequency ablation, RFA）。这些设备是 Habib-RFA 导管（Boston Scientific, MA, United States）和 ELRA-RFA 导管（Taewoong Medical, Gyeonggi-do, South Korea）。

射频消融最初的适应证是用于通过内镜治疗恶性胆管狭窄。这些导管中的较短型号可以很容易通过外鞘管置入胆管，用以治疗狭窄段

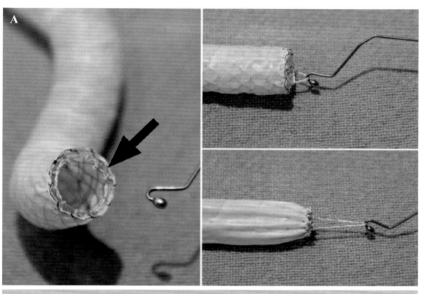

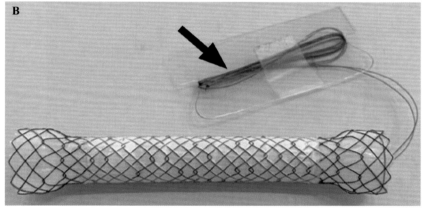

◀图 4-12 可取出的全覆膜金属支架

A. 全覆膜可取出的 PD 支架（TaeWoong Medical, Gyeonggi-do, Republic of Korea）。将回收线置于腔内（箭），以便用钩子将支架经皮取出；B. 带经皮回收线（箭）的全覆膜 Hilzo 支架（BCM, Gyeonggi-do, Republic of Korea）

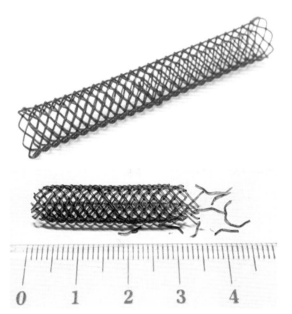

▲ 图 4-13 完好的 SX-Ella BD 支架（上方），暴露于室内空气 15 个月后破碎（下方）

（图 4-15）。为适应外部电极，将外鞘管直径比导管直径大 1Fr 很重要。通过透视确定要消融的区域后由用于内镜的标准外部射频发生器来控制持续时间、烧伤率和作用深度。

内镜下用于良性胆管狭窄的技术可行性已经得到证实[55]。在第一项经皮介入治疗难治性狭窄的研究报道中，18 例患者中 29 处狭窄的技术成功率为 100%，临床成功率为 89%[8]。虽然结果很令人鼓舞，但热损伤本身会再导致狭窄的形成[11, 56]。在将该方法作为标准治疗选择之前，还需要更多研究，特别是关于穿孔风险和狭窄复发可能性的研究。

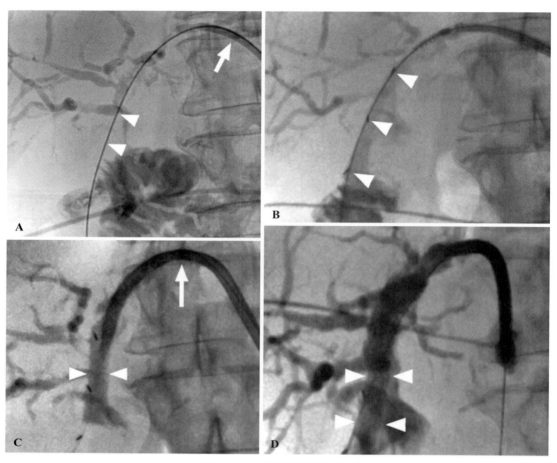

▲ 图 4-14　自膨式生物降解支架

A. 从左侧置入胆管的管状外鞘管（箭）进行胆管造影，在肝空肠吻合口的狭窄段（箭头）放置了一根导丝；B. 在释放支架之前，可生物降解支架放置在狭窄处，注意不透 X 线的标记（箭头）；C. 生物降解支架释放（箭头）与留在上方的外部引流管（箭）；D. 支架降解后胆管造影：吻合口明显通畅（箭头）

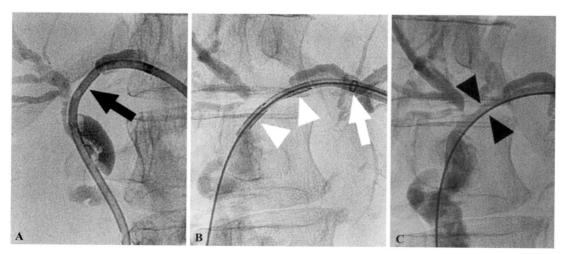

▲ 图 4-15　经皮腔内射频消融术

A. 用双极 Habib 消融导管（Boston Scientific, Hemel Hempstead, UK）治疗左肝管狭窄（黑箭）；B. 两个电极（白箭头）通过带有不透 X 线标记（白箭）的鞘管放置在狭窄处；C. 治疗后，造影剂立即顺利通过消融段（黑箭头）

四、治疗策略

（一）胆管解剖正常

良性复发性胆管狭窄，特别是炎性狭窄的初始治疗是通过内镜完成的，这些治疗方法目前已经很成熟[57, 58]。

如果由于解剖结构的不利因素（如大的壶腹周围憩室），内镜无法到达操作部位，PTC可联合ERCP逆行放置支架。超长导丝（400～450cm）经皮介入顺行插入并由内镜对接，通过这种双侧穿越的导丝可以逆行置入胆管导管或支架通过狭窄段，特别是牵拉方向在经皮一端的时候。根据预定的治疗过程，在联合手术后通过经皮插入可锁定的猪尾导管以保持这个外部通路更为合理。如果建立了内部引流，外部导管可以被锁住，这样即可以保持狭窄通畅，患者也不会因为体外充满胆汁的引流袋而感到不便[59]。

（二）胆管吻合术后经皮介入治疗

对于胰十二指肠切除术后的Roux-en-Y重建术，肝移植胆肠吻合术后，内镜下治疗吻合口狭窄一般非常困难。

对于这些患者，PTC可以直接进入到狭窄段，放置外部引流管，控制胆汁感染导致的脓毒血症，并可以反复进行操作。

根据吻合口位置和术后解剖结构情况，常规的初始治疗是将气囊扩张至8～12mm。因为胆管扩张会非常疼痛，所以需要在良好的镇静或理想的全身麻醉条件下进行。但这个问题对于移植后去神经的肝脏并不重要。

球囊扩张对短节段纤维性狭窄有良好的效果，而对于缺血或撕裂所致长节段狭窄会有较高的复发率。切割球囊安全性和有效性证据不多，对于狭窄复发的下一步治疗一般采用支架置入的方法。

然而，狭窄复发可能是亚临床性的，缓慢导致肝纤维化或突然发生胆管炎，并有可能危及生命。球囊扩张可以在一次治疗中反复操作，也可以延长充盈扩张的时间，临时置入支架可以维持管腔通畅数周，持久性狭窄重塑的概率要高得多。

ERCP过程中放置多个塑料支架作为治疗策略之一[60]，并不是一个最佳选择，因为内镜很难到达治疗部位，且很难通过经皮介入治疗取出支架。

在这种情况下，自膨式生物降解支架得到了成功应用，解剖结构改变可以避免支架降解断裂后在正常胆管上可能带来的后续问题。这种设计因为不需要再次取出支架，不需要为此留置外部通路，所以为这类患者提供了一个很好的选择。因为生物降解支架比记忆合金支架径向扩张力更小，所以在放置支架之前，需要充分进行球囊扩张，这样可以避免放置支架之后扩张导致支架损坏。

目前仍难以决定是否原位保留经皮穿刺引流管以及保留多长时间。长期引流对于患者非常不方便，而且会增加胆漏和移位的风险。在治疗中期，经皮引流是一个可接受的折中方案，但是会有这样的问题：当外部引流关上后，与应用Luer锁的传统引流相比，从表面上来看不太明显，但仍会存在包括身体外部形象，潜在的疼痛和长期皮肤护理方面的挑战。

如果术后1周的胆管造影显示支架扩张和引流充分，则可以拔除外部引流管。然而，对于一些复杂的狭窄病例，则可能是吻合口裂开后的"松散"段，而不是局部已形成纤维化的区域，这可能会导致支架降解后再次狭窄，最终还是需要手术修复[61]。

只有很少的研究报道经皮取出全覆膜金属支架。临床成功率为87%，5年通畅率为68%，但支架移位仍然是一个问题，约有20%的病例发生了移位[51]。基于内镜下应用全覆膜金属支架方面的成功经验，随着设备的进一步发展，这种方法很可能成为一种主流治疗方法。

（三）输入襻梗阻

胆管重建术中，良性原因造成的胆肠输入襻梗阻很少见。这种现象主要是由于原发癌复发所致。无论哪种情况，肠道菌群定植于胆汁内，操作都会增加菌血症和危及生命的败血症风险。

如果已行 Roux-en-Y 重建术，使用传统的内镜技术通常无法接近阻塞段。可借助于双气囊小肠镜[62, 63] 或 EUS 引导穿刺置入双蘑菇头支架[64]。然而，前者未得到广泛使用，后者在穿孔、胆漏、支架错位和移位方面要求不能有任何差错。

经皮穿刺引流作为一个阶段性的治疗措施，很大的优势是容易操作，开始引流即可以缓解黄疸和败血症。一旦患者情况改善，经皮穿刺引流为下一步置入支架提供易操作的路径。

如果梗阻部位靠近肝脏，经肝穿刺路径是可行的[65, 66]，但如果狭窄段距离肝脏远，不能通过经肝路径到达，那么直接穿刺扩张的输入襻可能是一种选择。有时在初次手术中，外科医师会标记输入襻，为经皮穿刺提供透视靶点。然而，在 CT 和 USS 上，梗阻的输入襻通常很容易被识别。

只有在形成空肠固定后，才能直接经皮穿刺进入输入襻，类似于在放射线下行胃造瘘术中的胃固定术[67, 68]。第一步，在超声引导下，放置 3 ～ 4 个 T 形固件并插入一根可锁定的猪尾引流管。这一步首先解决胆管梗阻的初始引流和脓毒血症。第二步是经皮置入支架（图 4-16）。虽然 10mm 的胆管支架足以从肝脏排出胆汁，但 ≥ 18mm 的肠内支架更适合置入小肠输入襻。这样不仅可以更好地固定，而且更大的直径也可保证更长的通畅期。由于没有食物通过输入襻，即使是全覆膜支架移位的可能性也较小，但理想的支架还是采用部分覆膜编织金属支架。

五、随访与监测

早期发现狭窄复发对避免结石形成、胆管炎和肝硬化等并发症具有重要意义。结合患者的生化和超声检查是一种廉价而有效的监测胆管系统的方法。需要注意的是，肝脏经历了缺血、炎症等几次损伤后，可能会发生纤维化，顺应性降低，即使是在完全梗阻情况下，胆管也不会扩张。MRI 和 MRCP 是评估胆管通畅性和复发性狭窄的敏感方法，与直接胆管造影具有很高的一致性，可以避免 CT 带来的辐射损伤[69]。

六、结论

经皮穿刺治疗难治性良性胆管狭窄有以下几个优势。

1. 建立外部或内部的胆管引流相对简单，并且可监测和控制。

2. 经皮穿刺引流为再次手术提供了一条简单的通路。

3. 监测进展和对治疗的反应简单且便宜。

4. 自膨式生物降解支架易于放置，无须保留为日后取出所留置的通道。

5. 必须建立让患者受益的多学科会诊机制，为每一位患者提供最适当的治疗方案，从而获得最大的成功机会。虽然再次手术一直被认为是金标准，但这种方法并非没有风险，内镜与放射介入学科联合的目的是努力减少手术的必要。

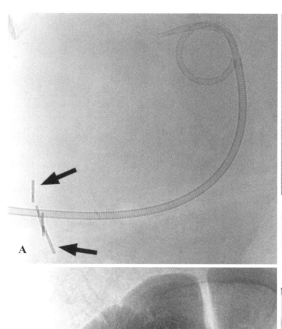

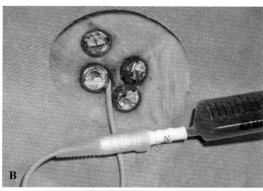

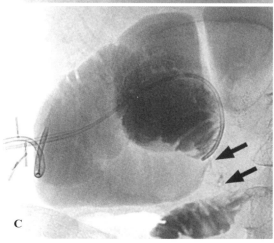

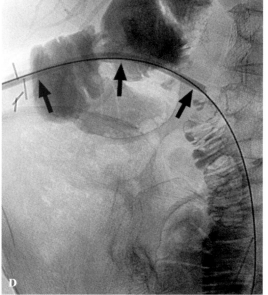

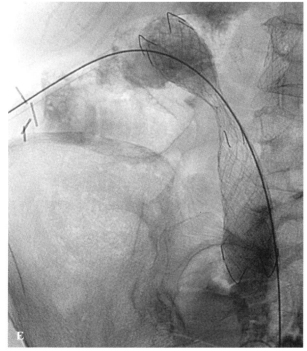

▲ 图 4-16　经皮置入支架

A. 经皮置入输入襻支架，在 US 引导下，用 4 个 T 形固件（箭）进行空肠固定，然后置入一个外部锁定的猪尾引流管；B. 外部引流管和 MIC Safe-T-pexy T 形固件的纽扣式固定器，这个固定器（O&M Halyard, Apeldoorn, The Netherlands）设计用于放射介入下胃造瘘术中的胃固定；C. 败血症缓解后，在引流管旁置入导管，造影显示狭窄段（箭）；D. 放置一根硬导丝通过狭窄段，然后沿导丝置入 10Fr 外鞘管（箭）；E. 置入 24mm×100mm 覆膜双 Egis 肠道支架（S&G BioTech, Yongin-Si, Republic of Korea）

参 考 文 献

[1] Cotton PB. Endoscopic management of bile duct stones; (apples and oranges). Gut. 1984;25(6):587–97.

[2] Lau WY, Lai EC, Lau SH. Management of bile duct injury after laparoscopic cholecystectomy: a review. ANZ J Surg. 2010;80(1-2):75–81. https://doi. org/10.1111/j.1445-2197.2009.05205.x. ANS5205 [pii].

[3] Nagral S. Anatomy relevant to cholecystectomy. J Minim Access Surg. 2005;1(2):53–8. https://doi. org/10.4103/0972-9941.16527.

[4] Weber A, Rosca B, Neu B, Rosch T, Frimberger E, Born P, Schmid RM, Prinz C. Long-term follow-up of percutaneous transhepatic biliary drainage (PTBD) in patients with benign bilioenterostomy stricture. Endoscopy. 2009;41(4):323–8. https:// doi.org/10.105 5/s-0029-1214507.

[5] Hariharan D, Psaltis E, Scholefield JH, Lobo DN. Quality of life and medico-legal implications following iatrogenic bile duct injuries. World J Surg. 2017;41(1):90–9. https://doi.org/10.1007/ s00268-016-3677-9. [pii].

[6] Garcea G, Ngu W, Neal CP, Dennison AR, Berry DP. Bilirubin levels predict malignancy in patients with obstructive jaundice. HPB (Oxford). 2011;13(6):426–30. https://doi.org/10.1111/ j.1477-2574.2011.00312.x. S1365-182X(15)30446-9 [pii].

[7] Vasilieva L, Alexopoulou A, Papadhimitriou SI, Romanos A, Xynopoulos D, Dourakis SP. Total bilirubin is a good discriminator between benign and malignant biliary strictures. HPB (Oxford). 2012;14(1):71. https://doi.org/10.1111/j.1477-2574.2011.00400.x.

[8] Thomas S, Jahangir K. Noninvasive imaging of the biliary system relevant to percutaneous interventions. Semin Interv Radiol. 2016;33(4):277–82. https://doi. org/10.1055/s-0036-1592328. 00976 [pii].

[9] Katabathina VS, Dasyam AK, Dasyam N, Hosseinzadeh K. Adult bile duct strictures: role of MR imaging and MR cholangiopancreatography in characterization. Radiographics. 2014;34(3):565–86. https://doi.org/10.1148/rg.343125211.

[10] Chung YH, Kim DJ, Kim IG, Kim HJ, Chon SE, Jeon JY, Jung JP, Jeong JC, Kim JS, Yun EJ. Relationship between the risk of bile duct injury during laparoscopic cholecystectomy and the types of preoperative magnetic resonance cholangiopancreatography (MRCP) imaging. Korean J Hepatobiliary Pancreat Surg. 2012;16(1):17–23. https://doi.org/10.14701/ kjhbps.2012.16.1.17.

[11] Ziessman HA. Nuclear medicine hepatobiliary imaging. Clin Gastroenterol Hepatol. 2010;8(2):111–6. https://doi. org/10.1016/j.cgh.2009.10.017. S1542-3565(09)01076-3 [pii].

[12] Kim YJ, Lee KT, Jo YC, Lee KH, Lee JK, Joh JW, Kwon CH. Hepatobiliary scintigraphy for detecting biliary strictures after living donor liver transplantation. World J Gastroenterol. 2011;17(21):2626–31. https://doi.org/10.3748/wjg.v17. i21.2626.

[13] Mohkam K, Malik Y, Derosas C, Isaac J, Marudanayagam R, Mehrzad H, Mirza DF, Muiesan P, Roberts KJ, Sutcliffe RP. Percutaneous transhepatic cholangiographic endobiliary forceps biopsy versus endoscopic ultrasound fine needle aspiration for proximal biliary strictures: a single-centre experience. HPB (Oxford). 2017;19(6):530–7. https://doi.org/10.1016/ j.hpb.2017.02.001. S1365-182X(17)30066-7 [pii].

[14] Inchingolo R, Spiliopoulos S, Nestola M, Nardella M. Outcomes of percutaneous transluminal biopsy of biliary lesions using a dedicated forceps system. Acta Radiol. 2018;60(5):602–7. https://doi.org/10.1177/0284185118795319. 284185118795319.

[15] Park JG, Jung GS, Yun JH, Yun BC, Lee SU, Han BH, Ko JH. Percutaneous transluminal forceps biopsy in patients suspected of having malignant biliary obstruction: factors influencing the outcomes of 271 patients. Eur Radiol. 2017;27(10):4291–7.

https://doi. org/10.1007/s00330-017-4796-x.

[16] Patel P, Rangarajan B, Mangat K. Improved accuracy of percutaneous biopsy using "cross and push" technique for patients suspected with malignant biliary strictures. Cardiovasc Intervent Radiol. 2015;38(4):1005–10. https://doi.org/10.1007/ s00270-014-0976-0.

[17] Bukhari MA, Haito-Chavez Y, Ngamruengphong S, Brewer Gutierrez O, Chen YI, Khashab MA. Rendezvous biliary recanalization of complete biliary obstruction with direct peroral and percutaneous transhepatic cholangioscopy. Gastroenterology. 2018;154(1):23–5. https://doi.org/10.1053/ j.gastro. 2017.09.050. S0016-5085(17)36301-1 [pii].

[18] Itoi T, Shinohara Y, Takeda K, Nakamura K, Sofuni A, Itokawa F, Moriyasu F, Tsuchida A. A novel technique for endoscopic sphincterotomy when using a percutaneous transhepatic cholangioscope in patients with an endoscopically inaccessible papilla. Gastrointest Endosc. 2004;59(6):708–11. https://doi. org/10.1016/ s0016-5107(04)00170-1. S0016-5107(04)00170-1 [pii].

[19] Kawakami H, Ban T, Kubota Y, Ashizuka S, Sannomiya I, Imamura N, Hamada T. Rendezvous biliary recanalization with combined percutaneous transhepatic cholangioscopy and double-balloon endoscopy. Endoscopy. 2018;50(7):E146–8. https:// doi.org/10.1055/a-0591-2109.

[20] Yoshida M, Morimoto M, Kato A, Hayashi K, Naitoh I, Miyabe K, Matsuo Y. Recanalization of postoperative biliary disconnection with intraductal cholangioscopy-assisted forceps retrieval of rendezvous guidewire. Endoscopy. 2018;50(12):E338–9. https://doi.org/10.1055/a-0667-7751.

[21] Gordon RL, Ring EJ. Combined radiologic and retrograde endoscopic and biliary interventions. Radiol Clin N Am. 1990;28(6):1289–95.

[22] Kerr RM, Gilliam JH 3rd. The team approach to biliary tract intervention: current status of combined percutaneous-endoscopic techniques. Gastrointest Endosc. 1988;34(5):432–4. https://doi.org/10.1016/ s0016-5107(88)71413-3.S0016-5107(88)71413-3 [pii].

[23] Curcio G, Traina M, Miraglia R, Tarantino I, Barresi L, Granata A, Luca A, Gridelli B. Endoscopy after radiology: two-step combined therapy for biliary stricture after Roux-en-Y hepaticojejunostomy. Dig Endosc. 2012;24(4):271–4. https:// doi. org/10.1111/j.1443-1661.2011.01203.x.

[24] Khashab M, Perez-Miranda M. Finding the middle ground in bile duct injury: the evolving role of biliary rendezvous. Endoscopy. 2018;50(6):559–60. https:// doi.org/10.1055/ a-0580-7144.

[25] Verstandig AG, Goldin E, Sasson T, Weinberger G, Wengrower D, Fich A, Lax E. Combined transhepatic and endoscopic procedures in the biliary system. Postgrad Med J. 1993;69(811):384–8.

[26] Gwon DI, Ko GY, Kim JH, Shin JH, Kim KA, Yoon HK, Sung KB. Percutaneous bilateral metallic stent placement using a stentin-stent deployment technique in patients with malignant hilar biliary obstruction. AJR Am J Roentgenol. 2013a;200(4):909–14. https:// doi.org/10.2214/AJR.12.8780.

[27] Yang MJ, Kim JH, Hwang JC, Yoo BM, Lee SH, Ryu JK, Kim YT, Woo SM, Lee WJ, Jeong S, Lee DH. Prospective multicenter study of the challenges inherent in using large cell-type stents for bilateral stent-in-stent placement in patients with inoperable malignant hilar biliary obstruction. Gut Liver. 2018;12(6):722–7. https://doi.org/10.5009/gnl17468. gnl17468 [pii].

[28] Domagk D, Oppong KW, Aabakken L, Czako L, Gyokeres T, Manes G, Meier P, Poley JW, Ponchon T, Tringali A, Bellisario C, Minozzi S, Senore C, Bennett C, Bretthauer M,

Hassan C, Kaminski MF, Dinis-Ribeiro M, Rees CJ, Spada C, Valori R, Bisschops R, Rutter MD. Performance measures for endoscopic retrograde cholangiopancreatography and endoscopic ultrasound: a European Society of Gastrointestinal Endoscopy (ESGE) Quality Improvement Initiative. United European Gastroenterol J. 2018;6(10):1448–60. https://doi.org/10.1177/2050640618808157.

[29] Chehab MA, Thakor AS, Tulin-Silver S, Connolly BL, Cahill AM, Ward TJ, Padia SA, Kohi MP, Midia M, Chaudry G, Gemmete JJ, Mitchell JW, Brody L, Crowley JJ, Heran MKS, Weinstein JL, Nikolic B, Dariushnia SR, Tam AL, Venkatesan AM. Adult and pediatric antibiotic prophylaxis during vascular and IR procedures: a Society of Interventional Radiology Practice Parameter Update Endorsed by the Cardiovascular and Interventional Radiological Society of Europe and the Canadian Association for Interventional Radiology. J Vasc Interv Radiol. 2018;29(11):1483–1501 e1482. https://doi.org/10.1016/j.jvir.2018.06.007. S1051-0443(18)31259-4 [pii].

[30] Huang SY, Philip A, Richter MD, Gupta S, Lessne ML, Kim CY. Prevention and management of infectious complications of percutaneous interventions. Semin Interv Radiol. 2015;32(2):78–88. https://doi.org/10.1055/s-0035-1549372.

[31] Pitt HA. Does cholangiovenous reflux cause cholangitis? HPB Surg. 1990;2(3):220–3.

[32] Thaker AT, Muthusamy VR. The role and utility of cholangioscopy for diagnosing indeterminate biliary strictures. Gastrointest Interv. 2017;6(1):2–8. https://doi.org/10.18528/gii160035.

[33] Mendonca EQ, de Oliveira JF, Baba ER, Dias AR, Maluf-Filho F. Percutaneous transhepatic cholangioscopy for the diagnosis of biliary obstruction in a patient with Roux-en-Y partial gastrectomy. Gastrointest Endosc. 2017;85(1):255–6. https://doi.org/10.1016/j.gie.2016.07.057. S0016-5107(16)30442-4 [pii].

[34] Peck JR, Spain J, Al Taani J, McCarthy ST. Percutaneous antegrade digital cholangioscopy in the management of biliary disorders. VideoGIE. 2017;2(6):145–6. https://doi.org/10.1016/j.vgie.2017.03.001. S2468-4481(17)30060-7 [pii].

[35] Weigand K, Kandulski A, Zuber-Jerger I, Mueller M, Goessmann H. Cholangioscopy-guided electrohydraulic lithotripsy of large bile duct stones through a percutaneous access device. Endoscopy. 2018;50(5):E111–2. https://doi.org/10.105 5/s-0044-101015.

[36] Bonnel DH, Fingerhut AL. Percutaneous transhepatic balloon dilatation of benign bilioenteric strictures: long-term results in 110 patients. Am J Surg. 2012;203(6):675–83. https://doi.org/10.1016/j.amjsurg. 2012.02.001. S0002-9610(12)00169-9 [pii].

[37] Janssen JJ, van Delden OM, van Lienden KP, Rauws EA, Busch OR, van Gulik TM, Gouma DJ, Lameris JS. Percutaneous balloon dilatation and long-term drainage as treatment of anastomotic and nonanastomotic benign biliary strictures. Cardiovasc Intervent Radiol. 2014;37(6):1559–67. https://doi.org/10.1007/ s00270-014-0836-y.

[38] Kocher M, Cerna M, Havlik R, Kral V, Gryga A, Duda M. Percutaneous treatment of benign bile duct strictures. Eur J Radiol. 2007;62(2):170–4.

[39] Zajko AB, Sheng R, Zetti GM, Madariaga JR, Bron KM. Transhepatic balloon dilation of biliary strictures in liver transplant patients: a 10-year experience. J Vasc Interv Radiol. 1995;6(1):79–83.

[40] Dhondt E, Vanlangenhove P, Van Vlierberghe H, Troisi R, De Bruyne R, Huyck L, Defreyne L. Benign anastomotic biliary strictures untreatable by ERCP: a novel percutaneous balloon dilatation technique avoiding indwelling catheters. Eur Radiol. 2019;29(2):636–44. https://doi.org/10.1007/s00330-018-5526-8.

[41] Atar E, Bachar GN, Bartal G, Mor E, Neyman H, Graif F, Belenky A. Use of peripheral cutting balloon in the management of resistant benign ureteral and biliary strictures. J Vasc Interv Radiol. 2005;16(2 Pt 1):241–5. https://doi.org/10.1097/01. RVI.0000143767.87399.9C. 16/2/241 [pii].

[42] Mukund A, Rajesh S, Agrawal N, Arora A. Percutaneous management of resistant biliary-enteric anastomotic strictures with the use of a combined cutting and conventional balloon cholangioplasty protocol: a single-center experience. J Vasc Interv Radiol. 2015;26(4):560–5. https:// doi.org/10.1016/j.jvir.2014.12.011. S1051-0443(14)01182-8 [pii].

[43] Sheridan JS, Maclennan AC. Percutaneous transhepatic use of a cutting balloon in the treatment of a benign common bile duct stricture. Cardiovasc Intervent Radiol. 2007;30(2):346. https://doi.org/10.1007/s00270-006-0248-8.

[44] Saad WE, Davies MG, Saad NE, Waldman DL, Sahler LG, Lee DE, Kitanosono T, Sasson T, Patel NC. Transhepatic dilation of anastomotic biliary strictures in liver transplant recipients with use of a combined cutting and conventional balloon protocol: technical safety and efficacy. J Vasc Interv Radiol. 2006;17(5):837–43. https://doi.org/10.1097/01. RVI.0000209343.80105. B4. 17/5/837 [pii].

[45] Lee ES, Han JK, Baek JH, Suh SW, JooI, Yi NJ, Lee KW, Suh KS. Long-term efficacy of percutaneous internal plastic stent placement for non-anastomotic biliary stenosis after liver transplantation. Cardiovasc Intervent Radiol. 2016;39(6):909–15. https://doi.org/10.1007/s00270-016-1297-2.

[46] Kaffes A, Griffin S, Vaughan R, James M, Chua T, Tee H, Dinesen L, Corte C, Gill R. A randomized trial of a fully covered self-expandable metallic stent versus plastic stents in anastomotic biliary strictures after liver transplantation. Ther Adv Gastroenterol. 2014;7(2):64–71. https://doi.org/10.1177/17562 83X13503614.

[47] Sung RS, Campbell DA Jr, Rudich SM, Punch JD, Shieck VL, Armstrong JM, Ford E, Sullivan P, Dasika NL, Magee JC. Long-term follow-up of percutaneous transhepatic balloon cholangioplasty in the management of biliary strictures after liver transplantation. Transplantation. 2004;77(1):110–5. https://doi.org/10.1097/01.TP.0000101518.19849.C8.

[48] Kahaleh M, Brijbassie A, Sethi A, Degaetani M, Poneros JM, Loren DE, Kowalski TE, Sejpal DV, Patel S, Rosenkranz L, McNamara KN, Raijman I, Talreja JP, Gaidhane M, Sauer BG, Stevens PD. Multicenter trial evaluating the use of covered self-expanding metal stents in benign biliary strictures: time to revisit our therapeutic options? J Clin Gastroenterol. 2013;47(8):695–9. https://doi.org/10.1097/MCG.0b013e31827fd311.

[49] Chaput U, Vienne A, Audureau E, Bauret P, Bichard P, Coumaros D, Napoleon B, Ponchon T, Duchmann JC, Laugier R, Lamouliatte H, Vedrenne B, Gaudric M, Chaussade S, Robin F, Leblanc S, Prat F. Temporary placement of fully covered self-expandable metal stents for the treatment of benign biliary strictures. United European Gastroenterol J. 2016;4(3):403–12. https://doi.org/10.1177/2050640615606550.

[50] Gwon DI, Laasch HU. Radiological approach to benign biliary strictures. Gastrointest Interv. 2015;4:9–14.

[51] Gwon DI, Ko GY, Ko HK, Yoon HK, Sung KB. Percutaneous transhepatic treatment using retrievable covered stents in patients with benign biliary strictures: mid-term outcomes in 68 patients. Dig Dis Sci. 2013b;58(11):3270–9. https://doi.org/10.1007/s10620-013-2784-9.

[52] Gimenez ME, Palermo M, Houghton E, Acquafresca P, Finger C, Verde JM, Cuneo JC. Biodegradable biliary stents: a new approach for the management of hepaticojejunostomy strictures following bile duct injury. Prospective study. Arq Bras Cir Dig. 2016;29(2):112–6. https://doi.org/10.1590/0102-6720201600020012. S0102-6720201600200112 [pii].

[53] Mauri G, Michelozzi C, Melchiorre F, Poretti D, Tramarin M, Pedicini V, Solbiati L, Cornalba G, Sconfienza LM. Biodegradable biliary stent implantation in the treatment of

benign bilioplastic-refractory biliary strictures: preliminary experience. Eur Radiol. 2013;23(12):3304–10. https://doi.org/10.1007/ s00330-013-2947-2.

[54] Petrtyl J, Bruha R, Horak L, Zadorova Z, Dosedel J, Laasch HU. Management of benign intrahepatic bile duct strictures: initial experience with polydioxanone biodegradable stents. Endoscopy. 2010;42(Suppl 2):E89–90. https://doi.org/10.1055/s-0029-1243880.

[55] Hu B, Gao DJ, Wu J, Wang TT, Yang XM, Ye X. Intraductal radiofrequency ablation for refractory benign biliary stricture: pilot feasibility study. Dig Endosc. 2014;26(4):581–5. https://doi.org/10.1111/den.12225.

[56] Shin JU, Lee KH, Kim SA, Choi JH, Kim KM, Lee JK, Lee KT, Choi YL. Intraductal thermal injury using a heat probe and radiofrequency ablation electrode in a swine model of biliary stenosis. Clin Res Hepatol Gastroenterol. 2013;37(2):159–65. https:// doi.org/10.1016/j.clinre.2012.04.013.

[57] Baron TH Sr, Davee T. Endoscopic management of benign bile duct strictures. Gastrointest Endosc Clin N Am. 2013;23(2):295–311. https://doi.org/10.1016/j.giec.2013.01.001. S1052-5157(13)00002-0 [pii].

[58] Costamagna G, Boskoski I. Current treatment of benign biliary strictures. Ann Gastroenterol. 2013;26(1):37–40.

[59] Gwon DI, Shim HJ, Kwak BK. Retrievable biliary stent-graft in the treatment of benign biliary strictures. J Vasc Interv Radiol. 2008;19(9):1328–35. https://doi.org/10.1016/j.jvir.2008.05.017. S1051-0443(08)00511-3 [pii].

[60] Costamagna G, Shah SK, Tringali A. Current management of postoperative complications and benign biliary strictures. Gastrointest Endosc Clin N Am. 2003;13(4):635–48.

[61] Mullan D, Shepherd D, Laasch HU. Percutaneous biodegradable stent insertion for a benign biliary stricture complicating choledochojejunostomy. Gastrointest Interv. 2015;4(1):58–60. https://doi.org/10.1016/j. gii.2015.03.001.

[62] Fujii M, Ishiyama S, Saito H, Ito M, Fujiwara A, Niguma T, Yoshioka M, Shiode J. Metallic stent insertion with double-balloon endoscopy for malignant afferent loop obstruction.

World J Gastrointest Endosc. 2015;7(6):665–9. https://doi.org/10.4253/ wjge.v7.i6.665.

[63] Sasaki T, Isayama H, Kogure H, Yamada A, Aoki T, Kokudo N, Koike K. Double-balloon enteroscope-assisted enteral stent placement for malignant afferent-loop obstruction after Roux-en-Y reconstruction. Endoscopy. 2014;46(Suppl 1 UCTN):E541–2. https://doi.org/10.1055/s-0034-1377633.

[64] Taunk P, Cosgrove N, Loren DE, Kowalski T, Siddiqui AA. Endoscopic ultrasound-guided gastroenterostomy using a lumen-apposing self-expanding metal stent for decompression of afferent loop obstruction. Endoscopy. 2015;47(Suppl 1 UCTN):E395–6. https:// doi.org/10.1055/s-0034-1392564.

[65] Caldicott DG, Ziprin P, Morgan R. Transhepatic insertion of a metallic stent for the relief of malignant afferent loop obstruction. Cardiovasc Intervent Radiol. 2000;23(2):138–40.

[66] Hosokawa I, Kato A, Shimizu H, Furukawa K, Miyazaki M. Percutaneous transhepatic metallic stent insertion for malignant afferent loop obstruction following pancreaticoduodenectomy: a case report. J Med Case Rep. 2012;6:198. https://doi.org/10.1186/1752-1947-6-198. 1752-1947-6-198 [pii].

[67] Brown AS, Mueller PR, Ferrucci JT Jr. Controlled percutaneous gastrostomy: nylon T-fastener for fixation of the anterior gastric wall. Radiology. 1986;158(2):543–5. https://doi.org/10.1148/radiology.158.2.2934763.

[68] Laasch HU. Obstructive jaundice after bilioenteric anastomosis: transhepatic and direct percutaneous enteral stent insertion for afferent loop occlusion. Gut Liver. 2010;4(Suppl 1):S89–95. https://doi. org/10.5009/gnl.2010.4.S1.S89.

[69] Katz LH, Benjaminov O, Belinki A, Geler A, Braun M, Knizhnik M, Aizner S, Shaharabani E, Sulkes J, Shabtai E, Pappo O, Atar E, Tur-Kaspa R, Mor E, Ben-Ari Z. Magnetic resonance cholangiopancreatography for the accurate diagnosis of biliary complications after liver transplantation: comparison with endoscopic retrograde cholangiography and percutaneous transhepatic cholangiography – long-term follow-up. Clin Transpl. 2010;24(5):E163–9. https:// doi.org/10.1111/j.1399-0012.2010.01300.x.

第5章 肝门部狭窄 SEMS 的置入：对象、时机、目的

SEMS Insertion for Hilar Stricture: Who, When, and Why?

Osman Ahmed Jeffrey H. Lee 著
常 虹 译
黄永辉 校

一、概述

肝门部或肝门周围胆管狭窄是指发生于左右肝管分叉部位的狭窄。肝门部胆管狭窄病因多样，最常见的病因是胆管癌导致的恶性狭窄。其他不常见的病因包括原发性硬化性胆管炎，感染性因素和手术后狭窄[1]。

胆管癌是一种上皮性癌，产生于胆管内皮细胞。尽管发病率近年来有所上升[2]，但也只占全部胃肠道癌的 3% 左右。增加的部分主要来源于肝内胆管癌（ICC），最近数十年肝内胆管癌发病率上升了将近 165%。有意思的是，肝外胆管癌（ECC）的发病率在全球范围内实际上是在下降[3]。不幸的是，不适合手术的胆管癌患者预后较差，5 年的生存率不到 5%[4]。

胆管癌有几种不同的分类方法，最近的美国癌症分期联合委员会第八版将胆管癌分为肝内胆管癌和肝外胆管癌。根据解剖学上的特点还可进一步细分为三类：肝内、肝门周围（或肝门部）和远端（肝外）胆管癌。肝门部胆管癌约占 50%，远端（肝外）胆管癌约占 40%，而肝内占不到 10%[5]。

肝门部胆管癌（以前被称为 Klatskin 肿瘤）代表肿瘤发生于左右肝管汇合处或附近。于 1992 年被 Bismuth 等进一步系统性分为亚型，称作 Bismuth-Corlette 分型。这个分型有助于外科切除手术的决策。Bismuth- Corlette 分型分为四型：1 型肿瘤位于左右肝管分叉的远端、2 型肿瘤位于分叉部位但未侵犯左右肝管、3 型肿瘤侵犯右肝管（3a 型）或左肝管（3b 型）、4 型肿瘤同时侵犯左右肝管和肝门区（图 5-1）[6]。

尽管肝门部狭窄的临床表现多种多样，但最常见的症状是梗阻性黄疸，超过 80% 的患者表现

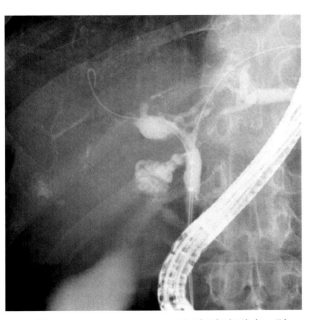

▲ 图 5-1 Bismuth-Corlette 分型肝门部狭窄 4 型

为此症状[7]。其他症状还包括腹痛、体重减轻和发热。一旦已知有胆管癌危险因素的患者出现了梗阻性黄疸并发现肝门部胆管狭窄，则应进行适当的检查以排除恶性肿瘤的可能。对于高度怀疑恶性且可能行外科手术或肝移植的患者，内镜方面的检查或治疗应该和外科及移植团队共同商议后决定，因为内镜操作存在引起肿瘤种植从而失去移植机会的风险[8]。

尽管外科手术和肝移植仍是肝门部恶性狭窄唯一的治愈性手段，但由于疾病的进展，肿瘤的转移，以及伴随疾病而导致大多数患者都不适合手术和移植。在一项研究中，诊断为肝门部胆管癌的患者中只有一半被认为适合手术切除或肝移植[9]。对于不能切除的肝门部梗阻的患者，内镜治疗缓解症状的作用变得至关重要。在本章中，我们将阐述为什么肝门部狭窄患者应该接受内镜治疗，自膨式金属支架（self-expandable metal stents，SEMS）在胆管引流中的作用，肝门部狭窄SEMS的放置方法，最后回顾一下最近争论背后的依据和金属支架的进展。

二、胆管减压

对于可能行外科手术的患者，术前胆管引流的作用目前仍有争议。有三个较早的随机对照研究都未能证明术前胆管引流对于围手术期结局有任何改善。然而，这三个都是较早期的研究并且纳入的是姑息手术而非根治手术的患者[10-12]。同样，一个包含了11项研究711个病例的关于外科手术前胆管引流的系统性回顾和Meta分析，没有发现外科手术前胆管引流的临床益处，反而发现增加了并发感染的风险。这篇文章的局限性主要在于它既包含了随机对照研究又包含了回顾性研究[13]。一些术前胆管引流的支持者建议外科手术前胆管引流用于存在胆管炎，明显的胆红素升高和预期肝脏残余功能低下患者[14, 15]。

对于不能手术切除的肝门部胆管癌和肝门部良性狭窄，胆管减压的指征则更加明确。胆管系统的减压对于预防胆管炎，防止肝功能的进一步恶化，以及缓解高胆红素血症相关症状非常重要。同样，最近的研究表明胆管减压成功的患者比减压失败的患者预后更好[16]。一项相似的研究结果显示胆管引流不仅可以提高不能手术患者的生存率，而且发现胆红素基线水平是影响成功胆管减压的唯一的因素[17]。因此，对于被认定不能手术的患者，建议实施胆管减压。

三、引流方式

一旦决定实施胆管引流，接下来的问题就是选择引流的方法。传统上，有两种胆管引流的方法，经内镜和经皮。尽管以前也实施外科手术的胆管引流，但这种方式因临床效果差而被放弃。手术主要的胆管引流方式是胆肠吻合术，与内镜支架置入术比较其术后死亡率和手术相关并发症增加，住院时间延长。外科手术旁路引流的唯一优势是复发率低[18]。

尽管应用内镜下逆行胰胆管造影术（ERCP）实施内镜减压的方法已是公认的一线手段，但其在引流作用上的地位并非没有争议。两项较早的随机对照研究比较了经内镜和经皮两种胆管减压方法，结果两种方法各有千秋。两项研究都包含了所有类型的胆管梗阻，而不只是肝门部恶性肿瘤。第一项研究结果显示，两种方法的技术成功率相似，但经皮支架置入术的治疗成功率（定义为胆红素下降至少20%）更高，内镜下支架置入术围手术期并发症更少，但死亡率增加[19]。第二项研究结果显示，内镜介入的临床成功率更高且死亡率降低，只是结论的局限性在于这些都是较早期的研究[20]。

最近有更多关于经皮和经内镜引流的对比数据，尤其是针对肝门周围狭窄的情况。发表于2017年的1个Meta分析，包括4项回顾性研究433名患者，结果显示经皮引流的总死亡率，转换为其他治疗方法的比率，以及胆管炎和胰腺炎的发生率都更低。技术失败率两组没有差异[21-24]。经皮引流的局限性主要与患者生活质量相关，因为最初需要外置引流管及附带引流袋（图5-2）。尽管如此，如果已经选择内镜处理作为一线的治疗方法，则应根据解剖因素以及较低的技术门槛，认真考虑过渡为经皮引流方式。另外，一项大规模随机对照试验正在进行中（INTERCPT试验），此研究对比经皮肝穿刺引流和ERCP引流，希望最终能得出哪种引流方法是首选[25]。

最后，尽管支架置入术用于胆管引流（不论是经内镜还是经皮）已经获得普遍共识，但其他的减压方式也有研究，包括鼻胆管引流术。此操作是在狭窄上方留置一个引流管并持续不断地引流。此操作一般在外科手术前进行。主要的局限性是患者感到不舒适。最近一项关于肝门部肿瘤的研究显示鼻胆引流术与支架置入的技术成功率相似，总并发症发生率亦无差异[26]。

四、金属支架或塑料支架置入

在决定放置胆管支架以达到胆管减压的目的后，下一步就是选择塑料支架还是金属支架。一般认为塑料支架更便宜；然而，由于支架阻塞和细菌生物膜形成的风险更高而需要常规的预防性

更换支架。塑料支架对于近端狭窄更易插入，常用的尺寸是10Fr及更小的直径，有带侧翼的直头支架或防止移位的猪尾支架（图5-3）。金属支架又称作自膨式金属支架（SEMS），一般认为可维持更久，但也更昂贵（图5-4）。金属支架有三种：覆膜，半覆膜和裸支架。裸支架置入后有肿瘤长

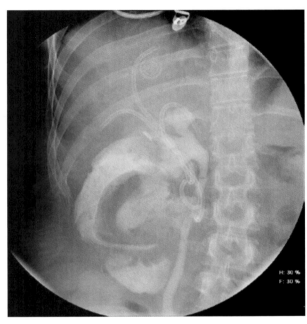

▲ 图5-3　三支双猪尾胆管塑料支架内引流

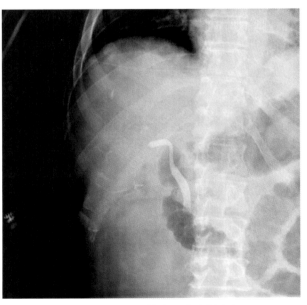

▲ 图5-4　右肝管自膨式金属支架

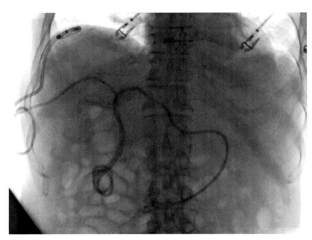

▲ 图5-2　经皮双侧胆管塑料支架外引流

入的风险且通常不能拔除。覆膜支架虽然肿瘤不会长入，但增加了移位的风险。SEMS 比塑料支架直径更大，尽管也有 8mm 和 6mm 的 SEMS，但最常用的尺寸是 10mm[27]。

尽管 SEMS 放置于远端胆管梗阻有大量的经验，但用于肝门部梗阻的研究还不多。以前的两项随机对照研究比较了 SEMS 和塑料支架的疗效。第一个研究在日本完成，结果发现 SEMS 有更长的通畅期和更低的再干预率[28]。第二项在泰国的研究，SEMS 与塑料支架比较，结果 SEMS 不仅胆管引流效果更佳，而且总体生存率更高[29]。后一项研究只涉及内镜下 SEMS 的放置，而不是经内镜和经皮都包括。一项前瞻性观察性研究，显示 SEMS 与塑料支架的技术成功率相似，但胆管炎、支架堵塞和支架移位的并发症发生率更低[30]。同样，系统回顾和 Meta 分析针对肝门部胆管梗阻比较了塑料支架和 SEMS，包含了 10 项研究，结果发现 SEMS 引流成功率更高，并发症发生率更低，通畅时间更长，整体生存时间也更长。

对于胆管引流支架类型的选择有不同的建议。一些专家认为如果患者的预期生存时间超过 3 个月，则应该接受 SEMS 引流；少于 3 个月则塑料支架更合理。其他还有建议最初应该置入塑料支架（以确保可以通过内镜的方法获得适当的引流），再次 ERCP 塑料支架可更换为 SEMS[31]。然而，如果狭窄累及了胆管树的二级分支，且近端胆管无明显扩张，则 SEMS 不是理想的选择，因为胆管二级分支可能因 SEMS 的径向力压迫而闭塞。这种情况，我们建议放置有多侧孔的双猪尾支架以利于二级分支的胆管引流。

五、单侧引流或双侧引流

肝门部恶性梗阻的处理具有挑战性，因为狭窄刚好位于肝左、右管分叉处。由于解剖的特点，肝门部狭窄可能导致肝左叶和肝右叶的双侧

胆管梗阻。故很多人提出疑问是否需要双侧引流才不会导致一个肝叶萎缩（图 5-5）。一项来自法国的研究检测肝容积和临床成功引流的关系，确定成功的胆管引流是胆红素下降到低于治疗前水平的 50%。此研究是回顾性的，观察了 107 例接受胆管引流的肝门部恶性狭窄的患者。肝容积通过计算机断层扫描评估分为三组：< 30%、30% ~ 50% 和 > 50%。结果发现引流若超过肝脏的 50%，则胆管引流成功率增加，胆管炎发生率下降，以及总体生存率提高（决定于中位生存天数）[32]。不过此研究因其是回顾性观察而受到质疑，大量被排除在外的患者，且时间间隔（1996—2005）过长，没有考虑技术和器械进步的影响[33]。最近的一项研究表明不伴肝功损害的患者，只需要引流超过肝脏 33%，而肝功能受损的患者需要引流超过 50%[34]。

在加拿大完成的一项具有深远影响的初始研究，观察单侧和双侧胆管引流的效果，回顾性分析显示肝门部胆管狭窄的患者双侧胆管引流比单侧引流生存时间更长。双侧胆管都不通畅的患者只接受单侧引流的预后很差[35]。随后一项前瞻性随机研究，按方案分析结果显示单侧引流和双侧引流的死亡率，并发症发生率和技术成功率没有

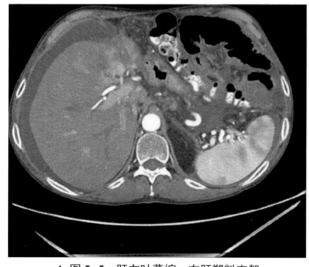

▲ 图 5-5　肝左叶萎缩，右肝塑料支架

差异，按意向治疗分析的结果显示单侧引流的成功率更高，并发症发生率更低[36]。

最近发表在 2017 年的一项前瞻性随机对照研究，对比单侧支架和双侧支架，研究纳入 133 名患者。此研究专门观察自膨式金属支架的疗效，结果显示在技术成功率方面两组没有差异，但双侧支架的临床引流成功率更高。且双侧支架组通畅时间更久，再干预率更低。此研究使得大家对 SEMS 用于双侧引流更加感兴趣。其他的地方也发表了类似的结果[37, 38]。最后，2015 年的一个系统性回顾和 Meta 分析包含了 3 项随机研究和 7 项观察性研究，结果发现不论是引流成功率还是生存率两组都没有差异。但支架通畅时间双侧组比单侧组更长[39]。

总之，选择单侧还是双侧引流应该个体化。狭窄的部位（基于 Bismuth–Corlette 分型）和可引流的肝脏容积会指导治疗。理想的效果是，不论是双侧支架还是单侧支架，最好引流超过 50% 的肝脏容积。如果单侧放置支架，要注意造影剂只能注入放支架这一侧的胆管[31]。

六、支架内支架或是支架旁支架

双侧 SEMS 置入术的挑战性在于支架放置的方法。目前有两种被广泛接受的方法：支架内支架和支架旁支架。支架内支架（也称为 Y 形支架），是指第一个支架置入后（由于角度更大一般先放入左肝管），第二个支架通过第一个支架的网眼置入到另一侧胆管（图 5-6 和图 5-7）。这种方法的优势是可以达到生理性引流，同时对胆管直径的要求更小，不需要过度扩张胆管树。主要的劣势是放置的技术难度高，以及支架置入后调整的难度大。支架旁支架，是指两个 SEMS 并排的先后放入左右肝管，类似于双管。这种方法的优势是更容易放置，而劣势是需要适当的扩张胆管；否则，胆管过度扩张的风险会增加（图 5-8 和图 5-9）。

几乎没有证据显示其中的一种支架置入方法优于另一种。早先的三项回顾性研究对比了这两

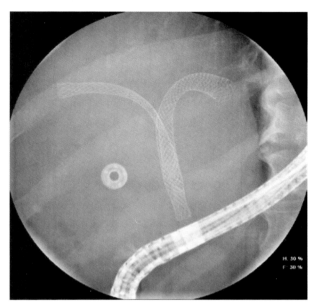

▲ 图 5-6　支架内支架 SEMS 置入术

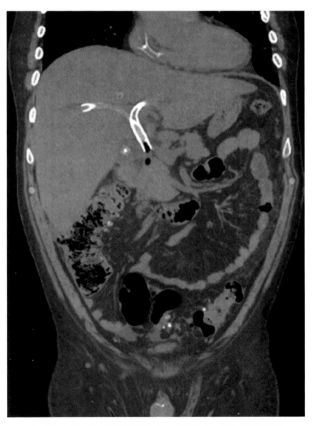

▲ 图 5-7　支架内支架 SEMS 置入术的 CT 影像

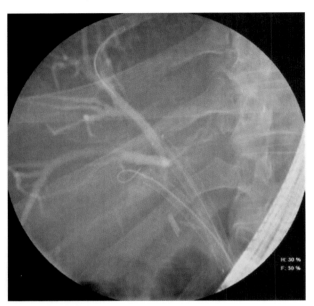

▲ 图 5-8 支架旁支架 SEMS 置入术

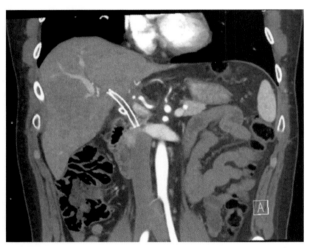

▲ 图 5-9 支架旁支架 SEMS 置入术的 CT 影像

种方法。其中 Naitoh 等的研究显示两种方法的技术成功率、临床成功率及并发症发生率都没有显著差异，但支架旁支架的支架通畅时间更长[40]。另一项类似的研究，同样的时间，同样显示两种方法没有显著差异，支架通畅率亦无差别[41]。在美国的第三项研究，也显示两种方法没有差异[42]。

预测支架内支架能否放置成功，主要是根据胆管狭窄与放置的第一个 SEMS 之间的夹角的大小[43]。有意思的是，支架网格的大小不影响支架放置成功率[44]。另外一项研究观察支架内支架法，

比较 10mm 直径的 SEMS 和 8mm 直径的 SEMS，发现除了支架调整的成功率在 10mm 直径支架组更高以外，其他方面都没有显著差异[45]。

另外，还有个问题就是恶性肝门部狭窄放置 SEMS 治疗，金属支架的末端是高于壶腹还是低于壶腹。高于壶腹的优势是不需要行十二指肠乳头括约肌切开，完整的 Oddi 括约肌可能降低胆管炎的发生率。一项研究对比 SEMS 放置于 Oddi 括约肌上方和跨越 Oddi 括约肌，结果显示 SEMS 放置于 Oddi 括约肌上方的并发症发生率更低，包括 ERCP 术后胰腺炎。而支架通畅时间和放置成功率没有差异[46]。

总之，是选择支架旁支架还是支架内支架，由临床医师决定，需要考虑的因素包括解剖特点、狭窄的部位、临床医师的偏好及可使用的器械。

七、进展

与前几十年相似的是，内镜技术的进步成倍增长。尽管内镜技巧、侧视镜，以及使用设备的改进使得 SEMS 的置入更加容易，持续地改进预计还会继续。其中一个可能就是应用双钳道内镜放置支架旁支架。最近的一项研究显示其技术成功率和临床引流成功率都很高，而并发症发生率极低[47]。

尽管超声内镜引导下胆管引流术（EUS-BD）用于远端肝外胆管狭窄已经得到认可，但用于肝门部狭窄还有争议，因为解剖上的难点，而且实际上有强有力的证据证明经皮胆管引流术的作用（包括作为一线引流方法）。尽管如此，仍然有应用 EUS-BD 技术对肝门部狭窄放置 SEMS 引流的报道[48]。另一个可能的进步是更小直径的器械的研发，尤其 6Fr-SEMS 推送装置。这些更小型的器械不仅有助于支架内支架的实施，而且可以允许同时放置支架旁支架（而不是先后放置）[49]。

八、结论

总之，由于胆管癌发病率的增加，肝胆外

科医师和内镜医师就会经常遇到肝门部狭窄的病例。患者若不伴有胆管炎，则首先需要确定的是患者是否符合手术切除或是肝脏移植候选条件，尤其是恶性肝门部狭窄。根据手术的时间，术前是否行胆管引流应该个体化。对于不能切除的肝门部梗阻，胆管减压可以经内镜或经皮，尽管首选哪种方式仍存在争议。虽然金属支架（或SEMS）比塑料支架更受欢迎，但塑料支架可以作为SEMS置入前的减压试验。不论是置入单侧支架还是双侧支架，目标是至少引流50%的肝脏容积，且造影剂应避免注入不引流的那侧胆管。最后，是由临床医师根据多种因素决定SEMS的放置方法（支架内支架或支架旁支架），还可能包括金属支架和塑料支架的联合应用（图5-10）。随着技术的进步和内镜器械的持续改进，肝门部狭窄的引流方法将会继续向前发展走向未来。

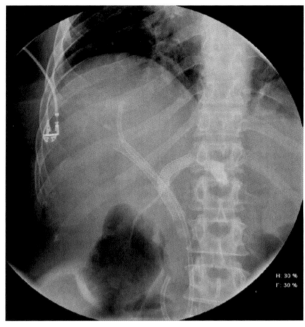

▲ 图 5-10　支架旁支架双侧 SEMS 联合右肝管双猪尾塑料支架

参 考 文 献

[1] Larghi A, Tringali A, Lecca PG, Giordano M, Costamagna G. Management of hilar biliary strictures. Am J Gastroenterol. 2008;103(2):458–73.

[2] Vauthey JN, Blumgart LH. Recent advances in the management of cholangiocarcinomas. Semin Liver Dis. 1994;14(2):109–14.

[3] Shaib Y, El-Serag HB. The epidemiology of cholangiocarcinoma. Semin Liver Dis. 2004;24(2):115–25.

[4] Farley DR, Weaver AL, Nagorney DM. "Natural history" of unresected cholangiocarcinoma: patient outcome after noncurative intervention. Mayo Clin Proc. 1995;70(5):425–9.

[5] Sharma P, Yadav S. Demographics, tumor characteristics, treatment, and survival of patients with Klatskin tumors. Ann Gastroenterol. 2018;31(2):231–6.

[6] Bismuth H, Nakache R, Diamond T. Management strategies in resection for hilar cholangiocarcinoma. Ann Surg. 1992;215(1):31–8.

[7] Nakeeb A, Pitt HA, Sohn TA, Coleman J, Abrams RA, Piantadosi S, et al. Cholangiocarcinoma. A spectrum of intrahepatic, perihilar, and distal tumors. Ann Surg. 1996;224(4):463–73; discussion 73–5.

[8] Khashab MA, Fockens P, Al-Haddad MA. Utility of EUS in patients with indeterminate biliary strictures and suspected extrahepatic cholangiocarcinoma (with videos). Gastrointest Endosc. 2012;76(5):1024–33.

[9] Klempnauer J, Ridder GJ, Werner M, Weimann A, Pichlmayr R. What constitutes long-term survival after surgery for hilar cholangiocarcinoma? Cancer. 1997;79(1):26–34.

[10] Hatfield AR, Tobias R, Terblanche J, Girdwood AH, Fataar S, Harries-Jones R, et al. Preoperative external biliary drainage in obstructive jaundice. A prospective controlled clinical trial. Lancet. 1982;2(8304):896–9.

[11] McPherson GA, Benjamin IS, Hodgson HJ, Bowley NB, Allison DJ, Blumgart LH. Pre-operative percutaneous transhepatic biliary drainage: the results of a controlled trial. Br J Surg. 1984;71(5):371–5.

[12] Pitt HA, Gomes AS, Lois JF, Mann LL, Deutsch LS, Longmire WP Jr. Does preoperative percutaneous biliary drainage reduce operative risk or increase hospital cost? Ann Surg. 1985;201(5):545–53.

[13] Liu F, Li Y, Wei Y, Li B. Preoperative biliary drainage before resection for hilar cholangiocarcinoma: whether or not? A systematic review. Dig Dis Sci. 2011;56(3):663–72.

[14] Laurent A, Tayar C, Cherqui D. Cholangiocarcinoma: preoperative biliary drainage (Con). HPB. 2008;10(2):126–9.

[15] Kennedy TJ, Yopp A, Qin Y, Zhao B, Guo P, Liu F, et al. Role of preoperative biliary drainage of liver remnant prior to extended liver resection for hilar cholangiocarcinoma. HPB. 2009;11(5):445–51.

[16] Cassani LS, Chouhan J, Chan C, Lanke G, Chen HC, Wang X, et al. Biliary decompression in perihilar cholangiocarcinoma improves survival: a single-center retrospective analysis. Dig Dis Sci. 2019;64(2):561–9. https://doi.org/10.1007/s10620-018-5277-z.

[17] Arvanitakis M, Van Laethem JL, Pouzere S, Le Moine O, Deviere J. Predictive factors for survival in patients with inoperable Klatskin tumors. Hepato-Gastroenterology. 2006;53(67):21–7.

[18] Smith AC, Dowsett JF, Russell RC, Hatfield AR, Cotton PB. Randomised trial of endoscopic stenting versus surgical bypass in malignant low bileduct obstruction. Lancet. 1994;344(8938):1655–60.

[19] Pinol V, Castells A, Bordas JM, Real MI, Llach J, Montana X, et al. Percutaneous self-expanding metal stents versus endoscopic polyethylene endoprostheses for treating malignant

biliary obstruction: randomized clinical trial. Radiology. 2002;225(1):27–34.

[20] Speer AG, Cotton PB, Russell RC, Mason RR, Hatfield AR, Leung JW, et al. Randomised trial of endoscopic versus percutaneous stent insertion in malignant obstructive jaundice. Lancet. 1987;2(8550):57–62.

[21] Al Mahjoub A, Menahem B, Fohlen A, Dupont B, Alves A, Launoy G, et al. Preoperative biliary drainage in patients with resectable perihilar cholangiocarcinoma: is percutaneous transhepatic biliary drainage safer and more effective than endoscopic biliary drainage? A meta-analysis. J Vasc Interv Radiol. 2017;28(4):576–82.

[22] Kloek JJ, van der Gaag NA, Aziz Y, Rauws EA, van Delden OM, Lameris JS, et al. Endoscopic and percutaneous preoperative biliary drainage in patients with suspected hilar cholangiocarcinoma. J Gastrointest Surg. 2010;14(1):119–25.

[23] Kim KM, Park JW, Lee JK, Lee KH, Lee KT, Shim SG. A comparison of preoperative biliary drainage methods for perihilar cholangiocarcinoma: endoscopic versus percutaneous transhepatic biliary drainage. Gut Liver. 2015;9(6):791–9.

[24] Paik WH, Park YS, Hwang JH, Lee SH, Yoon CJ, Kang SG, et al. Palliative treatment with self-expandable metallic stents in patients with advanced type III or IV hilar cholangiocarcinoma: a percutaneous versus endoscopic approach. Gastrointest Endosc. 2009;69(1):55–62.

[25] Al-Kawas F, Aslanian H, Baillie J, Banovac F, Buscaglia JM, Buxbaum J, et al. Percutaneous transhepatic vs. endoscopic retrograde biliary drainage for suspected malignant hilar obstruction: study protocol for a randomized controlled trial. Trials. 2018;19(1):108.

[26] Jo JH, Chung MJ, Han DH, Park JY, Bang S, Park SW, et al. Best options for preoperative biliary drainage in patients with Klatskin tumors. Surg Endosc. 2017;31(1):422–9.

[27] Pfau PR, Pleskow DK, Banerjee S, Barth BA, Bhat YM, Desilets DJ, et al. Pancreatic and biliary stents. Gastrointest Endosc. 2013;77(3):319–27.

[28] Mukai T, Yasuda I, Nakashima M, Doi S, Iwashita T, Iwata K, et al. Metallic stents are more efficacious than plastic stents in unresectable malignant hilar biliary strictures: a randomized controlled trial. J Hepatobiliary Pancreat Sci. 2013;20(2):214–22.

[29] Sangchan A, Kongkasame W, Pugkhem A, Jenwitheesuk K, Mairiang P. Efficacy of metal and plastic stents in unresectable complex hilar cholangiocarcinoma: a randomized controlled trial. Gastrointest Endosc. 2012;76(1):93–9.

[30] Perdue DG, Freeman ML, DiSario JA, Nelson DB, Fennerty MB, Lee JG, et al. Plastic versus self-expanding metallic stents for malignant hilar biliary obstruction: a prospective multicenter observational cohort study. J Clin Gastroenterol. 2008;42(9):1040–6.

[31] Rerknimitr R, Angsuwatcharakon P, Ratanachu-ek T, Khor CJ, Ponnudurai R, Moon JH, et al. Asia-Pacific consensus recommendations for endoscopic and interventional management of hilar cholangiocarcinoma. J Gastroenterol Hepatol. 2013;28(4):593–607.

[32] Vienne A, Hobeika E, Gouya H, Lapidus N, Fritsch J, Choury AD, et al. Prediction of drainage effectiveness during endoscopic stenting of malignant hilar strictures: the role of liver volume assessment. Gastrointest Endosc. 2010;72(4):728–35.

[33] Kozarek RA. Malignant hilar strictures: one stent or two? Plastic versus self-expanding metal stents? The role of liver atrophy and volume assessment as a predictor of survival in patients undergoing endoscopic stent placement. Gastrointest Endosc. 2010;72(4):736–8.

[34] Takahashi E, Fukasawa M, Sato T, Takano S, Kadokura M, Shindo H, et al. Biliary drainage strategy of unresectable malignant hilar strictures by computed tomography volumetry.

World J Gastroenterol. 2015;21(16):4946–53.

[35] Chang WH, Kortan P, Haber GB. Outcome in patients with bifurcation tumors who undergo unilateral versus bilateral hepatic duct drainage. Gastrointest Endosc. 1998;47(5):354–62.

[36] De Palma GD, Galloro G, Siciliano S, Iovino P, Catanzano C. Unilateral versus bilateral endoscopic hepatic duct drainage in patients with malignant hilar biliary obstruction: results of a prospective, randomized, and controlled study. Gastrointest Endosc. 2001;53(6):547–53.

[37] Liberato MJ, Canena JM. Endoscopic stenting for hilar cholangiocarcinoma: efficacy of unilateral and bilateral placement of plastic and metal stents in a retrospective review of 480 patients. BMC Gastroenterol. 2012;12:103.

[38] Naitoh I, Ohara H, Nakazawa T, Ando T, Hayashi K, Okumura F, et al. Unilateral versus bilateral endoscopic metal stenting for malignant hilar biliary obstruction. J Gastroenterol Hepatol. 2009;24(4):552–7.

[39] Li M, Wu W, Yin Z, Han G. Unilateral versus bilateral biliary drainage for malignant hilar obstruction: a systematic review and meta-analysis. Chin J Hepatol. 2015;23(2):118–23.

[40] Naitoh I, Hayashi K, Nakazawa T, Okumura F, Miyabe K, Shimizu S, et al. Side-by-side versus stent-in- stent deployment in bilateral endoscopic metal stenting for malignant hilar biliary obstruction. Dig Dis Sci. 2012;57(12):3279–85.

[41] Kim KM, Lee KH, Chung YH, Shin JU, Lee JK, Lee KT, et al. A comparison of bilateral stenting methods for malignant hilar biliary obstruction. Hepato-Gastroenterology. 2012;59(114):341–6.

[42] Law R, Baron TH. Bilateral metal stents for hilar biliary obstruction using a 6Fr delivery system: outcomes following bilateral and side-by-side stent deployment. Dig Dis Sci. 2013;58(9):2667–72.

[43] Sugimoto M, Takagi T, Suzuki R, Konno N, Asama H, Watanabe K, et al. Predictive factors for the failure of endoscopic stent-in-stent self-expandable metallic stent placement to treat malignant hilar biliary obstruction. World J Gastroenterol. 2017;23(34):6273–80.

[44] Lee JM, Lee SH, Chung KH, Park JM, Paik WH, Woo SM, et al. Small cell- versus large cell-sized metal stent in endoscopic bilateral stent-in-stent placement for malignant hilar biliary obstruction. Digest Endosc. 2015;27(6):692–9.

[45] Naitoh I, Nakazawa T, Ban T, Okumura F, Hirano A, Takada H, et al. 8-mm versus 10-mm diameter self-expandable metallic stent in bilateral endoscopic stent-in-stent deployment for malignant hilar biliary obstruction. J Hepatobiliary Pancreat Sci. 2015;22(5):396–401.

[46] Cosgrove N, Siddiqui AA, Adler DG, Shahid H, Sarkar A, Sharma A, et al. A comparison of bilateral side-by-side metal stents deployed above and across the sphincter of oddi in the management of malignant hilar biliary obstruction. J Clin Gastroenterol. 2017;51(6):528–33.

[47] Okuwaki K, Yamauchi H, Kida M, Imaizumi H, Iwai T, Matsumoto T, et al. Efficacy and long-term outcomes of side-by-side self-expandable metal stent placement using a 2-channel endoscope for unresectable malignant hilar biliary obstruction occurring after Billroth II reconstruction (with video). Dig Dis Sci. 2018;63(6):1641–6.

[48] Yamauchi H, Kida M, Miyazawa S, Okuwaki K, Iwai T, Imaizumi H, et al. Endoscopic ultrasoundguided antegrade metal stent placement using the stent-in-stent technique in a patient with malignant hilar biliary obstruction. Endosc Ultrasound. 2018;7(3):204–6.

[49] Inoue T, Ishii N, Kobayashi Y, Kitano R, Sakamoto K, Ohashi T, et al. Simultaneous versus sequential side-by-side bilateral metal stent placement for malignant hilar biliary obstructions. Dig Dis Sci. 2017;62(9):2542–9.

第 6 章　肝门部狭窄 SEMS 的置入：支架选择、置入方法及目的

SEMS Insertion for Hilar Stricture: Which Stent, How and Why?

Hiroyuki Isayama　Toshio Fujisawa　Shigeto Ishii　Hiroaki Saito　Akinori Suzuki
Yusuke Takasaki　Sho Takahashi　Hirofumi Kogure　Yousuke Nakai　著

张文辉　译

黄永辉　校

一、背景

肝门部狭窄的内镜下支架置入仍然具有挑战性；许多技术可行，但尚无统一标准[1]。这个位置的支架置入技术上比较困难，很多方法都很复杂（表 6-1）。技术上，重要的是要考虑插入和再干预以及患者的状况。在姑息治疗（不可切除的肝门恶性肿瘤患者）中，据报道自膨胀金属支架（SEMS）置入优于塑料支架（PS）[2]。然而，对于可切除的肝门恶性肿瘤，PS 是首选。在姑息治疗中，重要的是要考虑 SEMS 置入的技术和远期疗效。在支架选择之前，至关重要的是建立引流策略。

二、引流体积及支架数量

支架的最佳数量已经被广泛讨论；应该引流超过 50% 的肝脏体积[3]。Takahashi 和 Fukasawa 等报道，如果肝脏正常，33% 的引流可以充分改善黄疸[4]；如果肝功能受损，需要 50% 以上的引流。最近，Lee 等进行了随机对照试验，比较单侧和双侧支架置入[5]。双侧支架置入比单侧支架置入具有更长的支架通畅期；较大直径的支架置入延长了肿瘤长入和胆泥积聚导致支架阻塞的时间。最近的文献表明，至少需要两个支架来确保足够的肝脏体积引流。然而，没有很好的证据表明引流体积应该增加到 50% 以上。一些学者认为完全引流比不完全引流更好，因为它降低了胆管炎的发生率，而胆管炎在未引流区域更为常见。Uchida 和 Kato 等报道，置入 3 个以上的金属支架治疗肝门狭窄的患者，其生存时间更长[6]。然而，讨论仍在继续，且缺乏明确的证据。

三、支架置入方法

支架的选择取决于所选择的技术：支架内支架（stent-in-stent，SIS）或支架旁支架置入（side-by-side，SBS）[1]。一些报道比较了这两种技术，结果各不相同。在这里，我们概述了这两种技术的优点和缺点，并推荐了可用的支架类型（表 6-2）。

（一）支架内支架技术

使用这种技术，两个或多个未覆膜的 SEMS 通过最初放置的 SEMS 的网眼插入。一个优点是胆总管（common bile duct，CBD）只有一个

表 6-1　恶性肝门部狭窄的患者情况

- **患者状态**

  准备手术的桥接治疗

  姑息治疗

- **肿瘤的状态**

  癌症类型

  ➤肝外肿瘤

  　－肝外胆管细胞癌（extrahepatic cholangiocarcinoma, EHC）

  　－胆囊癌

  ➤淋巴结转移

  ➤肝肿瘤

  　－肝内胆管细胞癌（intrahepatic cholangiocarcinoma, IHC）

  　－肝细胞癌

  　－转移性肝肿瘤

  临床分期

  ➤可切除

  ➤局部进展期

  ➤转移性的

- **狭窄状态**

  Bismuth 分型：1 ～ 4

- **门静脉灌注**

  正常

  半叶受损

  两叶受损

- **基础肝功能**

  正常

  慢性肝病

  肝硬化

  肝叶萎缩

表 6-2　支架类型与支架方式的关系

支架类型	并行		支架内支架	
	在上	跨越	在上	跨越
辫状编织	△	○	×	×
网格状编织	△	△	×	×
激光切割	○	×	○	×
特殊 SEMS	×	×	○	△
覆膜 SEMS	○	○	×	×

SEMS，因此不会过度扩张。通过网眼技术（through-the-mesh，TTM）可用于接近多个胆管分支。然而，无论是用于初始支架置入还是因支架阻塞重新干预时，这种技术都相对困难。许多专用的 SEMS 可用；大多数都有薄弱（网眼稀疏）的中点以利于采取 TTM 方法。对于这些 SEMS，只能在 TTM 方法中使用中心部分；必须仔细选择 SEMS 长度并准确放置支架。不过，Niti-S，一种大网眼 D 形支架（LCD；TaeWoong Medical Inc.，韩国首尔）的所有网眼大小一致，整个 SEMS 区域都可以进行 TTM` 插入[7, 8]。图 6-1 显示了一些可用的 SEMS。使用 SIS 技术时也可采用具有低轴向力和宽网眼的激光切割 SEMS（图 6-2）[9-11]。SIS 是日本和韩国的标准方法；然而，其他国家的内镜医师因为其技术困难而不赞成这种操作。

1. 支架内支架技术

内镜检查之前需要做磁共振胰胆管成像（MRCP）和 CT 检查。引流 50% 以上的肝体积对保持肝功能至关重要，可避免引流量少所致的胆管炎。参考胆管成像制订引流计划，并采用导丝（guidewire，GW）选择靶胆管而不是注射造影剂，可以最大限度地减少未引流区域胆管炎的发生[12, 13]。胆管插管后，操控导丝以选择所有目标胆管分支：①在第一个分支置入 SEMS（离乳头最近）；②置入另一个 SEMS 到分叉处角度更大的一支（通常是左肝管）；③置入 SEMS 到任何难以插入导丝的分支中（图 6-3）。在初始分支中置入和释放 SEMS 方面，尝试使用 TTM 技

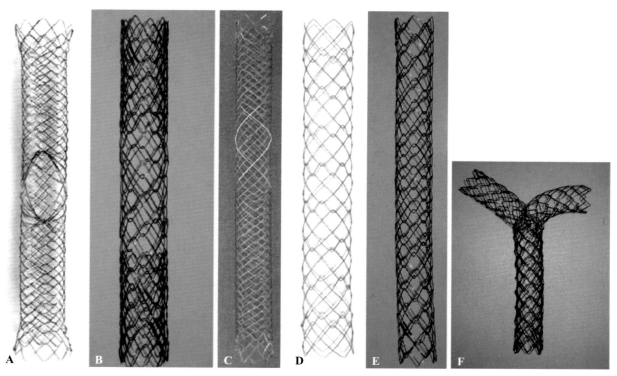

▲ 图 6-1 专用金属支架治疗肝门胆管狭窄

A. BONA 支架，K-Hilar（Standard Sci Tech Inc., Seoul, South Korea）；B. Niti-S 支架，Y- 支架（TaeWoong Medical Inc., Seoul, South Korea）；C. BONA 支架，M-Hilar，Standard Sci Tech Inc.）；D. Hilzo 支架；移动式网眼型（BCM Medical Inc.，Seoul, South Korea）；E. Niti-S 支架，大网眼 D 形（LCD；TaeWoong Medical Inc.）；F. 使用 LCD 支架进行的一种部分支架内支架（SIS）模式

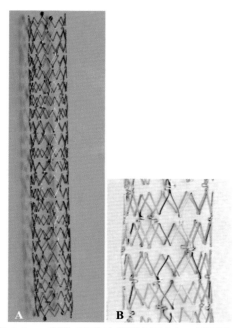

▲ 图 6-2 一种激光切割自膨胀金属支架，适用于 SIS 技术

A. ZEO 支架（Zeon Medical Inc., Tokyo, Japan）；B. 网眼的宽度上只有 3 个绑定点，这些点可以减少轴向力

术将第二根导丝插入到下一个分支是有用的。在这时，先前插入的导丝是分叉点的一个很好的地标。随后，使用 TTM 方法插入推送系统。图 6-4 显示使用 SIS 技术放置 LCD 支架。

2. 第二根支架置入困难时的解决方法

有时，在置入第二根支架时会出现困难。下面的技巧可以解决这些问题：①支架置入前球囊扩张分支胆管；②扩张支架网眼；③扩张第一根置入的 SEMS；④一次性导丝退出和重新置入。通常，第一支架扩张不足可能导致网眼狭窄；球囊扩张支架网眼和管腔，同时扩张靶腔隙。有时，导丝会阻碍支架释放系统的尖端进入；导线重新插入可能会改变网眼的方向，并有助于释放系统的插入。使用尖端较细的释放系统，有助于第二根 SEMS 的置入。当然，球囊扩张辅助有助于 TTM 技术的所有步骤。

073

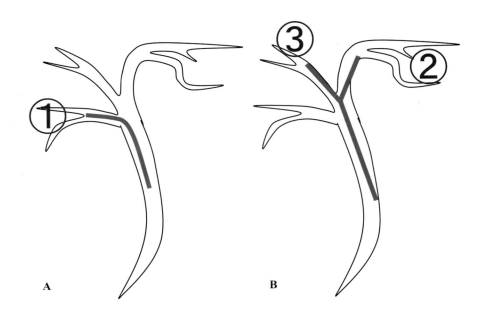

▲ 图 6-3　使用 SIS 技术置入支架

A. 将第一支架置入远端分支；B. 在同一分支水平，将支架插入锐角支（也就是导丝插入更困难的分支）

（二）支架旁支架置入

因为置入过程比 SIS 容易，SBS 技术置入支架应用更为广泛[14]。几个 SEMS 平行放置在被恶性肿瘤阻塞的胆管分支。在 CBD 采用这种技术置入一些支架，可能会有过度扩张 CBD 的风险。因此，在最新的 SEMS 应用之前，许多日本内镜医师没有使用这种技术。门静脉压迫可损伤静脉或引起血栓；接受 SBS 放置的放疗患者，可能会引起门静脉 - 胆管瘘而诱发出血。开口受压可引起胆囊炎或胰腺炎。这项技术的变化包括乳头上、跨乳头方法，以及应用不覆膜或细的覆膜SEMS。

保留乳头功能可能降低胆管炎的发生率[15]。然而，当 SEMS 阻塞时再干预变得困难。SEMS 的末端可能会压紧或嵌入胆管壁。如果 SEMS 跨越乳头，很容易重新干预，但争议仍然存在。早些时候，有人认为覆膜 SEMS 不能用于肝门，然而最近，细的（6mm 直径）覆膜 SEMS 已被用于治疗肝门梗阻[16]，据报道是有效和安全的。部

分报道发现 Bismuth 4 型病变不适合置入细的覆膜 SEMS。仍需前瞻性多中心研究。

1. SBS 支架选择

支架的选择取决于是选择乳头上方还是跨越乳头，以及是否首选细的覆膜 SEMS。当选择乳头上方法时，不覆膜 SEMS 是适合的。特别是，配备纤细释放系统的激光切割支架可以在一次治疗中轻松置入（图 6-5）。跨乳头的方法需要长的编织支架。当支架完全扩张时，最终长度比预期的要长。许多日本内镜专家正在评估相对较新的细覆膜 SEMS。一种 6mm 直径的细、覆膜编织的 SEMS 已上市。

2. 支架旁支架置入技术

支架插入前的导丝放置和其他操作与 SIS 技术相同。具有较细释放系统的 SEMS 可以同时置入。两个释放系统可以使用内镜腔道同时插入胆管。其他 SEMS 需要顺序放置；第二个释放系统必须在初始 SEMS 置入后插入。有时，第二个或更晚的释放系统较难插入；每个要置入 SEMS 的

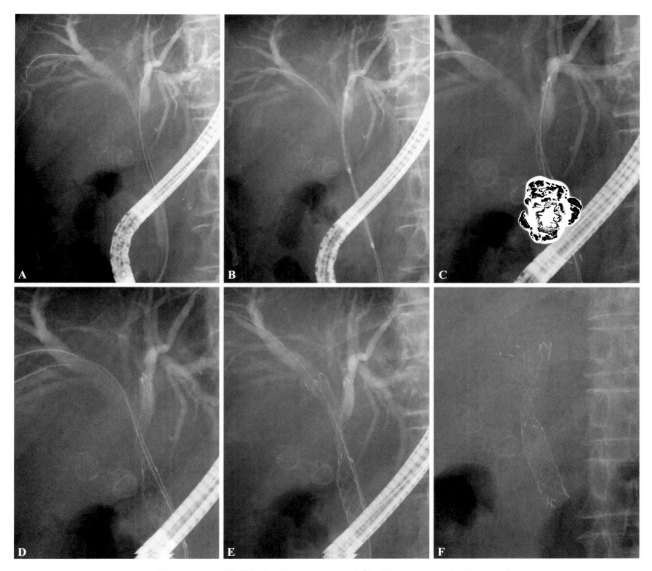

▲ 图 6-4　SIS 技术置入 Niti-S，LCD 支架（TaeWoong Medical Inc.）

A. 胆管插管成功后，靶胆管置入两根导丝；B. 初始 LCD 支架进入左肝管，其角度比右肝管更尖锐，越过其中一根导丝；C. 释放第一根 LCD 支架；D. 将用于第一根 LCD 支架的导丝通过支架网眼插入；E. 撤出路标导丝后，置入释放系统并置入支架；F. 撤出内镜后

狭窄按计划进行球囊扩张很有助于第二个释放系统的插入。重要的是要确保支架末端处于同一水平。如果支架被放置在乳头上方，那么支架末端必须并列；否则，因为进入近端支架的管腔具有挑战性，而使得重新干预变得困难。当支架跨越乳头时，再干预更容易。

四、2014 年东京标准

目前没有公认的胆管支架评估系统可用。相关文献采用了不同的定义，使得 Meta 分析具有挑战性；已发表的 Meta 分析结果意见尚未统一。因此，我们创建了 2014 年东京标准，一个统一的胆管支架治疗报告系统[17]，用以描述与支架质量相关的事件并定义并发症。我们使用术语

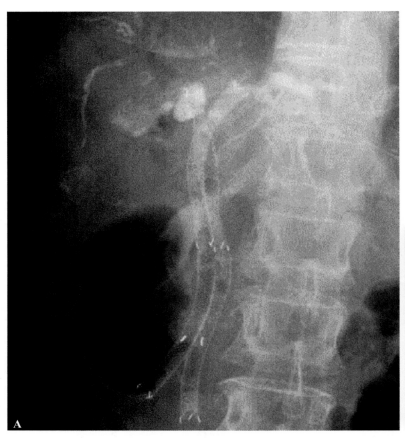

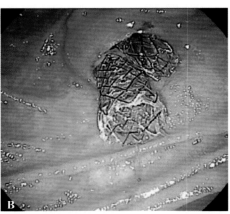

▲ 图 6-5　并行跨越乳头置入细（直径 6mm）、全覆膜自膨胀金属支架（FCSEMS）

A. 两个细长的 FCSEMS（Hanaro 支架；M.I.Tech Inc.，Seoul, South Korea）平行放置；B. 越过乳头放置 FCSEMS 的内镜视图

"复发性胆管梗阻"（recurrent biliary obstruction，RBO）优先于闭塞；我们还定义了支架功能障碍和其他术语。RBO 是指支架阻塞和移位；支架置入和 RBO 间期被称为"到 RBO 的时间"（time to RBO，TRBO）。我们希望其他人可以使用这些标准而使得 Meta 分析容易进行。

五、结论

目前还没有标准的方法来治疗肝门胆管梗阻。在这里，我们讨论了内镜下肝门支架置入的技术和支架选择，目的是提高患者有生之年的临床成功率和生活质量。

参 考 文 献

[1] Moon JH, Rerknimitr R, Kogure H, Nakai Y, Isayama H. Topic controversies in the endoscopic management of malignant hilar strictures using metal stent: side-by-side versus stent-in-stent techniques. J Hepatobiliary Pancreat Sci. 2015;22(9):650–6.

[2] Mukai T, Yasuda I, Isayama H, Nakashima M, Doi S, Iwashita T, et al. Comparison of axial force and cell width of self-expandable metallic stents: which type of stent is better suited for hilar biliary strictures? J Hepatobiliary Pancreat Sci. 2011;18:646–52.

[3] Vienne A, Hobeika E, Gouya H, Lapidus N, Fritsch J, Choury AD, Chryssostalis A, Gaudric M, Pelletier G, Buffet C, Chaussade S, Prat F. Prediction of drainage effectiveness during endoscopic stenting of malignant hilar strictures: the role of liver volume assessment. Gastrointest Endosc. 2010;72(4):728–35.

[4] Takahashi E, Fukasawa M, Sato T, Takano S, Kadokura M, Shindo H, Yokota Y, Enomoto N. Biliary drainage strategy of unresectable malignant hilar strictures by computed tomography

volumetry. World J Gastroenterol. 2015;21(16):4946–53.

[5] Lee TH, Kim TH, Moon JH, Lee SH, Choi HJ, Hwangbo Y, Hyun JJ, Choi JH, Jeong S, Kim JH, Park DH, Han JH, Park SH. Bilateral versus unilateral placement of metal stents for inoperable high-grade malignant hilar biliary strictures: a multicenter, prospective, randomized study (with video). Gastrointest Endosc. 2017;86(5):817–27.

[6] Uchida D, Kato H, Muro S, Noma Y, Yamamoto N, Horiguchi S, Harada R, Tsutsumi K, Kawamoto H, Okada H, Yamamoto K. Efficacy of endoscopic over 3-branched partial stent-in-stent drainage using self-expandable metallic stents in patients with unresectable hilar biliary carcinoma. J Clin Gastroenterol. 2015;49(6):529–36.

[7] Kogure H, Isayama H, Kawakubo K, Sasaki T, Yamamoto N, Hirano K, Sasahira N, Tsujino T, Tada M, Koike K. Endoscopic bilateral metallic stenting for malignant hilar obstruction using newly designed stents. J Hepatobiliary Pancreat Sci. 2011;18(5):653–7.

[8] Kogure H, Isayama H, Nakai Y, Tsujino T, Matsubara S, Yashima Y, Ito Y, Hamada T, Takahara N, Miyabayashi K, Mizuno S, Mohri D, Kawakubo K, Sasaki T, Yamamoto N, Hirano K, Sasahira N, Tada M, Koike K. High single-session success rate of endoscopic bilateral stent-in-stent placement with modified large cell Niti-S stents for malignant hilar biliary obstruction. Dig Endosc. 2014;26(1):93–9.

[9] Kawamoto H, Tsutsumi K, Harada R, Fujii M, Kato H, Hirao K, Kurihara N, Nakanishi T, Mizuno O, Ishida E, Ogawa T, Fukatsu H, Sakaguchi K. Endoscopic deployment of multiple JOSTENT SelfX is effective and safe in treatment of malignant hilar biliary strictures. Clin Gastroenterol Hepatol. 2008;6(4):401–8.

[10] Kawamoto H, Tsutsumi K, Fujii M, Harada R, Kato H, Hirao K, Kurihara N, Nakanishi T, Mizuno O, Ishida E, Ogawa T,

Fukatsu H, Sakaguchi K. Endoscopic 3-branched partial stent-in-stent deployment of metallic stents in high-grade malignant hilar biliary stricture (with videos). Gastrointest Endosc. 2007;66(5):1030–7.

[11] Mukai T, Yasuda I, Isayama H, Nakashima M, Doi S, Iwashita T, Iwata K, Kato T, Tomita E, Moriwaki H. Comparison of axial force and cell width of self-expandable metallic stents: which type of stent is better suited for hilar biliary strictures? J Hepatobiliary Pancreat Sci. 2011;18(5):646–52.

[12] Freeman ML, Overby C. Selective MRCP and CT-targeted drainage of malignant hilar biliary obstruction with self-expanding metallic stents. Gastrointest Endosc. 2003;58(1):41–9.

[13] Chang WH, Kortan P, Haber GB. Outcome in patients with bifurcation tumors who undergo unilateral versus bilateral hepatic duct drainage. Gastrointest Endosc. 1998;47(5):354–62.

[14] Lee TH, Park DH, Lee SS, Choi HJ, Lee JK, Kim TH, Kim JH, Jeong S, Park SH, Moon JH. Technical feasibility and revision efficacy of the sequential deployment of endoscopic bilateral side-by-side metal stents for malignant hilar biliary strictures: a multicenter prospective study. Dig Dis Sci. 2013;58(2):547–55.

[15] Okamoto T, Fujioka S, Yanagisawa S, Yanaga K, Kakutani H, Tajiri H, Urashima M. Placement of a metallic stent across the main duodenal papilla may predispose to cholangitis. Gastrointest Endosc. 2006;63(6):792–6.

[16] Kitamura K, Yamamiya A, Ishii Y, Mitsui Y, Nomoto T, Yoshida H. Side-by-side partially covered self-expandable metal stent placement for malignant hilar biliary obstruction. Endosc Int Open. 2017;5(12):E1211–7.

[17] Isayama H, Hamada T, Yasuda I, Itoi T, Ryozawa S, Nakai Y, Kogure H, Koike K. TOKYO criteria 2014 for transpapillary biliary stenting. Dig Endosc. 2015;27(2):259–64.

第 7 章　自膨式金属支架（SEMS）用于治疗肝门部恶性梗阻：ERCP 与经皮穿刺途径的对比

SEMS lnsertion for Malignant Hilar Stricture：ERCP Versus the percutaneous Approach

Yonsoo Kim　Sung Ill Jang　Dong Ki Lee　著

姚　炜　译

闫秀娥　黄永辉　校

一、概述

肝门部胆管癌（hilar cholangiocarcinoma，HC）的预后很差，其 5 年生存率不到 10%，而且是亚洲人中胆管恶性梗阻的常见原因[1, 2]。治疗肝门部恶性梗阻比较困难。无论任何病理类型，该部位恶性肿瘤根治性切除的比例小于 30%[3]。由于根治性切除困难大，而患者的预期寿命较短，因此对于这些患者来说缓解症状的对症治疗是最好的选择[4]。另外，治疗黄疸以及胆管炎对无法切除的胆管癌患者来说也很重要，是接受化疗的重要前提[5]。外科分流手术以及非外科的手段都可以用于胆管的减压。然而由于外科手术的高危险性，目前治疗性内镜以及放射介入手段越来越多的替代外科手术用于此类患者。这些非侵入性的治疗正在成为梗阻性黄疸的标准治疗[6, 7]。

由于肝门部位胆管解剖的复杂性，对于肝门部胆管梗阻患者实现有效的引流比较困难。因此什么是最佳的引流策略目前没有达成共识。多种不同的治疗手段都在用于肝门部胆管的梗阻，其中包括经皮穿刺途径及经内镜途径，使用金属的或者是塑料的支架，单侧还是双侧胆管引流。相比塑料支架（plastic stent，PS）[12-15]，自膨式金属支架（Self-expandable metallic stent，SEMS）在内镜治疗[1, 8-10]和经皮穿刺途径[11]中使用的频率更高。

二、胆管支架置入的策略

自 1980 年 SOHENDRA 和 Reyners-Frederix 发明了经乳头的胆管引流技术以来[16]，内镜下通过支架技术进行胆管引流变得越来越普遍[17]。在过去的 40 年里和最初的塑料支架相比，新的支架在很多方面有很多的改进，比如大口径的塑料支架，非膨胀式金属支架，以及自膨式金属支架。20 多年前只有不覆膜的自膨式金属支架，但是近些年出现了很多新型的金属支架，如全覆膜金属支架、内支架及抗移位支架，又如有喇叭口、有特殊的表面或有锚定装置的支架，还有带抗反流瓣的支架[17]。近年来还出现了生物可吸收及生物可降解的支架[18]。

如果能引流到整个没有萎缩的肝脏可以获得最有效最好的引流效果。如果分别能引流到肝脏的右叶，左叶以及尾状叶，那么可以相应的引流到 55%～60%，30% 以及 10% 的肝脏体积[19]。放置支架后能引流的肝组织体积取决于恶性胆管梗阻的范围[20]。对于那些 Bismuth Ⅰ 型狭窄的患者，只需要置入 1 枚支架就可以引流左右两叶的肝脏。然而对于 Bismuth Ⅱ～Ⅳ型的患者，引流左右两叶肝体积就需要置入多根支架。虽然单根支架比双侧支架操作上更安全和简单，但是对于严重狭窄的患者，单根支架的引流范围是有一定限度的[20]。以前的研究认为，引流≥ 25% 的肝体积就足够了[21]，然而，如果引流的肝体积大于 50%，患者的生存时间可以进一步延长。这意味着对于大多数的病例，特别是 Bismuth Ⅲ 型的患者，需要分别引流 2 个以上的肝段[22]。

患者需要引流的肝脏体积取决于患者的基础肝功能。根据研究，如果患者的肝功能正常，那么需要引流 33% 以上的肝体积，如果患者的肝功能减退（失代偿期肝硬化），需要引流 50% 以上的肝体积[23]。

对于肝门部狭窄放置支架的患者，术后胆管炎是一个重要的并发症。注射造影剂于未能建立引流的肝段是胆管炎的危险因素，另外由于胆汁分泌能力减弱，如果将支架置入萎缩或者是较小的肝组织区域中均会增加胆管炎的风险[15, 22, 24-26]。内镜下逆行性胰胆管造影（ERCP）术后胆管炎是患者早期死亡的原因之一[27]。因此，在实施单侧和双侧胆管支架时应该考虑到引流的肝脏体积以及患者的肝功能状态。应当避免过度的多支架置入，特别是避免放置在萎缩的肝脏区域，这样可以避免胆管炎的风险。

另外，在选择普通塑料支架还是自膨式金属支架的过程中还应考虑以下因素，包括患者的预后，狭窄的原因，梗阻的部位及长度，胆管的直径，胆囊管的位置，患者是否正在接受包括化疗在内的多学科治疗。

三、内镜下胆管引流

（一）术前评估

由于肝门部胆管的解剖变异较多，此处病变的内镜下处理比远端胆管病变更加复杂。Freeman 和 Overby 报道了 CT 检查及磁共振胆胰管成像（MRCP）有助于明确肝门部梗阻的部位并确定自膨式金属支架的位置[28]。Vienna 等报道了横断面 CT 图像可以有助于明确肝体积分布，这些信息可用于优化内镜手术过程。而这么做的原因是对于恶性的肝门部胆管梗阻来说，引流 50% 以上的肝体积非常重要，特别是针对 Bismuth Ⅲ 型的患者[22]。

（二）塑料支架与自膨式金属支架

在很多多中心的前瞻性研究中都发现塑料支架和自膨式金属支架相比，金属支架有明显的优势。这些优势表现在金属支架有更长的通畅时间，更少的并发症发生率，更少的重复操作次数，以及更好的费用效益比[13, 15, 29]。虽然金属支架本身比塑料支架更贵，但是如果患者的预期生存时间是 4～6 个月以上，金属支架的费用效益比更好。因为使用金属支架意味着更少的堵塞率，更少的再操作次数，更短的住院时间以及更少的抗生素使用[20]。亚太共识意见指出，如果患者的预期生存时间大于 3 个月或者是 Bismuth Ⅱ～Ⅳ型的胆管癌患者，建议通过自膨式金属支架进行胆管引流[30]。仅对于治疗方案尚未确定且合并胆管炎的患者进行暂时引流时，建议使用塑料支架[20]（图 7-1）。

然而，自膨式金属支架的寿命常常短于无法切除的胆管癌患者的预期寿命，金属支架一旦堵塞再次操作疏通的难度较大[31]。由于化疗的进展，胆管癌以及胆囊癌的预后有所改善[32]，因此生存时间长于自膨式金属支架保持通畅时间的患者数量在增加，这些患者需要接受再次内镜下操

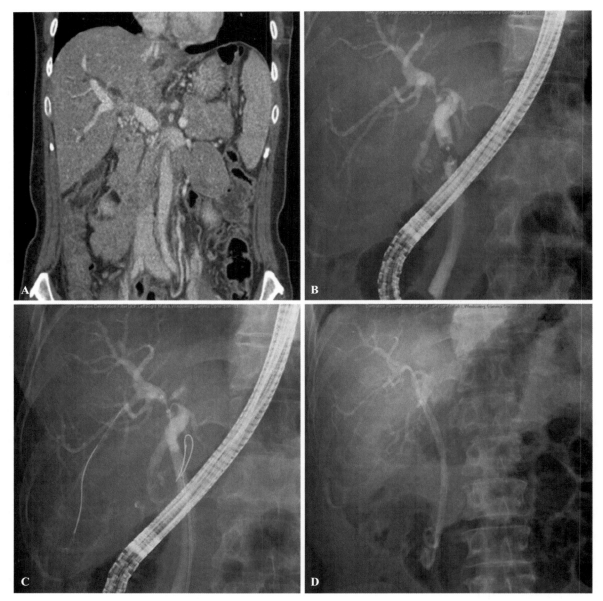

▲ 图 7-1　一名 Klatskin Ⅳ型的患者置入塑料支架。这是一名 46 岁的女性患者，因为高胆红素血症于我院就诊。因为治疗方案未定，临时置入一根塑料支架

A. 一名 46 岁的女性诊断为 Klatskin Ⅳ型胆管癌，盆腹腔 CT 提示肝门周围胆管癌，可以看到胆管癌向两侧肝管侵犯，双侧的肝内胆管（intrahepatic duct，IHD）都有扩张；B. 胆管造影显示明显的肝门部胆管狭窄；C. 导丝通过狭窄段分别进入左右肝管；D. 内镜下在左右肝管内分别置入塑料支架，实现肝脏的完全引流

作。对于肝门部恶性梗阻放置了双侧金属支架的患者，有 3% ～ 45% 的患者会发生再次梗阻 [33]。然而由于双侧金属支架重复操作的难度较大，报道的成功率变化很大，从 44% ～ 100% 不等 [33]。

　　虽然各种再次介入的方法有很多，但目前仍没有建立一种可推荐的合适方法。通过内镜下

处理金属支架堵塞创伤小。如果内镜下的再次治疗失败，就应该考虑通过经皮经肝的途径进行引流。然而，外引流会降低患者的生活质量，因此那些预期寿命较长的患者应该考虑内镜下再次操作 [34]。无法切除的肝门部恶性梗阻放置金属支架后堵塞，再次操作一般使用塑料支架 [34, 35]

（图 7-2）。在这种情况下目前不知道是塑料支架还是自膨式金属支架更有效。仅有一项研究发现，再次置入塑料支架保持通畅时间会更长一些。因此，当再次操作考虑放置何种支架时，如果患者的预期寿命比较长还应当考虑放置自膨式金属支架[34]。需要注意到的是，如果第二次放置的支架穿过了第一次的支架，那么无论第二次放的是塑料还是金属支架，其通畅时间都较短，在手术后可能较容易出现胆管炎及其他不良事件。

对于晚期的肝门部恶性肿瘤，初次治疗应当避免使用自膨式金属支架，这是因为取出金属支架很困难，而如果初次金属支架无法实现有效的引流，内镜下的再次治疗也可能效果很差。因

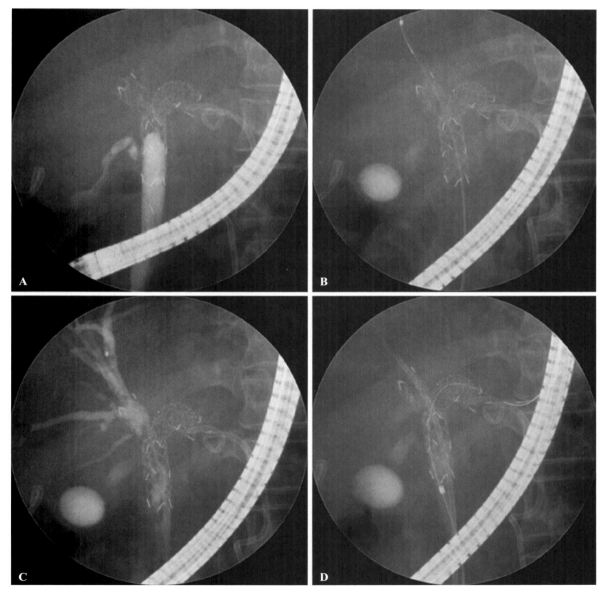

▲ 图 7-2 自膨式金属支架（SEMS）由于肿瘤向其内部的生长导致堵塞后，利用塑料支架（PS）再次疏通

A. 之前放置的自膨式金属支架已经因为肿瘤向支架内部生长导致堵塞；B. 一根新的导丝通过前次放置的金属支架进入到右肝管；C. 一根塑料支架送入到右肝管内；D. 一根导丝通过金属支架进入左肝管，并在左肝管内放入塑料支架完成再次疏通

此，患者首次尝试引流手术应该考虑选择塑料支架而不是金属支架。后期如果患者对于化疗或者放疗的效果好，预期的寿命明显延长，也可以考虑择期 ERCP 放置金属支架或者是择期反复更换塑料支架。

（三）是放置单侧支架还是双侧支架

Bismuth Ⅲ 型和Ⅳ型的肝门部狭窄非常复杂，在这方面有许多讨论集中在单侧支架是否比双侧支架要优越[4]。有两项回顾性研究指出，双侧的自膨式金属支架无论在生存率还是支架的通畅率方面都要优于单侧金属支架[26,36]。双侧引流可以最大限度地引流，从而预防胆管炎同时保护肝功能。然而两个随机对照的研究显示在双侧自膨式金属支架组以及单侧金属支架组之间，无论是引流成功率，并发症发生率以及死亡率之间没有明显的差异[29,37]。而且，如果患者的支架发生堵塞需要再次疏通操作，那么此时双侧支架的处理比单侧支架要复杂和困难[29]。基于这些结果，DePalma 指出对于造成肝门部双侧胆管梗阻的肿瘤，不应该常规置入 1 根以上的支架[37]。近期的回顾性研究显示，只有在 Bismuth Ⅱ 型的患者中，双侧金属支架可以延长通畅时间，并且可以减少支架堵塞重复操作的机会[38]。如果单侧支架引流的肝体积足够，那么放置一根支架就可以了。只有考虑到单侧支架引流的肝体积不够时才需要考虑双侧引流[23,36,38,39]。有一项根据针对晚期 Bismuth Ⅱ～Ⅳ 型，无法切除的胆管癌患者的研究显示，单纯技术上来说，单侧和双侧支架的放置成功率是一样的，但是双侧支架的临床治疗的成功率较高，而由于发生堵塞再次操作的比例较低[40]。因此目前需要大规模的，设计良好的研究来判断对于肝门部狭窄是双侧支架好还是单侧支架好。

（四）支架旁支架还是支架内支架

双侧自膨式金属支架可以按照并排的方式放置（side-by-side，SBS）也可以通过嵌套的方式，也就是支架内支架（stent-in-stent，SIS）。支架内支架是通过第一个支架的金属网眼将第二个支架送入另一侧的胆管并释放。并排方式是同时置入两根平行的自膨式金属支架，一根放在左肝管（LHD）一根放在右肝管（RHD）。

当两根导丝分别置入左肝和右肝管时，可以并排在双侧胆管放入金属支架（SBS）。这一技术的不利之处在于，并排放置两根金属支架可能导致狭窄部位及远端的胆管被过度扩张。这种扩张的力量可能导致严重的疼痛，急性胆管炎以及门静脉堵塞[1,41-43]。

支架内支架的方式较平行放置支架更符合生理状态，因为支架内支架的情况下两根支架扩张的直径和一根支架是一样的[9,,10,44-48]。因此可以避免过度扩张，特别是对于那些胆管不扩张的患者来说更合适。

双侧支架无论是通过 SBS 方式还是 SIS 方式放置，跨乳头送入支架的过程都比单侧支架要困难。不过如果使用大金属网眼的直径 5Fr 的推送装置，成功率会明显升高[17]。不过哪种方式更优越，是 SBS 方式还是 SIS 方式目前还有争论。根据回顾性的研究，无论是操作成功率还是治疗成功率，SBS 方式和 SIS 方式都没有明显的差异。SBS 的方式支架通畅的时间更长，但是并发症率更高[49]。在另一项回顾性研究中，SBS 和 SIS 组相比，无论是引流成功率，早期并发症率，晚期并发症率以及支架通畅率之间都没有明显差异[50]。在另一项回顾性研究中，比较了支架堵塞后再次操作的情况，无论是再次操作的比例，操作的成功率以及操作时间上 SBS 以及 SIS 组也没有明显差异[51]。因此目前还需要进行前瞻性的研究。

通过支架内支架方式放置的双侧金属支架因为支架是穿过金属网眼的，再次操作的时候清理阻塞的支架会比较困难[9,45,52,53]。和支架内支架不同，因为两个支架之间没有交叉，并排放置的支架更容易在重复操作的时候进行清理。如果放置支架内支架的双支架（SIS），使用直径较粗的支架会使后期的再次操作比较容易，因为这种情况下支架的网眼也同样较大[34]。

（五）其他克服障碍的支架方法

支架内支架技术（SIS）最难的部分是通过第一根金属支架的网眼将第二根金属支架送入到对侧的肝管内。为了克服这一困难，更复杂的Y形自膨式金属支架已经被研发出来（Niti-S大网眼的D形支架；TaeWoong Corp.，South Korea）（图7-3）用于治疗肝门部的恶性狭窄[17]。这一置入Y形支架的操作如下，患者在放置支架之前先行内镜下乳头括约肌切开。先在右肝管或者是左肝管内放置一根跨越肝门狭窄部位的自膨式金属支架，然后应用SIS技术置入第二个SEMS，穿过第一根支架中部的网眼放置导丝，于对侧的肝管内，然后沿这个导丝放置第二根金属支架，第二个支架的一部分，包括中心网眼结构，放置于肝总管内，形成了Y形结构（图7-4）[54]。一项

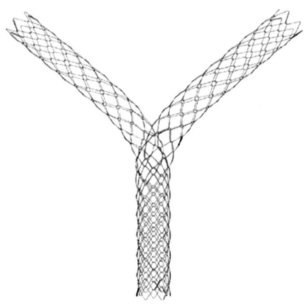

▲ 图 7-3　Y 形的金属支架（大网眼的 D 形支架；
TaeWoong Medical, Seoul, South Korea）
不固定的金属丝编织方式，组成了可以扩张的大网眼（大小是 6mm）。这种支架的大网眼使得第二根支架比较容易定位

研究显示如果使用大网眼的自膨式金属支架以支架内支架（SIS）的方式进行双侧胆管引流，那么技术上的成功率较高[46]。另外，自膨式金属支架开放的网眼设计会提高再次操作的成功率，虽然这种设计不能防止肿瘤的向内生长，而且双侧支架的再干预也同样很困难[45, 46, 52]。

有一种新型设计的固定网眼的交叉金属丝结构的支架，也可用 SIS 方式放置支架（Bonastent M-Hilar；Standard SciTech Inc.，Seoul，South Korea）。该支架由带钩和交叉金属丝结构的近端和远端部分组成，中部仅由交叉金属丝组成，这一结构可以使得 SIS 技术能够得以实现[44]。

支架旁支架置入（SBS）的过程中，如果第一根支架已经释放扩张了，此时放入第二根支架常常比较困难。有的厂家研发出小直径的自膨式金属支架（6Fr）以便克服这一困难（Zilver635; Cook Japan，Tokyo，Japan）。这种细径的金属支架允许直接同时放置两个支架（SBS），这样可以增加双侧胆管并排放置支架的技术成功率[51, 55]。自膨式金属支架远端的理想位置仍有争议。两个金属支架的末端应该放在胆总管（CBD）或十二指肠内的同一水平，这样有助于再次梗阻以后的处理[20]。

四、经皮胆管引流

经皮穿刺胆管引流（percutaneous transhepatic biliary drainage，PTBD）可以精确地定位肝叶，减少胆管被十二指肠内容物反流污染的机会，因此这项技术的操作成功率较高，而胆管炎的机会较低[56]。但是，经皮穿刺胆管引流会伴有皮肤穿刺部位的疼痛和不适感。有时经皮穿刺胆管引流（PTBD）也会伴有其他一些并发症，如感染和出血，因此在这些患者应当选择进行内引流[57]。经皮穿刺患者的反复操作率为2%～5%[58]。

金属支架比塑料支架有优势，体现在金属支架通畅时间更长，反复操作的概率更低，总体的费用更低[14, 29]。有两种方法可以将支架置入到经

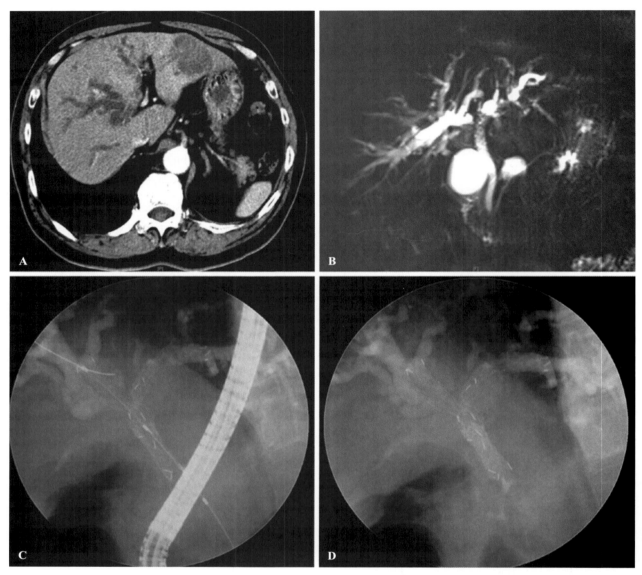

▲ 图 7-4　**Bismuth Ⅳ型肝门部胆管癌患者在 ERCP 手术中放入 Y 形支架**

A. Bismuth Ⅳ型胆管癌导致双侧肝内胆管扩张，在 CT 上可见看到肝门部胆管的浸润性癌症；B. Bismuth Ⅳ型肝门部胆管癌在核磁上的图像，核磁胆胰管水成像（MRCP）显示双侧肝内胆管扩张；C. Y 形支架置入过程中，第二根支架在导丝的引导下进入右肝；D. Y 形支架成功的置于左右肝管内

皮穿刺的组织内，一种是"一步法"，未经胆管引流直接置入支架，还有一种是两步法，是在胆管引流 5～7 天后置入支架[59-61]。大多数近期的研究都建议使用两步法，因为肝门部恶性梗阻的解剖比较复杂，操作的技术上有难度[62-66]。

　　无论是亚太还是欧洲消化内镜协会对于是否金属支架应该跨越乳头都没有达成共识[30, 67]。如果金属支架放置在胆管内没有跨越乳头，这样有助于保留乳头的功能。但是如果在放置支架的过程中发现造影剂流出不畅，那么还是应该跨越乳头放置支架，这样可以增加支架放置后的减黄成功率，减少术后胆管炎及再次操作的机会[68]。

　　经皮胆管引流可以用于 Bismuth Ⅲ和Ⅳ型的胆管癌患者，可以作为 ERCP 失败后的选择，或者是 ERCP 无法满意引流的一种补充手段（图7-5）。严重的肝门部胆管癌的狭窄常常坚硬，扭

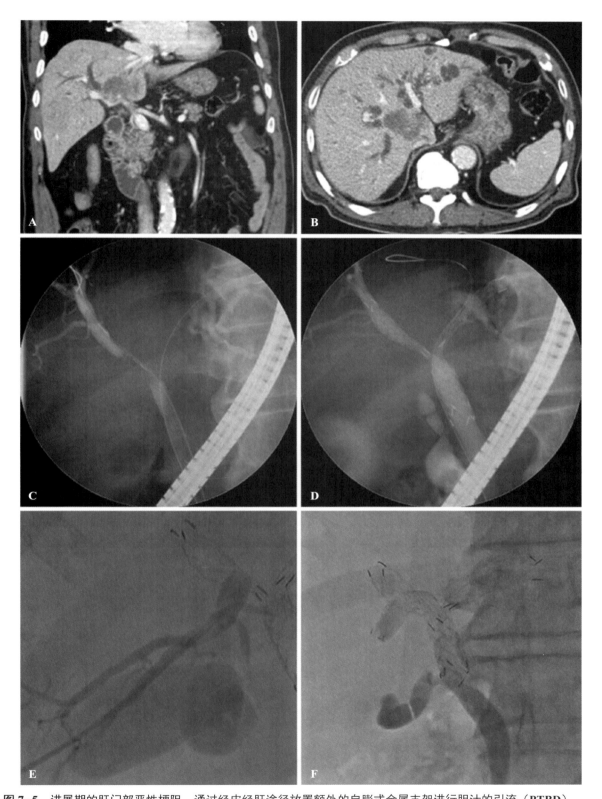

▲ 图 7-5　进展期的肝门部恶性梗阻，通过经皮经肝途径放置额外的自膨式金属支架进行胆汁的引流（**PTBD**）

A 和 B. 盆腹腔 CT 显示肝内胆管癌（cholangiocellular carcinoma，CCC）明显侵犯肝门部；C. 在 ERCP 手术的过程中导丝分别放置在左肝和右肝内；D. 在 ERCP 过程中放置 Y 形支架；E. 额外的 PTBD 引流，引流管通过右肝管进行引流；F. 通过 PTBD 放置自膨式金属支架成功进行引流

曲并影响到多个分支；这种情况下常常导致支架置入失败或无效。这种情况下，一开始就应该考虑经皮穿刺引流（图7-6和图7-7）。另外对于ERCP放置支架之后的再堵塞，也可以考虑经皮经肝途径的再次引流（图7-8）。

已经有研究针对无法切除的肝门部恶性肿瘤，是行单侧引流还是双侧引流哪种更好。如果造影剂被注射到了一个未被引流的胆管内，那么单侧引流会增加细菌感染的风险，进一步会导致黄疸改善不明显[66,69-71]。也有医师支持单侧引流，他们认为单侧引流的并发症率较低，

同时他们也强调，不要过度显影未被引流的肝管[24-26,72]。但是，有时造影剂是不小心被注射到未被引流的胆管内，此时就需要额外的引流以控制胆管炎的发生。其实在双侧引流的患者中也会由于未被引流的胆管受到细菌的污染而出现同样的问题[61]。

对于Bismuth Ⅱ和Ⅲ型的患者，放置2根或者更多的支架会增加患者的平均生存时间并减少早期胆管炎的风险[73-75]。对于Bismuth Ⅱ和Ⅲ型的患者，支架的数目和类型与支架通畅时间之间没有明确的相关性，但是对于Bismuth Ⅳ

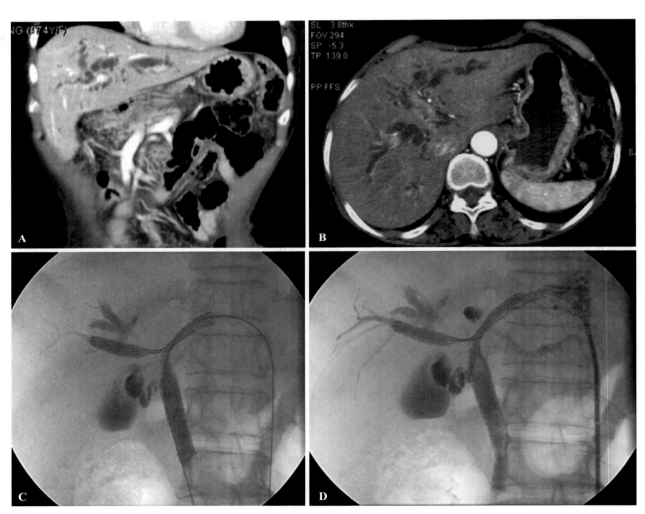

▲ 图7-6　针对 **Bismuth Ⅳ型肝门部胆管癌，使用 T 形支架经过经皮经肝途径引流**

A 和 B.Bismuth Ⅳ型的肝门部胆管癌患者，CT 上可见双侧肝内胆管的扩张；C. 通过 PTBD 导管放置一个 10mm×60mm 的金属支架，支架从右至左置入肝左、右管主干；D. 一根 10mm×80mm 的金属支架穿过前一个支架从左肝管一直放到胆总管内

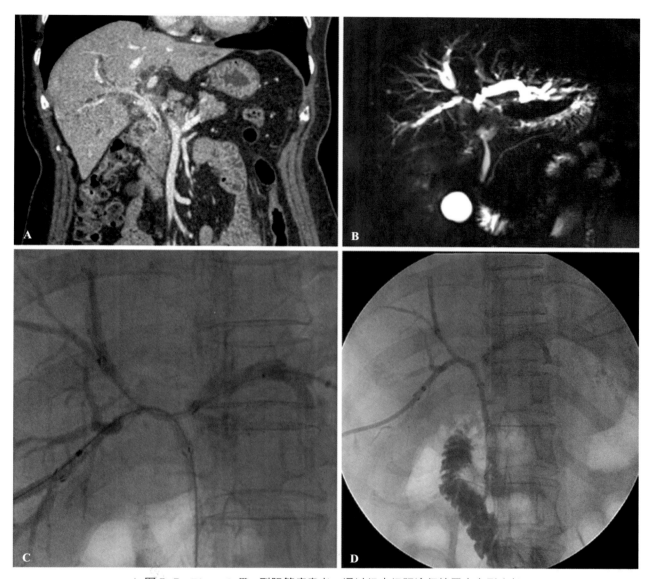

▲ 图 7-7 Bismuth Ⅲ a 型胆管癌患者，通过经皮经肝途径放置十字形支架

A. CT 显示的 Bismuth Ⅲ a 型胆管癌患者。双侧肝内胆管都明显扩张；B. MRI 显示的 Bismuth Ⅲ a 型胆管癌患者，双侧肝内胆管都明显扩张；C 和 D. 分别放置从左侧到肝右前叶的金属支架（8mm/6cm）以及从右后叶到胆总管（8mm/10cm）的金属支架

型的患者来说，置入 2 根支架会增加支架通畅的时间[76]。

对于置入双侧支架引流，Y 形支架（支架内支架，SIS）及 T 形支架（支架内支架，SIS）都可以使用。这 2 种支架类型都是置入 2 根支架同时引流两侧肝叶[66]。无论是 Y 形支架还是 T 形支架都是在左右肝内胆管内置入支架并与胆总管相连。这两种支架类型都有助于在术后有效降低

血胆红素水平，但是这两种支架类型之间在胆红素降低程度之间没有明显区别[50]。还有一种"十字形设定"的方法用于引流三个肝叶。许多研究提示无论是 T 形支架还是十字形支架，它们对于恶性肝门部梗阻的治疗都能实现有效的胆管引流和长期的支架通畅率[60, 61, 77]。然而，T 形支架还是十字形支架何种更优越还是有争议的；因此需要进一步的前瞻性研究来明确。

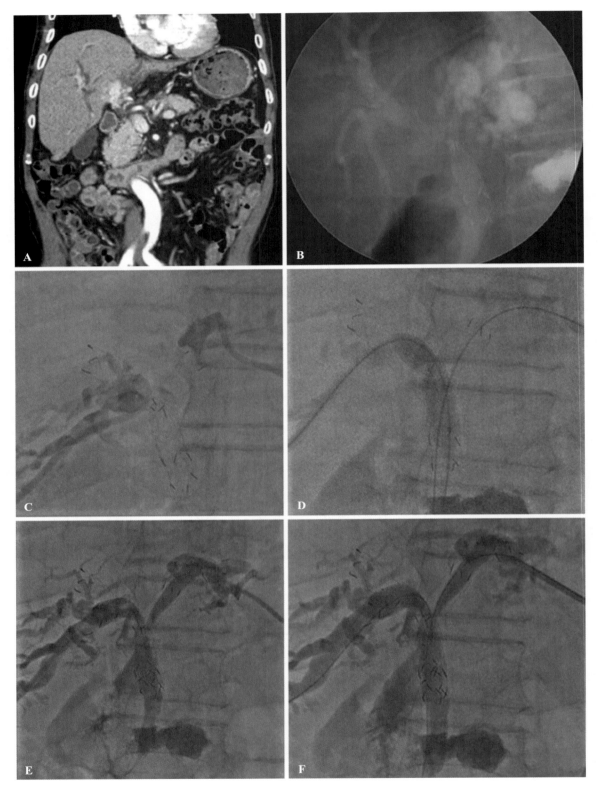

▲ 图 7-8　通过经肝途径再次疏通支架

A. 一个 CT 显示的Ⅳ型的肝门部胆管癌患者；B. 通过 ERCP 途径置入了一个 Y 形支架（2011 年 11 月）；C. 2 年后患者再次出现了黄疸（2014 年 2 月），此时对患者实施了双侧的 PTBD；D. 在 PTBD 过程中导丝通过前次放置的 Y 形支架；E 和 F. 通过经肝脏途径再次疏通支架

（一）支架内支架（T形支架）及支架旁支架（Y形支架）的放置

放置T形支架的优势在于只需要一次经皮的穿刺就可以实现双侧的胆管引流，无论是T形还是Y形支架都将右肝管的一支与左肝管连接，并与胆总管相连[54]（图7-6）。

对于肝门部恶性梗阻的患者，这两种方式的支架在通畅率方面没有明显的区别[50]。在其他的研究中，在接受化疗的患者中，这两种支架的通畅率没有区别，但是在没有接受化疗的患者中，Y形支架比T形支架的通畅时间要长[49]。为什么Y形支架的通畅时间要长？原因有两个。首先，在Y形的支架中，分别有两个独立的通道引流胆汁，但是在T形支架中最终引流胆汁的通道只有一个；因此在Y形支架中，哪怕一侧支架已经堵塞，另一侧支架仍然可以起到引流的作用。另一个原因是T形支架的网眼比较大，相比Y形支架，肿瘤更容易生长嵌入到网眼内。不过很难仅仅因为Y形支架保持通畅的时间更长就简单的得出Y形支架更优的结论。对比两种支架不应仅考虑通畅的时间，还要考虑减黄的效率，并发症发生率以及如果支架发生堵塞后再次疏通是否容易[78]。放置支架后胆红素下降的效率是评价临床成功率的一个重要指标。在以前的研究中，胆红素的下降被作为临床治疗成功的标志[49, 50, 79]。在一项报道中，术后1个月Y形支架和T形支架的胆红素下降水平分别是78.9%和81.8%[50]。另一个研究则报道了术后1个月，Y形支架和T形支架胆红素下降率分别达到了96%和100%[49]。但是在这两个研究中两组支架之间胆红素下降的水平没有统计学差异。刚刚开始的时候，T形支架减低胆红素的效率更高，因为初期T形支架的管腔要粗于Y形支架。一方面，Y形支架并排放置在狭窄部位，被狭窄的病变挤压牵拉，其管腔小于两个支架直径之和16～20mm。另一方

面，T形支架也是两个支架，每个支架的内镜是8～10mm，支架互相重叠（支架套支架），由于支架有相对较高的弹性，因此可以维持足够的直径。然而在这两组支架在一个月后患者的胆红素下降水平没有明显差异[78]。这是因为用于Y形支架的自膨式金属支架有弹性，可以在置入1个月后恢复管腔的宽度，其扩张后的管腔是大概8～12mm。一般认为持续的管腔通畅可以持续大约数月。对于支架放置时间超过1个月的患者来说，没有发现两组支架患者的胆红素下降率有不同[78]。

急性胆囊炎及急性胆管炎是支架术后的常见并发症[80, 81]。操作不同，并发症可能会有差异。并行排列成Y形或X形的支架，对于肝内胆汁的引流相对简单而且有效。在某些病例，支架因为没有完全张开，导致因为胆汁引流不畅而提前堵塞。而过度的胆管扩张会导致门静脉的堵塞以及较高的胆管炎发生率[50, 66, 82]。T形支架因为是一根支架通过另一根支架的网眼释放，因此两根支架有部分是重叠的，发生移位的可能较小[64]。然而有报道，在支架互相重叠的部位容易有胆泥形成，这可能会堵塞支架的内部，增加早期支架堵塞的概率。也有报道指出，对于增生性的肿瘤，这种支架发生肿瘤沿网眼生长的可能较大[49, 66, 83-86]。

对于Y形支架来说，如果支架堵塞，可以对支架所在的胆管进行穿刺，如果导丝能够通过堵塞的支架，可以再次在支架内放置支架。但是对于T形支架，则不能马上放入新的支架，因为支架的网眼挡住了胆管。此时可以使用一个球囊导管通过狭窄的部位，然后利用球囊对支架的网眼进行扩张，然后在扩张后的支架网眼内放置新的支架[82, 84]。也就是说，Y形支架在堵塞后的再次操作方面有优势，操作相对较简单，相对来说T形支架再次疏通阻塞比较困难。一旦再次疏通失败，患者在其有生之年就必须一直带着一个

PTBD 外引流管[43]。无论是 Y 形支架还是 T 形支架，对于晚期胆管肿瘤的患者都能有效实现双侧胆管引流并降低胆红素。特别对于支架放置一个月以上的患者，两种支架对于胆红素的降低水平没有区别，两者保持通畅的时间也没有区别。因此要根据患者发生并发症的可能性，操作的难易程度以及再次操作的可能性来选择何种术式。

（二）十字形支架的放置

对于那些晚期的胆管癌患者，由于肿瘤侵犯到了肝段的胆管，因此引流的肝叶体积有限，如果要达到理想的治疗效果就不可避免需要考虑到引流右肝的肝叶（右前和右后胆管）[61]。十字形的支架可以用于这种困难情况（图 7-7）[61]。肝门部胆管癌侵犯到了右肝段水平即使是双侧引流支架也不能满意引流右侧肝段。根据一项报道，右肝包含了 2/3 的肝组织。右肝的每一段都相当于左肝叶的体积[87]。因此对于晚期的广泛侵犯的胆管癌来说，T 形及 Y 形支架需要用于引流双侧肝段，而非肝叶。最有效的使用最少的支架同时引流 3 个肝段的方法就是放置十字形的支架[61]。

这一方法需要涉及 3 个肝内胆管，可以引流 3 个肝段 [右前肝叶（RAD）、右后肝叶（RPD）及左肝（LHD）][61]。不过这一技术比较复杂需要 2 个或更多的经皮经肝穿刺点，死亡率也较高。

支架必须沿着胆管的解剖分布才能有效引流三个肝段。如果患者的肝脏解剖是标准的，就是右肝前叶胆管和右肝后叶的胆管融合形成右肝管，那么从右肝前叶（RAD）到左肝（LHD）及从右肝后叶（RPD）到胆总管（CBD）（RAD-LHD/RPD-CBD）的支架是可以有效实现的。因为这种患者的右肝前叶到左肝管呈钝角，插入支架会比较容易。如果右肝后叶和左肝管连接，应当使用 RAD-LHD/RPD-CBD 通路。如果使用 RPD-LHD/RAD-CBD 通路，那么横向的支架可能会与

竖直方向的支架完全分离，这种情况下可能会导致内引流的失败。需要使用一个新的支架来连接这两个支架。

虽然并不清楚两个支架是不是需要在肝门部位交叉，不过在内部交叉的支架在一体性方面有优势，同时也能保证比较大的支架管腔[61]。这种 3 个肝叶的引流范围较双侧支架更广，可用于生存期更长患者的姑息治疗[61]。

五、内镜下还是经皮穿刺引流

肝门部胆管癌需要根据侵犯肝管的范围进行 Bismuth-Corlette 分型[19]。MRCP 以及 CT 有助于根据胆管受侵犯的范围进行 Bismuth 分型并进一步决定初步治疗的方案。对于 Bismuth Ⅰ 型和 Ⅱ 型的患者来说，内镜下治疗要优于经皮穿刺治疗[30]。但是，欧洲胃肠内镜协会的指南建议肝门部胆管癌的内镜下引流需要在大规模的治疗中心进行，而且应该配备有经验的内镜医师以及多学科团队[67]。其他的指南也建议 Bismuth Ⅲ 型和Ⅳ型的患者通过经皮穿刺进行治疗。做出这一建议的原因是 Bismuth Ⅲ 型和Ⅳ型的患者经内镜治疗的成功率低，且容易发生 ERCP 术后胆管炎[30, 88]。

虽然有这些建议，但是如果是有经验的医师进行操作，内镜下的胆管引流对于 Bismuth Ⅲ 型和Ⅳ型的患者仍然有帮助。内镜下的胆管引流相对于经皮穿刺的创伤较小[54]。

如果内镜下的支架治疗失败了，应该当日就进行 PTBD 手术，无论是通过 ERCP 还是 PTBD 放置的支架都应维持观察 2 ~ 3 天。进一步说，如果内镜下的胆管引流失败，应该马上转为经皮穿刺，因为残留的造影剂可能导致胆管炎，而患者一旦发生胆管炎，预后会很差[54]。

恶性肝门部狭窄定义为胆管引流困难的晚期肝门部恶性狭窄。这种狭窄具有以下特点：①操作困难（狭窄明显 / 长 / 扭曲）；②多个肝叶和肝段堵塞；③介入操作引起胆管炎的风险高。

对于这种晚期高位肝门部胆管梗阻的患者，治疗方案的制定不仅需要考虑到患者的 Bismuth 分型，也应该与包括内镜及放射科医师的专家团队进行商榷（图 7-9 至图 7-11）。

随着近期 ERCP 技术的进步，在一些研究中尝试了多个胆管的引流。这些研究试图引流 3 根以上的胆管，其中包括左肝管、右肝后支（pRHD）及右肝管的前下分支（aiRHD）和（或）前上分支（asRHD）[5]。根据一项研究，在并发症发生率方面，引流 3 根及以上胆管组和引流 1 根或 2 根胆管组之间没有明显区别。因此，与引流 1 或 2 根胆管相比，通过自膨式金属支架引流多根胆管是可行和安全的。然而，要想成功实现多胆管的引流，需要有合适的器械，如合适的导丝，导管及支架。还需要熟悉胆管复杂的解剖结构[8,9]。另外，因为再次介入操作的难度较大，多

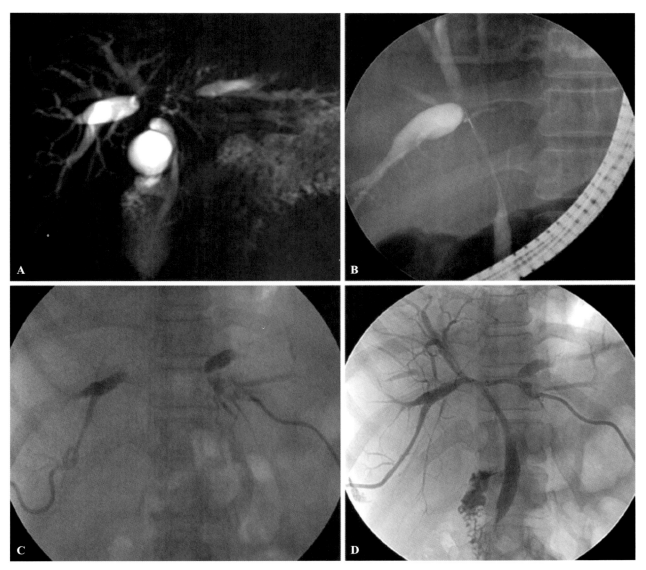

▲ 图 7-9　终末期的肝门部恶性狭窄；长节段的重度狭窄

A. MRI 显示的一个 Klatskin Ⅳ型肿瘤；B. 通过 ERCP 试图放入一个 Y 形支架失败，原因是导丝无法通过狭窄段；C. 造影显示一个很长的重度狭窄段；D. 置入一个十字形支架，分别是从右后肝叶到胆总管和从左肝管到右肝前叶

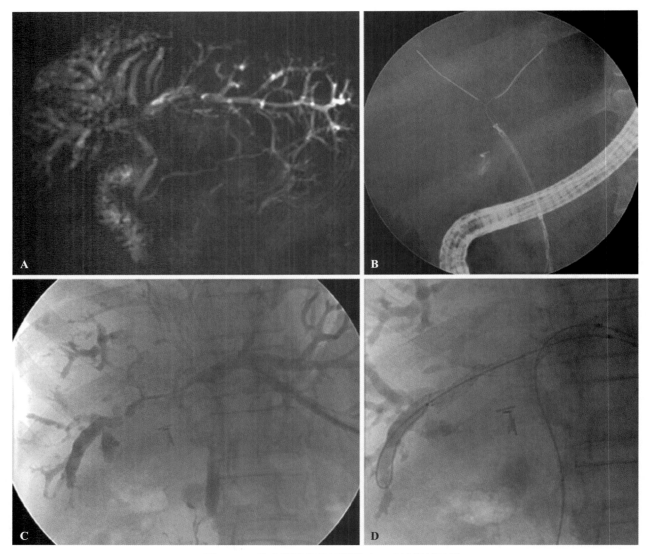

▲ 图 7-10　终末期肝门部恶性狭窄；无法通过导管

A. MRI 显示的一个 Klatskin IV 型肿瘤；B. ERCP 试图放入 Y 形支架失败，原因是支架无法通过狭窄；C. 通过左肝管实现 PTBD；D. 通过 PTBD 置入 T 形支架

根胆管的引流需要较高的操作技巧及经验，包括内镜操作技巧。如果这些条件都能满足，那么多胆管引流的成功率才能得到保证。

虽然某些病例 ERCP 的操作比较困难，但经皮穿刺的操作并不一定是更合理的选择。如果内镜医师的技巧，经验以及技术都足够，也可以考虑针对合适的患者实施多胆管引流。对于晚期的肝门部肿瘤来说，姑息性内镜治疗需要采取的策略是在患者有生之年尽量保留其肝脏功能不萎缩，并且尽量避免可能与支架相关的致命并发症 [90]。

六、总结

在 21 世纪的早期，内镜下治疗肝门部肿瘤的胆管引流成功率为 55% ～ 81%[41, 56]。随着支架设备及内镜下操作技术的提高与发展，内镜置入支架的成功率在逐步增加 [8, 48, 91]。不过对于晚期的肝门部恶性狭窄来说，内镜下的治疗成功率仍然低于经皮穿刺置入支架 [92]。根据多中心的回顾性研

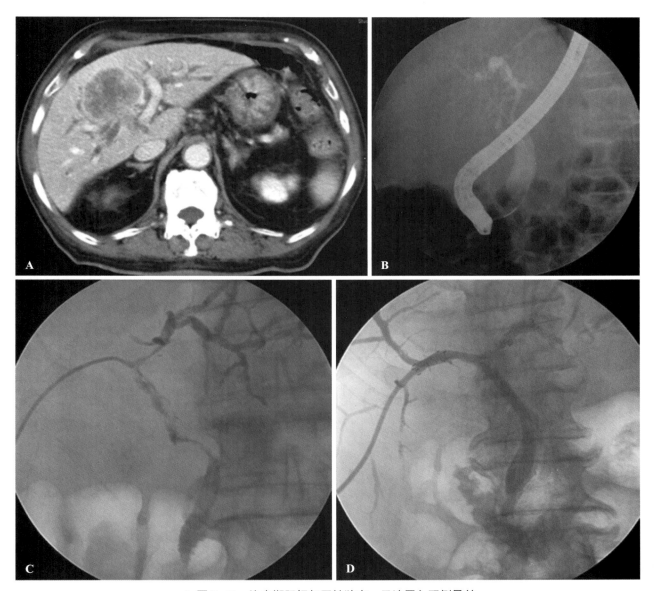

▲ 图 7-11　终末期肝门部恶性狭窄；无法置入双侧导丝

A. CT 显示的胆管细胞癌（CCC）肝门部侵犯；B. ERCP 试图放入 Y 形支架失败，原因是无法成功在双侧置入导丝；C. 通过右肝管实现 PTBD；D. 通过 PTBD 置入 T 形支架

究，晚期肝门部胆管癌经皮穿刺引流的成功率明显高于内镜下引流，发生胆管炎的机会也低[93]。

内镜下放置支架失败的最主要原因是导丝无法通过狭窄段，或者是放置了第一根支架后导丝无法进入对侧的胆管[54]。甚至即使是导丝已经成功到了合适的位置，支架的推送器也可能无法通过狭窄段[54]。如果内镜放置支架失败，也可以通过经皮穿刺的方式进行治疗（图 7-7 至图 7-9）。

根据一项对导丝通过狭窄的放射学研究，结果显示肝内胆管和胆总管呈锐角是导丝通过狭窄段失败的一个独立预测因子[54]。肝内小胆管和胆总管之间的角度会使得导丝找到入口比较困难，这会使导丝和后续的导管通过困难[54]。Bismuth Ⅲ 型和Ⅳ型的肝门部胆管癌梗阻更加复杂，这是由于这些患者的梗阻部位更窄、更长、更迂曲、局部也有更多阻塞的癌组织[54]。经皮穿刺置入支架可以精确地穿刺进入相应的胆管进行引流，相比而言内镜下的引流是逆行进入胆管，器械的操作更加困难一些[54]。

通过术前影像学评估患者的胆管比较困难，因为影像是一种非直接的评估方法。相比术前的放射影像，在 ERCP 或者是 PTBD 的过程中进行直接的胆管造影更加精确[94]。在 ERCP 的过程中可以精确的判断导管是否能跟着导丝通过狭窄段[54]。

在一项外科术前内镜支架引流的前瞻性研究中发现，影响支架治疗失败的主要因素是近端胆管梗阻（Bismuth Ⅲ 型和Ⅳ型）以及总胆红素水平（ > 8.8 mg/dl）[95]。在不同的研究中经皮穿刺和内镜下手术的并发症也有所不同[54, 96]，但是如果是有经验的放射科医师使用合适的器械和设备则可以明显减少并发症[54]。

使用经皮穿刺技术的优势在于以下几点[30.61, 63, 66]：①更容易操作导丝和导管；②可以精确的选择所要穿刺和引流的肝叶或肝段；③可以使用各种不同的支架模式（T形支架、1个或两个穿刺点、十字形支架）；④在移除外引流导管之前可以判断支架是否通畅。虽然肝门部胆管癌应该是单侧还是双侧引流有争议，但是对于没有肝萎缩的晚期肝门部胆管癌患者来说，应当先考虑实施经皮穿刺引流，然后才考虑双侧内镜下支架引流。即使是内镜下的手术失败了，仍然可以考虑通过"会师技术"，通过经皮穿刺与内镜下引流相结合或者是仅仅通过经皮穿刺技术解决肝门部胆管癌患者的梗阻性黄疸[54]。当然经皮穿刺技术也有一些缺点：①穿刺部位的疼痛；②需要两步完成，使得患者的住院时间延长；③增加血管损伤以及胆瘘的风险；④患者手术的结果依赖于操作者的技巧。

总体来说，肝门部恶性狭窄需要个体化的治疗方案，兼顾治疗的成功率和患者的安全。是使用单侧还是双侧支架取决于可以引流到的患者肝脏的体积以及患者的肝功能情况。为了减少胆管炎的发生，应当避免过多的支架引流，特别是要避免引流萎缩的肝组织。确保引流到较大体积的正常肝组织患者会获益。有效的胆管减压的并不是意味着置入了多少根支架，其最终的目的是引流胆汁，肝功能改善。因此建议初步置入塑料支架进行胆管引流，经过这种可拔除的支架验证了引流的效果之后再考虑更换为自膨式金属支架。第二次放入的支架无论是什么材质，其通畅期都会较短。

对于晚期肝门部胆管癌（Bismuth Ⅲ 型和Ⅳ型），一线的支架置入方案应该考虑经皮穿刺路径放入，成功率较高且临床结局也较好。而且如果胆总管和左肝管之间的角度锐利，那么内镜放入支架的失败率会增加，失败后就应该考虑经皮穿刺补救治疗，以免术后发生胆管炎，从而降低并发症发生率和死亡率[54]。如果无法通过 ERCP 实现完全的胆管引流，就应该考虑经皮穿刺的途径。另外胆管癌的经皮穿刺治疗特别是晚期胆管癌，应该在有经验的治疗中心进行，这些中心应配备有操作专家以及合适的器械设备。

参 考 文 献

[1] Cheng JL, Bruno MJ, Bergman JJ, Rauws EA, Tytgat GN, Huibregtse K. Endoscopic palliation of patients with biliary obstruction caused by nonre-sectable hilar cholangiocarcinoma: efficacy of self- expandable metallic wallstents. Gastrointest Endosc. 2002;56:33–9.

[2] Juttijudata P, Chiemchalsri C, Palavatana C, Churnratanakul S. Causes of cholestasis in Thailand: a study of 276 consecutive patients. Am J Surg. 1984;147:360–6.

[3] De Groen PC, Gores GJ, Larusso NF, Gunderson LL, Nagorney DM. Biliary tract cancers. N Engl J Med. 1999;341:1368–78.

[4] Bismuth H, Castaing D, Traynor O. Resection or palliation: priority of surgery in the treatment of hilar cancer. World J Surg. 1988;12:39–47.

[5] Uchida D, Kato H, Muro S, et al. Efficacy of endoscopic over 3-branched partial stent-in-stent drainage using self-expandable metallic stents in patients with unresectable hilar biliary carcinoma. J Clin Gastroenterol. 2015;49(6):529–36.

[6] Deviere J, Baize M, de Toeuf J, Cremer M. Long term follow-up of patients with hilar malignant stricture treated by endoscopic internal biliary drainage. Gastrointest Endosc. 1988;34:95–101.

[7] Martin RC 2nd, Vitale GC, Reed DN, Larson GM, Edwards MJ, McMasters KM. Cost comparison of endoscopic stenting vs surgical treatment for unresectable cholangiocarcinoma. Surg Endosc. 2002;16:667–70.

[8] Peters RA, Williams SG, Lombard M, Karani J, Westaby D. The management of high-grade hilar strictures by endoscopic insertion of self-expanding metal endoprostheses. Endoscopy. 1997;29:10–6.

[9] Chahal P, Baron TH. Expandable metal stents for endoscopic bilateral stent-within-stent placement for malignant hilar biliary obstruction. Gastrointest Endosc. 2010;71:195–9.

[10] Park DH, Lee SS, Moon JH, et al. Newly designed stent for endoscopic bilateral stent-in-stent placement of metallic stents in patients with malignant hilar biliary strictures: multicenter prospective feasibility study (with videos). Gastrointest Endosc. 2009;69:1357–60.

[11] Stoker J, Lameris JS, van Blankenstein M. Percutaneous metallic self-expandable endoprostheses in malignant hilar biliary obstruction. Gastrointest Endosc. 1993;39:43–9.

[12] Sawas T, Al Halabi S, Parsi MA, Vargo JJ. Self- expandable metal stents versus plastic stents for malig-nant biliary obstruction: a meta-analysis. Gastrointest Endosc. 2015;82:256–67 e7.

[13] Perdue DG, Freeman ML, DiSario JA, et al. Plastic versus self-expanding metallic stents for malignant hilar biliary obstruction: a prospective multicenter observational cohort study. J Clin Gastroenterol. 2008;42:1040–6.

[14] Sangchan A, Kongkasame W, Pugkhem A, Jenwitheesuk K, Mairiang P. Efficacy of metal and plastic stents in unresectable complex hilar cholangio-carcinoma: a randomized controlled trial. Gastrointest Endosc. 2012;76:93–9.

[15] Wagner HJ, Knyrim K, Vakil N, Klose KJ. Plastic endoprostheses versus metal stents in the pallia-tive treatment of malignant hilar biliary obstruction. A prospective and randomized trial. Endoscopy.1993;25:213–8.

[16] Soehendra N, Reynders-Frederix V. Palliative bile duct drainage – a new endoscopic method of introducing a transpapillary drain. Endoscopy. 1980;12:8–11.

[17] Itoi T, Sofuni A, Itokawa F, Tonozuka R, Ishii K. Current status and issues regarding biliary stent-ing in unresectable biliary obstruction. Dig Endosc. 2013;25 Suppl 2:63–70.

[18] Itoi T, Kasuya K, Abe Y, Isayama H. Endoscopic placement of a new short-term biodegradable pancreatic and biliary stent in an animal model: a preliminary feasibility study (with videos). J Hepatobiliary Pancreat Sci. 2011;18:463–7.

[19] Bismuth H. Surgical anatomy and anatomical surgery of the liver. World J Surg. 1982;6:3–9.

[20] Fukasawa M, Takano S, Shindo H, Takahashi E, Sato T, Enomoto N. Endoscopic biliary stenting for unresectable malignant hilar obstruction. Clin J Gastroenterol. 2017;10:485–90.

[21] Dowsett J, Vaira D, Hatfield A, et al. Endoscopic biliary therapy using the combined percutaneous and endoscopic technique. Gastroenterology. 1989;96:1180–6.

[22] Vienne A, Hobeika E, Gouya H, et al. Prediction of drainage effectiveness during endoscopic stenting of malignant hilar strictures: the role of liver volume assessment. Gastrointest Endosc. 2010;72:728–35.

[23] Takahashi E, Fukasawa M, Sato T, et al. Biliary drain-age strategy of unresectable malignant hilar strictures by computed tomography volumetry. World J Gastroenterol: WJG. 2015;21:4946.

[24] Rerknimitr R, Kladcharoen N, Mahachai V, Kullavanijaya P. Result of endoscopic biliary drainage in hilar cholangiocarcinoma. J Clin Gastroenterol. 2004;38:518–23.

[25] De Palma GD, Galloro G, Siciliano S, Iovino P, Catanzano C. Unilateral versus bilateral endoscopic hepatic duct drainage in patients with malignant hilar biliary obstruction: results of a prospective, randomized, and controlled study. Gastrointest Endosc. 2001;53:547–53.

[26] Chang W-H, Kortan P, Haber GB. Outcome in patients with bifurcation tumors who undergo unilateral versus bilateral hepatic duct drainage. Gastrointest Endosc. 1998;47:354–62.

[27] Ducreux M, Liguory C, Lefebvre J, et al. Management of malignant hilar biliary obstruction by endoscopy results and prognostic factors. Dig Dis Sci. 1992;37:778–83.

[28] Freeman ML, Overby C. Selective MRCP and CT-targeted drainage of malignant hilar biliary obstruction with self-expanding metallic stents. Gastrointest Endosc. 2003;58:41–9.

[29] Mukai T, Yasuda I, Nakashima M, et al. Metallic stents are more efficacious than plastic stents in unresectable malignant hilar biliary strictures: a randomized controlled trial. J Hepatobiliary Pancreat Sci. 2013;20:214–22.

[30] Rerknimitr R, Angsuwatcharakon P, Ratanachu-ek T, et al. Asia-Pacific consensus recommendations for endoscopic and interventional management of hilar cholangiocarcinoma. J Gastroenterol Hepatol. 2013;28:593–607.

[31] Kato H, Tsutsumi K, Kawamoto H, Okada H. Current status of endoscopic biliary drainage for unresectable malignant hilar biliary strictures. World J Gastrointest Endosc. 2015;7:1032.

[32] Valle J, Wasan H, Palmer DH, et al. Cisplatin plus gemcitabine versus gemcitabine for biliary tract cancer. N Engl J Med. 2010;362:1273–81.

[33] Lee TH, Moon JH, Park SH. Bilateral metallic stenting in malignant hilar obstruction. Clin Endosc. 2014;47:440–6.

[34] Inoue T, Naitoh I, Okumura F, et al. Reintervention for stent occlusion after bilateral self-expandable metallic stent placement for malignant hilar biliary obstruction. Dig Endosc. 2016;28:731–7.

[35] Okabe Y, Ishida Y, Ushijima T, Sugiyama G, Sata M. Technique of reintervention for stent dysfunction in patients with malignant hilar biliary stricture. Dig Endosc. 2013;25(Suppl 2):90–3.

[36] Naitoh I, Ohara H, Nakazawa T, et al. Unilateral versus bilateral endoscopic metal stenting for malignant hilar biliary obstruction. J Gastroenterol Hepatol. 2009;24:552–7.

[37] De Palma GD, Pezzullo A, Rega M, et al. Unilateral placement of metallic stents for malignant hilar obstruction: a prospective study. Gastrointest Endosc. 2003;58:50–3.

[38] Liberato MJA, Canena JMT. Endoscopic stenting for hilar

095

cholangiocarcinoma: efficacy of unilateral and bilateral placement of plastic and metal stents in a ret-rospective review of 480 patients. BMC Gastroenterol. 2012;12:103.

[39] Iwano H, Ryozawa S, Ishigaki N, et al. Unilateral versus bilateral drainage using self-expandable metallic stent for unresectable hilar biliary obstruction. Dig Endosc. 2011;23:43–8.

[40] Lee TH, Kim TH, Moon JH, et al. Bilateral versus unilateral placement of metal stents for inoperable high-grade malignant hilar biliary strictures: a multicenter, prospective, randomized study (with video). Gastrointest Endosc. 2017;86:817–27.

[41] Dumas R, Demuth N, Buckley M, et al. Endoscopic bilateral metal stent placement for malignant hilar stenoses: identification of optimal technique. Gastrointest Endosc. 2000;51:334–8.

[42] Chennat J, Waxman I. Initial performance profile of a new 6F self-expanding metal stent for palliation of malignant hilar biliary obstruction. Gastrointest Endosc. 2010;72:632–6.

[43] Lee TH, Park do H, Lee SS, et al. Technical feasibility and revision efficacy of the sequential deployment of endoscopic bilateral side-by-side metal stents for malignant hilar biliary strictures: a multicenter prospective study. Dig Dis Sci. 2013;58:547–55.

[44] Kawamoto H, Tsutsumi K, Fujii M, et al. Multiple stenting in a patient with a high-grade malignant hilar biliary stricture: endoscopic four-branched partial stent-in-stent deployment of metallic stents. Endoscopy. 2007;39(Suppl 1):E167–8.

[45] Kim JY, Kang DH, Kim HW, et al. Usefulness of slimmer and open-cell-design stents for endo-scopic bilateral stenting and endoscopic revision in patients with hilar cholangiocarcinoma (with video). Gastrointest Endosc. 2009;70:1109–15.

[46] Kogure H, Isayama H, Nakai Y, et al. Newly designed large cell Niti-S stent for malignant hilar biliary obstruction: a pilot study. Surg Endosc. 2011;25:463–7.

[47] Hwang JC, Kim JH, Lim SG, Kim SS, Yoo BM, Cho SW. Y-shaped endoscopic bilateral metal stent placement for malignant hilar biliary obstruction: prospective long-term study. Scand J Gastroenterol. 2011;46:326–32.

[48] Lee T, Moon J, Kim J, et al. Primary and revision efficacy of cross-wired metallic stents for endoscopic bilateral stent-in-stent placement in malignant hilar biliary strictures. Endoscopy. 2013;45:106–13.

[49] Naitoh I, Hayashi K, Nakazawa T, et al. Side-by- side versus stent-in-stent deployment in bilateral endoscopic metal stenting for malignant hilar biliary obstruction. Dig Dis Sci. 2012;57:3279–85.

[50] Kim KM, Lee KH, Chung YH, et al. A compari-son of bilateral stenting methods for malignant hilar biliary obstruction. Hepato-Gastroenterology. 2012;59:341–6.

[51] Law R, Baron TH. Bilateral metal stents for hilar biliary obstruction using a 6Fr delivery system: outcomes following bilateral and side-by-side stent deployment. Dig Dis Sci. 2013;58:2667–72.

[52] Lee JH, Kang DH, Kim JY, et al. Endoscopic bilateral metal stent placement for advanced hilar cholangio-carcinoma: a pilot study of a newly designed Y stent. Gastrointest Endosc. 2007;66:364–9.

[53] Kawamoto H, Tsutsumi K, Fujii M, et al. Endoscopic 3-branched partial stent-in-stent deployment of metallic stents in high-grade malignant hilar biliary stricture (with videos). Gastrointest Endosc. 2007;66:1030–7.

[54] Jang SI, Hwang JH, Lee KH, et al. Percutaneous bili-ary approach as a successful rescue procedure after failed endoscopic therapy for drainage in advanced hilar tumors. J Gastroenterol Hepatol. 2017;32:932–8.

[55] Kawakubo K, Kawakami H, Kuwatani M, et al. Single-step simultaneous side-by-side placement of a self-expandable metallic stent with a 6-Fr delivery system for unresectable malignant hilar biliary obstruction: a feasibility study. J Hepatobiliary Pancreat Sci. 2015;22:151–5.

[56] Mansfield SD, Barakat O, Charnley RM, et al. Management of hilar cholangiocarcinoma in the North of England: pathology, treatment, and outcome. World J Gastroenterol. 2005;11:7625–30.

[57] Goenka MK, Goenka U. Palliation: hilar cholangio-carcinoma. World J Hepatol. 2014;6:559.

[58] Kang MJ, Choi Y-S, Jang J-Y, Han IW, Kim S-W. Catheter tract recurrence after percutaneous biliary drainage for hilar cholangiocarcinoma. World J Surg. 2013;37:437–42.

[59] Yoshida H, Tajiri T, Mamada Y, et al. One-step inser-tion of an expandable metallic stent for unresectable common bile duct carcinoma. J Nippon Med Sch. 2003;70:179–82.

[60] Gwon DI, Ko G-Y, Kim JH, et al. Percutaneous bilateral metallic stent placement using a stentin- stent deployment technique in patients with malig-nant hilar biliary obstruction. Am J Roentgenol. 2013;200:909–14.

[61] Bae J-I, Park AW, Choi SJ, et al. Crisscross-configured dual stent placement for trisectoral drainage in patients with advanced biliary hilar malignancies. J Vasc Interv Radiol. 2008;19:1614–9.

[62] Brountzos EN, Ptochis N, Panagiotou I, Malagari K, Tzavara C, Kelekis D. A survival analysis of patients with malignant biliary strictures treated by percuta-neous metallic stenting. Cardiovasc Intervent Radiol. 2007;30:66–73.

[63] Gwon DI, Ko GY, Kim JH, et al. Percutaneous bilateral metallic stent placement using a stentin-stent deployment technique in patients with malignant hilar biliary obstruction. AJR Am J Roentgenol. 2013;200:909–14.

[64] Gwon DI, Ko GY, Yoon HK, et al. Safety and efficacy of percutaneous Y-configured covered stent placement for malignant hilar biliary obstruction: a prospective, pilot study. J Vasc Interv Radiol. 2012;23:528–34.

[65] Gwon DI, Ko G-Y, Sung K-B, et al. Percutaneous biliary metallic stent placement in patients with unilobar portal vein occlusion caused by advanced hilar malig-nancy: outcome of unilateral versus bilateral stenting. Am J Roentgenol. 2011;197:795–801.

[66] Kim CW, Park AW, Won JW, Kim S, Lee JW, Lee SH. T-configured dual stent placement in malignant biliary hilar duct obstructions with a newly designed stent. J Vasc Interv Radiol. 2004;15:713–7.

[67] Dumonceau JM, Tringali A, Blero D, et al. Biliary stenting: indications, choice of stents and results: European Society of Gastrointestinal Endoscopy (ESGE) clinical guideline. Endoscopy. 2012;44:277–98.

[68] Li M, Bai M, Qi X, et al. Percutaneous transhepatic biliary metal stent for malignant hilar obstruction: results and predictive factors for efficacy in 159 patients from a single center. Cardiovasc Intervent Radiol. 2015;38(3):709–21.

[69] LaBerge JM, Doherty M, Gordon RL, Ring EJ. Hilar malignancy: treatment with an expandable metallic transhepatic biliary stent. Radiology. 1990;177:793–7.

[70] Lee M, Dawson S, Mueller P, et al. Percutaneous management of hilar biliary malignancies with metallic endoprostheses: results, technical problems, and causes of failure. Radiographics. 1993;13:1249–63.

[71] Inal M, Akgul E, Aksungur E, Seydaoglu G. Percutaneous placement of biliary metallic stents in patients with malignant hilar obstruction: unilobar versus bilobar drainage. J Vasc Interv Radiol. 2003;14:1409–16.

[72] Cowling MG, Adam AN. Internal stenting in malig-nant biliary obstruction. World J Surg. 2001;25:355–8.

[73] Kim KR, Kim JH, Park WK, et al. The effect of percu-taneous bilateral metalic stent for hilar cholangiocar-cinoma. Yeungnam Univ J Med. 2005;22:211–20.

[74] Bulajic M, Panic N, Radunovic M, et al. Clinical outcome in patients with hilar malignant strictures type II Bismuth-Corlette treated by minimally invasive unilateral versus bilateral endoscopic biliary drainage. Hepatobiliary Pancreat Dis Int.

2012;11:209–14.

[75] Devière J, Baize M, de Toeuf J, Cremer M. Long- term follow-up of patients with hilar malignant stric-ture treated by endoscopic internal biliary drainage. Gastrointest Endosc. 1988;34:95–101.

[76] Inal M, Akgül E, Aksungur E, Seydaoğlu G. Percutaneous placement of biliary metallic stents in patients with malignant hilar obstruction: unilobar versus bilobar drainage. J Vasc Interv Radiol. 2003;14:1409–16.

[77] Karnabatidis D, Spiliopoulos S, Katsakiori P, Romanos O, Katsanos K, Siablis D. Percutaneous trans-hepatic bilateral biliary stenting in Bismuth IV malignant obstruction. World J Hepatol. 2013;5:114.

[78] Koh E, Jin GY, Hwang SB, et al. A comparison of Y-type and T-type metallic bilateral biliary stents in patients with malignant hilar biliary obstruction. J Korean Soc Radiol. 2013;68(4):297–303.

[79] Hong HP, Kim SK, Seo T-S. Percutaneous metallic stents in patients with obstructive jaundice due to hepatocellular carcinoma. J Vasc Interv Radiol. 2008;19:748–54.

[80] Sol YL, Kim CW, Jeon UB, et al. Early infectious complications of percutaneous metallic stent insertion for malignant biliary obstruction. Am J Roentgenol. 2010;194:261–5.

[81] Stoker J, Lameris JS. Complications of percutane-ously inserted biliary Wallstents. J Vasc Interv Radiol. 1993;4:767–72.

[82] Jeon YS, Kim JH. T-configured dual stent placement in malignant biliary hilar obstruction: technique and clinical application. J Korean Soc Radiol. 2010;62:211–8.

[83] Han Y-M, Jin G-Y, Lee S-O, Kwak H-S, Chung G-H. Flared polyurethane-covered self-expandable nitinol stent for malignant biliary obstruction. J Vasc Interv Radiol. 2003;14:1291–301.

[84] Eum JS, Kang DH, Choi CW. A preliminary study on the usefullness of a zilver stent for bilateral stenting in patients withadvanced hilar cholangiocarcinoma. Korean J Gastrointest Endosc. 2008;36:354–60.

[85] Kogure H, Isayama H, Kawakubo K, et al. Endoscopic bilateral metallic stenting for malignant hilar obstruction using newly designed stents. J Hepatobiliary Pancreat Sci. 2011;18:653–7.

[86] Gwon DI, Ko GY, Yoon HK, et al. Prospective evaluation of a newly designed T-configured stent graft system for palliative treatment of advanced hilar malignant biliary obstructions. J Vasc Interv Radiol. 2010;21:1410–8.

[87] Abdalla EK, Denys A, Chevalier P, Nemr RA, Vauthey J-N. Total and segmental liver volume variations: implications for liver surgery. Surgery. 2004;135:404–10.

[88] Khan SA, Davidson BR, Goldin RD, et al. Guidelines for the diagnosis and treatment of cholangiocarci-noma: an update. Gut. 2012;61:1657–69.

[89] Ohkubo M, Nagino M, Kamiya J, et al. Surgical anatomy of the bile ducts at the hepatic hilum as applied to living donor liver transplantation. Ann Surg. 2004;239:82.

[90] Kawakami H, Itoi T, Kuwatani M, Kawakubo K, Kubota Y, Sakamoto N. Technical tips and trouble-shooting of endoscopic biliary drainage for unre-sectable malignant hilar biliary obstruction. J Hepatobiliary Pancreat Sci. 2015;22:E12–21.

[91] Hara T, Yamaguchi T, Sudo K, et al. Expansion of metallic mesh stent hole using a Soehendra stent retriever in multiple stenting of biliary hilar obstruction. Endoscopy. 2008;40(Suppl 2):E147–8.

[92] Walter T, Ho CS, Horgan AM, et al. Endoscopic or percutaneous biliary drainage for Klatskin tumors? J Vasc Interv Radiol. 2013;24:113–21.

[93] Paik WH, Park YS, Hwang JH, et al. Palliative treatment with self-expandable metallic stents in patients with advanced type III or IV hilar cholangiocarcinoma: a percutaneous versus endoscopic approach. Gastrointest Endosc. 2009;69:55–62.

[94] Lee SS, Kim MH, Lee SK, et al. MR cholangiography versus cholangioscopy for evaluation of longitudinal extension of hilar cholangiocarcinoma. Gastrointest Endosc. 2002;56:25–32.

[95] Wiggers JK, Groot Koerkamp B, Coelen RJ, et al. Preoperative biliary drainage in perihilar cholangio-carcinoma: identifying patients who require percu-taneous drainage after failed endoscopic drainage. Endoscopy. 2015;47:1124–31.

[96] Born P, Rosch T, Bruhl K, et al. Long-term outcome in patients with advanced hilar bile duct tumors undergoing palliative endoscopic or percutaneous drainage. Z Gastroenterol. 2000;38:483–9.

第8章 恶性胆管梗阻的姑息治疗
Palliative Therapy for Malignant Biliary Obstruction

Woo Hyun Paik　Dongwook Oh　Do Hyun Park　著

李 柯 译

闫秀娥 黄永辉 校

第一节

一、概述

各种肿瘤如胰腺癌、胆管癌和胆囊癌均可以导致恶性胆管梗阻。恶性胆管梗阻可能导致多种临床不良后果，它们包括胆管炎、治疗延迟、生活质量下降和死亡率升高[1]。胆管支架置入的姑息治疗对于缓解症状至关重要，并有可能预防不良事件的发生[2]。

可以通过两种方法进行姑息性胆汁引流：内镜下支架置入和经皮引流。目前，由于内镜下引流具有微创性、更低的死亡率、住院时间更短及近年来内镜器械的不断进步等诸多优势而更受青睐[3]。从患者的生活质量、操作相关不良事件、更短的住院时间和更低的花费等角度分析，目前的指南推荐内镜下胆管引流优于经皮引流[4]。因此，利用内镜下逆行胰胆管造影（ERCP）技术经乳头支架置入支架已成为恶性胆管梗阻的标准治疗方法。然而，可能发生于恶性肿瘤晚期的十二指肠梗阻或手术导致的解剖结构改变常常导致 ERCP 胆管插管的失败[5]。随着内镜下超声（endoscopic ultrasound，EUS）技术的不断进步，在 EUS 引导下的跨消化道管壁支架置入已经成为 ERCP 失败后可以替代传统经皮胆管引流的又一选择[6]。在这里，我们回顾了 ERCP 和 EUS 在恶性胆管梗阻姑息治疗方面已经确立和新兴领域的新技术。

二、内镜下引流的胆管支架选择

目前，有两种类型的胆管支架可用于胆管引流：塑料支架（plastic stent，PS）和自膨胀金属支架（selfexpandable metal stent，SEMS）（图8-1）。SEMS 可以是非覆膜的，也可以被覆防止肿瘤向内生长的物质（覆膜支架）[7]。胆管支架的选择受多种因素的影响，如预期寿命、是否存在远处转移、恶性狭窄的原因、部位和长度、胆管直径、胆囊管部位、肿瘤是否侵及胰管及未来治疗方案[3]。理论上与 PS 直径（5～10Fr）相比，SEMS 具有更大的引流腔（6～10mm），SEMS 相较 PS 可能有多种优势，如支架通畅时间更长、更少的反复干预次数和更短的住院时间[8]。

对于远端胆管梗阻的姑息引流治疗，目前的指南推荐置入 SEMS 而非 PS[4, 9]。虽然置入 SEMS 和 PS 的技术成功率相似，但和 PS 相比，SEMS 表现出更长的支架通畅时间、更低的不良事件发生率及更少的再次介入治疗次数[10]。不同类型的覆膜 SEMS（covered SEMS，CSEMS）和非覆膜 SEMS（uncovered SEMS，USEMS）均可

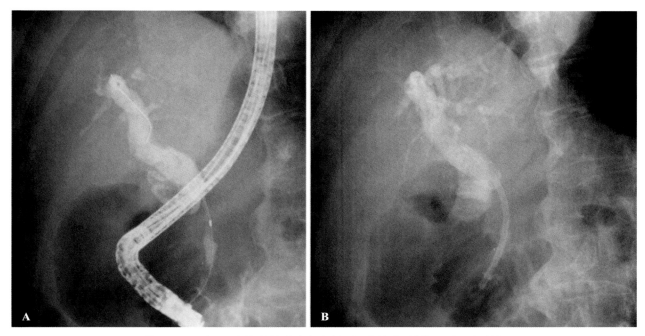

▲ 图 8-1 一名 63 岁的男性胰腺癌患者因胆总管受到侵犯而出现胆管梗阻

A. 胆总管狭窄伴近端胆管扩张；B. 一枚塑料胆管支架置入狭窄部，位置满意

用于姑息治疗。USEMS 具有网状设计，可以使它们更好地嵌入胆管壁，但这一特点也使这类支架易于出现肿瘤组织向内生长，从而导致约 20% 使用该类支架的患者出现支架阻塞。CSEMS 旨在防止组织向内生长，但由于这个原因，该类支架的移位率增高（图 8-2）[11]。多项研究权衡了 USEMS 的组织向内生长和 CSEMS 的支架移位之间的利弊关系。由于每种 USEMS 和 CSEMS 都有自己的缺点，从支架功能失效的比例、总体不良事件或通畅时间角度分析，与 UCSEMS 相比，CSEMS 并无优势（表 8-1）[12, 13]。

PS 和 SEMS 均可用于肝门部胆管狭窄的引流。在恶性肝门部胆管狭窄患者不能使用 CSEMS，因为这种支架会阻塞对侧肝管和肝内

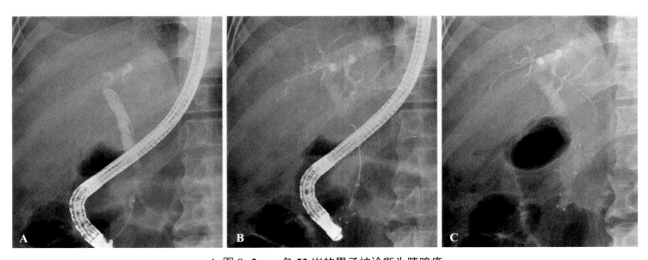

▲ 图 8-2 一名 53 岁的男子被诊断为胰腺癌

A. ERCP 显示远端胆总管狭窄；B. 置入一枚全覆膜 SEMS；C. 支架置入后的最终影像

表8-1 比较远端胆管梗阻覆膜和非覆膜自膨胀金属支架的 Meta 分析

作者研究年份	包括的研究	患者数量（USEMS/CSEMS）	支架通畅时间	总体不良事件	肿瘤向支架内生长	肿瘤沿支架末端过度生长	支架移位	胆囊炎	胰腺炎
Saleem 等，2011[12]	5RCT	781（386/395）	WMD 60.56 天（95% CI 25.96～95.17），CSEMS 更长	NA	RR 0.23（95% CI 0.08～0.67），CSEMS 更低	RR 2.03（95% CI 1.08～3.78），CSEMS 更高	RR 8.11（95% CI 1.47～44.75），CSEMS 更高	RR 1.27（95% CI 0.41～3.92），两组间无差别	RR 1.27（95% CI 0.25～6.39），两组间无差别
Almadi 等，2013[13]	9RCT	1061（522/539）	6个月：OR 1.82（95% CI 0.63～5.25）12个月：OR 1.25（95% CI 0.65～2.39），两组间无差别	NA	OR 0.19（95% CI 0.07～0.55），CSEMS 更低	OR 1.88（95% CI 1.02～3.45），CSEMS 更高	OR 7.13（95% CI 0.44～25.9），CSEMS 更高	NA	OR 1.07（95% CI 0.44～2.59），两组间无差别
Yang 等，2013[88]	5RCT	781（386/395）	HR 0.73（95% CI 0.41～1.32），两组间无差别	NA	RR 0.21（95% CI 0.06～0.69），CSEMS 更低	RR 2.03（95% CI 1.08～3.78），CSEMS 更高	RR 8.11（95% CI 1.47～44.76），CSEMS 更高	—	—
Chen 等，2016[89]	6RCT,2回顾性研究	1067（533/524）	—	HR 0.87（95% CI 0.58～1.30），两组间无差别	OR 0.74（95% CI 0.57～0.97），CSEMS 更低	NA	NA	NA	NA
Li 等，2016[90]	14RCT	1417（700/717）	HR 0.93（95% CI 0.19～4.53），两组间无差别	RR 1.26（95% CI 0.94～1.68），两组间无差别	RR 0.25（95% CI 0.12～0.52），CSEMS 更低	RR 1.76（95% CI 1.03～3.02），CSEMS 更高	RR 9.33（95% CI 2.54～34.24），CSEMS 更高	NA	NA

USEMS. 非覆膜自膨胀金属支架；CSEMS. 覆膜自膨胀金属支架；RCT. 随机对照试验；WMD. 加权均数差；NA. 无资料。

胆管侧支并可能导致胆管炎[11]。PS 的中位通畅时间为 1.4～3 个月，而直径更大的 SEMS 可提供更长的通畅时间（6～10 个月）[14]。多项研究表明：从支架通畅性、不良事件发生率和需要再次干预的次数分析，对于肝门部胆管梗阻的姑息治疗，放置 USEMS 的效果似乎优于 PS[15-17]。与 PS 相比，USEMS 可能是姑息性内镜下引流效果更好的支架。基于这些结果，在亚太共识中建议对于预期生存期长于 3 个月的患者应放置 SEMS[14]。

无论使用何种支架，支架功能障碍均难以避免。对于塑料支架，逐渐出现的生物膜和细菌定植是最重要的因素[18]。虽然已经研发出的 SEMS 可以克服塑料支架的某些局限性（如由于口径小而导致的支架早期堵塞），但 SEMS 仍然可以堵塞[19]。对于 USEMS，肿瘤组织通过网孔向内生长仍然是导致支架堵塞的最可能原因。CSEMS 的阻塞或功能障碍可能是由于支架移位、支架末端肿瘤组织过度生长、CSEMS 覆盖胆囊管或肿瘤侵犯胆囊管导致胆囊炎或食物残渣阻塞[1]。因此，临床医师应了解每种支架的特点并能够根据患者的具体情况选择最适合的支架。

支架功能障碍目前尚无诊断标准。诊断往往基于临床表现和肝功能检查，在一些患者尚需辅以腹部超声检查。最近如 Schmidt 等进行的一些研究主要是使用临床辅助检查结果定义支架功能障碍。他们认为满足以下三个条件中的两个可以定义为支架功能障碍：①超声显示新出现的肝内或肝外胆管扩张；②胆红素 ≥ 2mg/dl（34.2μmol/L），并且与成功引流后的基础值相比增加 ≥ 1mg/dl（17.1μmol/L）或碱性磷酸酶 /γ- 谷氨酰转移酶升高超过正常值上限的两倍并至少增加 30U/L；③胆管炎迹象 [发热和白细胞计数 > 10 000/μl 或 C 反应蛋白（CRP）> 20mg/dl][4, 20]。根据 ESGE 指南，当患者塑料支架发生功能障碍时，应使用 SEMS 替代。如果是 SEMS 出现功能障碍，则应在原有支架内置入塑料支架或新的 SEMS[4]。

三、内镜下括约肌切开术对放置胆管支架的必要性

通过减缓胰管开口的张力，内镜下括约肌切开术（endoscopic sphincterotomy，EST）已经作为预防支架置入术后胰腺炎的一种方法[21]。此外，EST 术被认为有助于支架的置入。但是 EST 存在诸如出血和支架易于移位的缺陷[22]。Cui 等所做的 Meta 分析显示，支架置入前行 EST 术则 PEP 发生率更低（OR 0.34，95% CI 0.12～0.93），但出血率较高（OR 9.70，95%CI 1.21～77.75）[23]。最近由 Hayashi 等所做的研究发现对不可切除的胰腺癌患者置入 SEMS 前行 EST 无助于预防 PEP 的发生[24]。

但是在肝门部梗阻的患者，仅有有限的数据分析支架置入前 EST 的利弊。在一项由 Tarnasky 等进行的回顾性研究中和那些胆总管远端狭窄或无狭窄的患者相比（59 例中无 1 例 PEP），PEP 更多见于未行 EST 的胆总管近端梗阻患者（4/24）[25]。在 Zhou 等进行的随机对照研究中，近端胆管梗阻的患者置入支架前不行 EST 则 PEP 的发生率较高[26]。因此，有必要进行前瞻性研究来比较支架置入前行 EST 的利弊。

四、支架远端的位置：经乳头和乳头内支架置入

据推测，置入支架的末端仍位于乳头内可以阻止细菌和未消化食物反流进入胆管系统和支架，从而有助于延长支架的通畅时间[11]。Pedersen 等进行的随机对照研究显示塑料支架末端位于乳头内外对支架的通畅性没有影响[27]。如果是 SEMS 置入，支架跨越乳头是导致术后发生胆管炎的最重要因素[28]。因此，必须进行进一步的前瞻性比较研究。

五、恶性肝门部胆管狭窄的最佳内镜下引流策略

恶性肝门部胆管狭窄的内镜下引流仍充满挑战，在最佳策略上仍未达成明确共识。目前在以下问题上仍存在激烈争论，包括最佳支架类型、引流区域（单侧或双侧引流）和双侧金属支架置入的具体方法［支架内支架（stent-in-stent, SIS）或支架旁支架（side-by-side, SBS）］。目前，对于肝门部胆管梗阻的患者，是进行单侧还是双侧支架置入尚未形成明确共识。尽管从技术上讲单侧引流比双侧引流容易，但和单侧支架置入相比，双侧引流更接近生理状态且引流肝脏的体积更大[7]。胆管引流前，通过无创检查明确梗阻的部位很重要。如果只有单侧梗阻，则至少要进行单侧引流。在经验丰富的中心，如果内镜医师对成功充满信心或双侧肝内胆管均已显影，应当进行双侧引流[11]。

尽管双侧支架置入方法难度较大，但随着肝门部引流专用SEMS的研发进展，双侧SEMS置入的成功率已经取得了相对较高的成功率。目前对于双侧SEMS置入的最佳方法并未达成共识。随着可以同时通过标准治疗性十二指肠镜钳道并允许SEMS同时置入的小直径推送导管的问世，SBS方法已经变得容易多了[4, 29]。一方面，使用SBS方法同时置入两枚SEMS可能导致狭窄部位及狭窄远端胆管的过度扩张。这种过度扩张可以引起严重的腹痛、急性胆囊炎和门静脉梗阻[30]。另一方面，SIS方法由于避免了对胆管的过度扩张，因此适用于非扩张胆管的支架置入。从技术成功率、引流成功率、不良事件和支架通畅性指标分析，最近的Meta分析显示SIS和SBS方法效果相当[31]。因此，有必要进一步进行设计良好的大规模研究来比较这些方法的优劣。

六、十二指肠梗阻患者的内镜下胆管支架置入

壶腹周围癌患者被诊断时常为晚期而不适合外科手术治疗。随着病情的进展，在这些患者中经常出现胆管梗阻需要解除梗阻的同时又合并恶性十二指肠梗阻[32]。在过去，这种十二指肠恶性梗阻的标准治疗方法是胃空肠旁路吻合术。随着内镜下放置SEMS技术的发展，内镜下十二指肠支架置入术被越来越多地用于这种情况的姑息治疗。

根据梗阻的部位和顺序，可以对同时合并胆管梗阻和十二指肠梗阻的情况进行分型。1型狭窄发生在十二指肠的第一部分，不累及乳头。2型狭窄已经影响到了十二指肠第二部分并累及壶腹区域。3型狭窄发生在壶腹部远侧十二指肠的第三部分，不累及主乳头[33]。这三种类型的恶性胆管梗阻并十二指肠梗阻情况，同时解决胆管和十二指肠梗阻的技术难度是不同的，3型最容易，1型介于中间，2型最困难[34]。

在1型十二指肠梗阻的患者，侧视十二指肠镜如能通过梗阻部位则可以完成胆管支架置入。但是，这可能有一定困难并有十二指肠穿孔的风险[35]。在胆管支架置入前，十二指肠狭窄可以用球囊扩张。但是，扩张所导致的出血或肠壁水肿会干扰胆管支架的放置[36]。如果球囊扩张后十二指肠镜仍无法通过狭窄部位，就需要在狭窄处放置十二指肠支架。该支架的远端应位于主乳头的近端至关重要，因为只有这样进一步的胆管操作才不会受到干扰[34]。如果此时因支架膨胀不足而使十二指肠镜仍不能通过狭窄段，就需要采用球囊扩张支架腔的方法。

胆管支架置入对2型十二指肠梗阻的患者而言是极富挑战性的。在2型十二指肠梗阻，梗阻常先于或和胆管梗阻同时发生[37]。因为在2型十二指肠梗阻时使用覆膜SEMS会遮蔽主乳头，

因此应选用非覆膜十二指肠 SEMS。由于广泛的肿瘤浸润所导致的内镜下主乳头开口难以辨别，因此对十二指肠乳头的识别或插管通常很困难。尽管通过十二指肠支架的网状空隙进行成功的乳头插管困难，但这种情况下的胆管支架置入也有可能成功[36]。在以前的研究中，为了接近胆管，曾尝试过诸如使用活检钳改变支架丝的位置、氩离子凝固术（APC）融化支架网状结构和球囊扩张支架网状结构的空隙等多种方法，但这些方法并不总是成功，在技术上要求很高且费时[33, 38]。

对于 3 型十二指肠梗阻的胆管支架置入，技术上易于其他两型。肿瘤包绕胆管引起胆管梗阻并向下延伸导致主乳头水平以下十二指肠梗阻[34]。十二指肠镜可以顺利到达主乳头而不需要通过肠道梗阻部位。当十二指肠梗阻部位的近端接近主乳头时，放置十二指肠支架时最好避免遮挡主乳头，这样便于首次胆管支架的置入及此后支架阻塞的再次内镜下治疗。

最近的一项研究发现，对于既往放置十二指肠支架导致乳头遮挡的胆管梗阻患者，内镜下胆管插管是困难的（13/38，34.2%）[39]。在最近的一项研究中包括了 71 例同时存在十二指肠和胆管梗阻的患者，ERCP 均在置入肠道支架后进行，技术成功率在 3 型十二指肠梗阻患者最高（4/4，100%），1 型次之（40/46，87%），2 型最低（16/21，76%）[40]。如果十二指肠支架置入后导致经乳头胆汁引流无法实现，则需要进一步选择经皮或 EUS 途径。

第二节

一、EUS 引导的恶性胆管梗阻的胆汁引流

在 ERCP 技术失败后，EUS 引导的胆汁引流（EUS-guided biliary drainage，EUS-BD）已经成为可以替代经皮经肝胆汁引流（PTBD）的另一技术选择[41, 42]。EUS-BD 在以下方面可能优于 ERCP 或 PTBD：①当内镜无法接近乳头时不可能进行 ERCP；然而，EUS-BD 则不受影响（甚至在手术改变上消化道解剖结构后）；② PEP 是 ERCP 最常见和严重的不良事件之一。EUS-BD 可以避免导致急性胰腺炎的乳头创伤性操作；③因为置入的支架不需要经过狭窄部位置入，因此经 EUS-BD 置入的支架通畅时间可能较 ERCP 置入的支架更长[6, 43]。EUS-BD 的有效性类似于 PTBD，但因为 EUS-BD 是内引流，所以和 PTBD 想比较，EUS-BD 更符合生理状态且患者更加舒适[43]。但是，由于操作过程的复杂性及缺少用于 EUS-BD 的专用设备，所以目前这一技术的应用还是有限的。

二、EUS-BD 的类型

EUS-BD 技术在具体应用中有 3 种方法：会师技术、顺行支架置入术和跨消化道管壁支架置入术（图 8-3）[42]。首先应考虑能否接近乳头。如果内镜可以接近乳头，会师技术可能是首选。当内镜可以接近壶腹部且 ERCP 下的选择性胆管插管失败时，EUS 引导的会师技术是可行的。但是，在会师技术中，让导丝穿过壶腹部有时很困难。当导丝经胃经肝穿越乳头时，顺行支架置入便成为可能。这一方法在内镜无法接近乳头时尤其有用。当这些方法均失败时，就应该考虑跨消化道管壁支架置入。这一技术通常有两种方法：肝管胃吻合术和胆总管十二指肠吻合术。EUS 引导的胆总管十二指肠吻合术（EUS-guided choledochoduodenostomy，EUS-CDS）在技术上可能比 EUS 引导的肝管胃吻合术（EUS-guided hepaticogastrostomy，EUS-HGS）容易。和 EUS-CDS 相比较，EUS-HGS 有明显更多的不良事件并有威胁生命的潜在风险，这些严重不良事件包

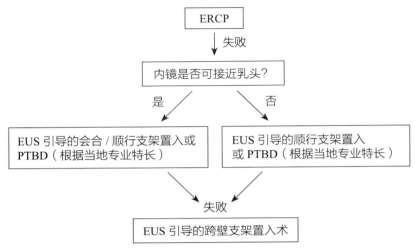

▲ 图 8-3　恶性胆管梗阻的治疗流程

括腹腔支架移位、纵隔炎和纵隔气肿[44]。EUS-CDS 可能比 EUS-HGS 更易出现胆漏。在既往外科手术改变解剖结构或十二指肠梗阻的患者，应首先考虑 EUS-HGS。在急性胆囊炎且手术风险很高的患者，可以考虑实施 EUS 引导的胆囊引流术（EUS-guided gallbladder drainage，EUS-GBD）。此外，当 ERCP 失败且胆管扩张不明显时，EUS-GBD 可能是胆管减压的途径之一[45]。

三、EUS-BD 的适应证

EUS-BD 的首要适应证是 ERCP 下选择性胆管深插管失败。如果 ERCP 失败，EUS-BD 的优势在于可以由同一术者随后进行。对于手术改变上消化道解剖结构或伴有十二指肠梗阻的患者，开始治疗时就应想到 EUS-BD 技术。最近，已经尝试首选 EUS-BD 而非 ERCP 技术来缓解恶性胆管梗阻的胆汁淤积，并且 EUS-BD 技术的适应证范围有望逐步扩大[6]。考虑到胆管梗阻的水平，EUS-BD 技术解决远端胆管梗阻可能更容易。对于肝门部胆管梗阻而言，EUS-BD 更适合引流左侧肝内胆管。EUS-BD 引流右侧肝内胆管难度大，但是，目前已经报道了多种技术，诸如桥接法（越过肝门在左右肝内胆管间插入非覆膜金属支架，然后如 EUS-HGS 样置入覆膜金属支架）

或采用肝管十二指肠吻合术[46, 47]。EUS-BD 的禁忌证是患者有出血倾向或存在未纠正的凝血功能障碍。

四、EUS-BD 的术前准备

EUS-BD 前需要预防性使用抗生素。何时开始禁食目前尚无共识；但是，我们建议手术前禁食最少 4 ～ 6h。EUS-BD 可以在清醒镇静或全身麻醉下进行。如果有胃出口梗阻，为了预防残留食物导致的腹膜炎则需要禁食更长时间。手术过程中建议使用 CO_2 气体以减少气腹的风险[48]。穿刺胆管可以使用常规的 19-GEUS 引导的抽吸针。最近，已经研发出专用于 EUS-BD 的新型穿刺针（EUS access needle，Cook Medical，Bloomington，USA），它具有钝的针尖从而可以防止切割导丝上的涂层。

EUS-BD 在线阵超声内镜及 X 线透视下实时成像进行。选择导丝在 EUS-BD 中很重要，因为 VisiGlide 导丝（Olympus America，San Jose，USA）具有足够的硬度和较好的穿透性，在 EUS-BD 操作中最好选用直径为 0.025in 的该型导丝。有时，0.035in 导丝（Jagwire，Boston Scientific，Natick，USA；Tracer，Cook Medical）也是可以使用的。在 EUS-BD 中使用稀释后的造影剂以便更好地显示导丝的位置。当导丝通过困难时，可以使用直径 4Fr 的导管帮助导丝穿过造瘘口并进入肝内。

扩张造瘘管可以使用以下设备：4Fr 的导管、6Fr 和 7Fr 的扩张探条、直径 4mm 的球囊导管（Hurricane RX，Boston Scientific）、针刀和 6Fr 内镜下囊肿切开刀（Cook Medical）。由于包括气腹和出血等不良事件风险较高，因此通常情况下不建议使用针刀扩张造瘘管[49]。

在 EUS-BD 中，从胆漏角度分析，全覆膜或部分覆膜金属支架优于塑料支架。为了防止支架移位，已经研发出了多种类型的金属支架，这些金属支架或末端设计成喇叭口状，或胆管侧为非覆膜，或在末端设计有侧翼或凸缘。此外，已经有报道在 EUS-CDS 或 EUS-GBD 中使用腔壁贴合型自膨胀金属支架（双蘑菇头支架）。在 EUS-HGS 中，更长的支架有利于防止近端和远端的移位。最近介绍了一种新颖的可以一步完成 EUS-BD 而无须进行造瘘管扩张的专用设备，这样可能会缩短操作时间并减少操作相关不良事件[50]。

五、EUS-BD 操作规程

（一）会师技术

在 EUS 引导下穿刺肝外或肝内胆管。因为肝内入路的导丝操作更困难（需要通过狭窄部位和乳头部），所以肝外入路可能是首选。可以采用两种方法评估肝外胆管的情况，即推镜法和拉镜法。虽然拉镜法内镜的稳定性不如推镜法，但使用拉镜法导丝更容易穿越乳头。可通过穿刺 B_2 或 B_3 胆管分支进入肝内胆管。由于 B_2 分支的角度小于 B_3，因此最好选择 B_2。穿刺胆管后，抽吸少量胆汁以确认胆管入路。注入造影剂进行胆管造影，随后设法使导丝以顺行方式越过狭窄部位并通过乳头部。在会师技术中最困难的步骤是导丝操作。为了防止在退针和退出超声内镜时出现导丝滑脱，必须使导丝事先在十二指肠内部盘

绕。在退出 EUS 穿刺针和超声内镜后，传统的十二指肠镜插入十二指肠。通常在导丝引导的情况下选择性胆管深插管可以成功；但是，当这种方法失败时，可以先用活检钳或圈套器捕捉住导丝并从十二指肠镜的工作钳道拉出，随后将导管或括约肌切开刀沿导丝插入胆管。会师技术可能是 EUS-BD 途径中最安全的方式；但是，这种技术复杂且耗时。

（二）顺行支架置入术

顺行支架置入术的初始步骤同会师技术类似。使用 19-GEUS 穿刺针进行肝内胆管穿刺和造影。因为 B_2 通常较 B_3 分支弯曲度小，所以最好选择 B_2。在操控导丝通过胆管狭窄部位及乳头后，导丝在十二指肠内的部分应足够长并盘曲成几圈，然后退出穿刺针和超声内镜。使用一个直径 4mm 的扩张球囊导管对乳头及狭窄部位进行扩张，这有助于支架推送系统的插入。最后，胆管金属支架沿导丝顺行置入。为了防止在穿刺部位出现胆漏，应暂时放置 5Fr 鼻胆管引流。通常，在 EUS 引导的顺行经乳头支架置入术中选用非覆膜金属支架。因此，可能发生与肿瘤向内生长导致的支架功能障碍。因后续可能通过 HGS 支架所建立的通道对支架进行二次介入治疗，因此顺行置入胆管支架的同时，可同时行 EUS-HGS 置入跨壁引流支架。

（三）跨壁引流

如前所述，EUS-CDS 和 EUS-HGS 是 EUS 引导的跨壁引流术的两种主要方法。有时，EUS 引导的胆总管胃窦吻合术或肝管十二指肠吻合术也是可行的。EUS 引导的跨壁引流术的基本步骤如下：使用 EUS 穿刺针穿刺胆管系统，注入造影剂进行胆管造影，置入和调整导丝，扩张造瘘管和支架置入。

最好在长镜状态下进行 EUS-CDS 操作，因为此时穿刺针指向肝门部并有助于操控导丝。因

为 CBD 和门静脉系统平行走行，因此很容易在 EUS 检查时识别 CBD。在穿刺胆管前，可使用彩色多普勒成像系统识别并避开血管系统的干扰。在通过吸取胆汁确认 CBD 穿刺成功后，注射 X 线造影剂进行胆管造影。随后，操控一根导丝沿穿刺针进入肝内胆管，留置导丝并轻轻退出 EUS 穿刺针。

注意在导丝操作过程中，过度操作可能会导致导丝涂层被切割。扩张造瘘管有助于送入支架推送系统。从安全角度出发，机械扩张优于电烧灼扩张。因为顺次扩张（先使用 4Fr 导管，后使用扩张探条的逐级扩张）时间较长并可能导致胆管和十二指肠壁的分离，所以首选直径 4mm 的扩张球囊导管。在 EUS-CDS 中选用的金属支架的长度一般为 5～6cm。当插入支架推送系统后，支架的释放应在 EUS 和 X 线透视引导下进行，而非内镜下图像。在操作过程中超声内镜的前端贴近十二指肠壁是很重要的，因为这样可以防止内镜或支架的移位。最后，可以通过内镜视野观察到从置入支架中流出的胆汁（图 8-4）。

要想成功进行 EUS-HGS，需仔细谨慎选择穿刺部位。在最佳的穿刺点，EUS 影像上目标肝内胆管应为左上到右下走行且直径大于 5mm、长度大于 1cm[51]。为了避免从食管入路穿刺，选择

B_3 优于 B_2。穿刺 B_3 通常在胃体小弯侧；所以在支架释放过程中，能够证实支架的末端位于胃内且可以防止支架移位。设法向肝门部推送导丝。当导丝无意间进入外周胆管时，将 EUS 穿刺针退入肝实质（肝脏嵌入法，liver impaction method）可以防止 EUS 穿刺针和导丝的扭结[52]。造瘘管的扩张方法同 EUS-CDS。金属支架前半部分的释放是在 EUS 和透视引导下进行的，而余下部分的展开则在超声内镜工作钳道内进行以稳定内镜的位置。最后，将内镜轻轻撤出。这种支架释放技术可以确保金属支架的位置稳定并缩短肝实质与胃之间的距离（图 8-5）[53]。为了防止支架短缩导致的移位，建议在 EUS-HGS 中使用长度超过 10cm 且胃侧末端超过 3cm 的长支架。

EUS-GBD 适用于不适合手术治疗的恶性胆囊管梗阻导致的急性胆囊炎患者[54]。此外，EUS-GBD 可能是 ERCP 失败且胆管无明显扩张患者胆管减压的可替代方案[45]。

（四）当合并十二指肠梗阻时

恶性胆管梗阻常同时伴有十二指肠梗阻，在这些患者 ERCP 和随后的胆管支架放置具有挑战性。当因为十二指肠梗阻导致内镜无法接近 Vater 壶腹部或 ERCP 失败时，EUS-BD 可能是一个很

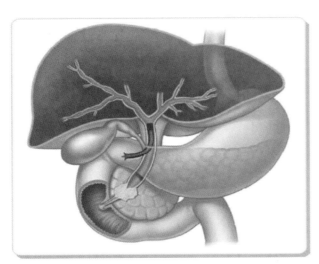

▲ 图 8-4　EUS 引导的胆总管十二指肠吻合术

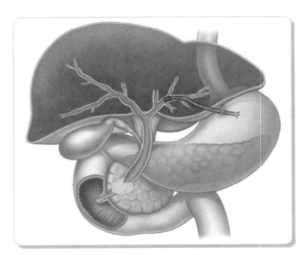

▲ 图 8-5　EUS 引导的肝管胃吻合术

好的缓解胆管恶性梗阻的补救方法。如果患者有十二指肠梗阻导致的相关症状，在 EUS-BD 前可先行十二指肠支架置入术。此时与会师技术或顺行方法相比较，应首选跨壁入路的 EUS-BD 技术。会师技术在 1 型十二指肠梗阻的患者中无法实现。因为操控导丝通过肿瘤侵犯的 Vater 壶腹部可能具有挑战性，所以在 2 型十二指肠梗阻患者实施顺行支架置入术可能是非常困难的。比较 EUS-CDS 和 EUS-HGS 在十二指肠梗阻患者中的应用情况，EUS-HGS 可能优于 EUS-CDS，这是因为伴随的十二指肠梗阻导致接受 EUS-CDS 的患者更容易发生十二指肠胆管反流和食物嵌塞导致的 Sump 综合征[55]。

第三节

恶性胆管癌的姑息性局部消融治疗

完全性根治切除术是可能治愈恶性胆管癌的唯一途径。但是，胆管癌常在晚期才出现症状，超过 50% 的患者在首诊时已经失去手术切除的机会[56]。因此，发展出了光动力治疗（photodynamictherapy，PDT）和射频消融术（radiofrequency ablation，RFA）两种姑息治疗方式，以期延长患者的生存期或置入支架的通畅时间。

（一）光动力疗法（PDT）

1. PDT 的理论基础

与其他肿瘤相比，相对缓慢的生长速度和转移的低倾向性是胆管癌的特点[56]。胆管癌的血行播散很少；因此，局部消融治疗可能发挥重要作用。这些患者常伴有胆管梗阻导致的无痛性黄疸，成功的缓解胆管梗阻仍然是不可切除胆管癌患者降低并发症和死亡率的主要目标[57]。

PDT 是基于光敏剂在恶性细胞中的相对特异性的聚集。当静脉注射光敏剂后，它被特定波长的照射光激活，引起和氧合成比例的组织缺血坏死[57]。PDT 导致组织坏死的机制如下：①对肿瘤细胞直接的细胞毒作用；②肿瘤微血管对 PDT 的敏感性导致的缺血性坏死；③诱导炎症反应从而引起全身免疫的改善[58]。光辐射通常依托 ERCP 技术完成（图 8-6），有时也通过经皮途径。用于光活化的激光纤维长度为 3m，有一个 3 ～ 4cm 长的圆柱形扩散器，在扩散器的两侧有不透 X 线标志物。当导管通过胆管狭窄处后，圆柱形扩散器插入导管到达需要治疗的恶性狭窄部位。导管轴是透明的，导管内的激光纤维发出的光可以照射出去，同时防止插入的激光纤维断裂。当肿瘤的长度超过最大扩散长度时，通过在 X 线引导下逐步后撤激光纤维来避免治疗区域的重叠。因为激光光纤较硬且容易损坏，应注意在操作过程中小心谨慎以避免光纤的断裂。在 PDT 后通常使用塑料胆管支架放置在经过治疗的部位。PDT 可导致患者出现一段时间的光过敏，要求患者术后避免阳光直射至少 4 周。因为 PDT 术后 4 个月肿瘤的平均厚度增加，所以建议 PDT 每 3 个月重复一次[59]。

2. PDT 的适应证

PDT 及随后的胆管支架置入已用于不可切除胆管癌的局部姑息治疗。根据肿瘤的大体生长方式，胆管癌可以分为三种类型：胆管周围浸润型、肿块型和胆管内生型[60]。PDT 的肿瘤杀伤作用仅限于肿瘤表层 4 ～ 4.5mm 深度；因此，肿块型和大的导管内乳头状生长型可能在 PDT 中效果较差。由于 PDT 治疗的能量深度是有限的，所以 PDT 是通过梗阻部位胆管再通后胆汁淤积的暂时缓解发挥治疗效果，而不是完全的肿瘤消融[61]。因此，PDT 的适应证可能包括：①无血行转移的导管周围浸润型，无论其有无淋巴结转移；②表浅的导管内生型；③术后切缘为 R1[56]。

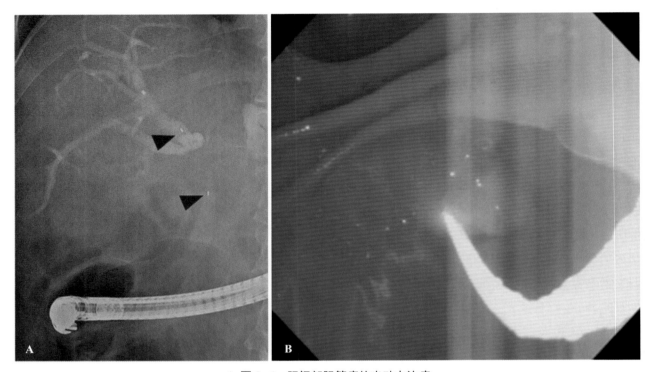

▲ 图 8-6　肝门部胆管癌的光动力治疗

在 ERCP 透视引导下将不透 X 线的标志物置于狭窄部位（黑箭头），光线从激光纤维中发出

PDT 的禁忌证包括卟啉病、最近使用过光敏剂、严重的血细胞减少症和严重的肝肾功能不全[62]。

3. PDT 的临床结果

迄今为止，缺乏 PDT 在胆管癌治疗中的临床试验结果，因为这些癌症是罕见疾病且肿瘤的位置不同，生物学行为具有异质性。在大多数对照和非对照临床研究中，PDT 不仅延迟胆管梗阻的出现而且延长患者的生存期[57, 63-65]。有关 PDT 的大多数临床研究旨在评估该方法延缓胆管梗阻的作用而非减瘤。根据既往两项有关改善胆汁淤积和总体生存期的前瞻性随机研究结果，对于不可切除的肝门部胆管癌患者，PDT 结合胆管支架置入术的效果优于单独支架置入术[66, 67]。但是，最近的前瞻性比较研究分析了 PDT 加支架和单独支架置入在局部进展或已转移胆管癌患者的治疗效果，结果显示 PDT 加支架的临床效果不如单独放置支架。接受 PDT 患者的总体生存期（6.2 个月 vs. 9.8 个月，HR 1.56，95%CI 1.00 ～ 2.43，

P=0.048）和无进展生存期（3.4 个月 vs. 4.3 个月，HR 1.43，95%CI 0.93 ～ 2.18，P=0.10）均短于仅接受支架置入的患者。但是，该研究中和 PDT 加支架置入的患者相比，更多的单独置入支架的患者随后接受了姑息性化疗（52% vs. 28%），这可能使 PDT 的治疗效果显得不理想[68]。

最近的前瞻性随机对照研究显示：对于结合全身化疗的恶性胆管梗阻患者，PDT 治疗能够延长患者的生存期。在这项研究中，根据 1 年生存率（76% vs. 32%，P=0.003）、总体生存期 [中位数 17 个月（95%CI 12.6 ～ 21.4）vs. 8 个月（95%CI 6 ～ 10），P=0.005] 和无进展生存期 [中位数 10 个月（95%CI 4.1 ～ 16）] vs. 2 个月（95%CI 0.4 ～ 3.5），P=0.009] 的比较，同单独 PDT 相比，PDT 加 S-1 治疗显示出了有前景的疗效[69]。另一项回顾性研究对接受 PDT 和全身性化疗的进展期肝门部胆管癌患者和仅接受 PDT 的患者进行了疗效比较，该研究也显示接受 PDT 和全

身性化疗患者的中位生存期长于单用 PDT 患者 [538 天（95%CI 475 ～ 601）vs. 334 天（95% CI 253 ～ 416），$P= 0.05$][70]。进一步需要进行大型多中心临床研究来比较 PDT 联合全身化疗与单用全身化疗的临床结果。

以下因素和 PDT 疗效较好有关：较高的人血白蛋白和较低的初始胆红素水平、明确诊断后较早进行 PDT 及多次进行 PDT，这类患者的总体生存期较长[56]。PDT 主要的不良事件是和治疗相关的组织坏死引发的胆管炎。因此，建议在 PDT 前预防性使用抗生素[71]。另一个主要不良事件是皮肤光过敏，这种情况发生在约 30% 接受光敏剂治疗的患者，其中 5% ～ 7% 严重晒伤，避免暴露于阳光是最重要的预防措施[62]。严重的光毒反应可能需要口服皮质激素治疗[71]。

（二）射频消融术（RFA）

1. RFA 的理论基础

RFA 已用于消融小肝细胞癌、内镜下治疗 Barrett 食管或早期食道癌[72, 73]。随着胆管内 RFA 设备的研发进展，最近该技术已用于恶性胆管梗阻的内镜下姑息治疗。

RFA 的作用机制是基于射频电流和高频交流电引起的局部离子振动，从而产生可控的摩擦热来破坏目标组织。它在作用电极和参比电极间传输，建立产生离子振荡的电场线，这种离子振荡可以在电极的尖端周围产生热能。随后，胆管内 RFA 传送大量热能进入目标组织，引起组织的凝固性坏死并延长支架的通畅时间[74]。能量的传递直接和振荡幅度成正比，并且凝固性坏死的组织量取决于治疗的温度和持续时间。但是，就胆管内 RFA 治疗的最佳频率和间隔时间目前尚未达成共识[75]。为了将热能传递到目标组织中，应事先完成 ERCP 下选择性胆管插管并将 RFA 探针放置在狭窄部位。有时 RFA 导管可通过经皮入路插入。

RFA 的缺点之一是对邻近大血管的病变治疗时可能产生"热沉降效应"。以体温状态流入的冷血可能会干扰对邻近血管肿瘤的加热[76]。目前有两种胆管内 RFA 探针，即 Habib EndoHPB（Emcision，UK）和 ELRA（Taewoong Medical，Korea）。Habib EndoHPB 由一根工作长度为 180cm 的 8Fr 导管组成，它要求内镜的工作钳道直径至少为 3.2mm 方可使用。它可以和多种常用发生器匹配，如 RITA 1500X 射频发生器（Angiodynamics，NY）或 ERBE 电外科发生器（Surgical Technology Group，UK）[77]。ELRA 由一个探针长度为 18mm 的 7Fr 导管组成，它具有多个可以提供线性消融的双极电极，因此无须接地垫。VIVA（Taewoong Medical，Korea）组合发生器是多用途的，并且设置中包括能量（范围 0 ～ 200 W），温度（范围 5 ～ 95℃）和时间（范围 10 ～ 600s）。不像 EndoHPB，ELRA 探针可以控制温度，消融可能更具安全性，对血管损伤最小并防止组织炭化[78]。对于这个问题，尚需两种探针进一步的比较对照研究。

2. RFA 的适应证

大多数胆管癌患者已失去手术切除机会，需要放置胆管支架缓解胆汁淤积。RFA 已用于放置胆管支架之前或金属支架阻塞时的治疗[71]。理论上，RFA 可能会破坏肿瘤组织并改善恶性狭窄，阻止肿瘤向支架内或支架边缘的生长，从而延长支架通畅时间。但是，将 RFA 用于已经闭塞的金属支架仍然存在以下疑问：RFA 释放出的热能可能会损坏金属支架本身，这可能会影响支架功能、可回收性及以后的通畅性[79]。由于胆管内 RFA 设备的脆性较大和潜在的对附近组织的热损伤，RFA 更适用于远端胆管病变。

3. RFA 的临床效果

关于 RFA 治疗恶性胆管梗阻的临床证据仍然有限；但是，RFA 对于控制局部肿瘤生长和延长支架的通畅时间是有效的。首先，胆管内

RFA 的可行性研究在 2011 年就有报道[80]。其他临床研究也显示了 RFA 的可行性和安全性，RFA 后狭窄程度有所改善或生存期延长[78, 81-85]。最近，已报道的首个随机对照临床研究显示：在不可切除的肝外胆管癌患者，RFA 联合塑料支架治疗的患者生存期比单用塑料支架的更长（平均 13.2 ± 0.6 个月 vs. 8.3 ± 0.5 个月，$P < 0.001$）[75]。RFA 联合塑料支架治疗组患者的平均支架通畅期也明显长于单用支架组（6.8 个月 vs. 3.4 个月，$P = 0.02$）[75]。

推荐术前预防性使用抗生素以防止术后胆管炎和胆管脓毒症[86]。出现 RFA 治疗相关不良事件的发生率为 5.6% ~ 27.1%，联合 RFA 可能不会增加常规 ERCP 和支架置入术后并发症的发生率。

除了极少数的并发症仅与 RFA 相关外，所谓 RFA 的大多数不良事件其实和 ERCP 及胆管支架置入术有关[77]。RFA 罕见的不良事件包括胆管出血、胆囊炎、胆囊积脓和胰腺炎[71]。鉴于 RFA 存在对邻近组织结构造成热损害的潜在风险，必须在术前对肿瘤周围的情况进行准确的影像学评估，尤其是对于近端胆管狭窄[81]。有肝段动脉热损伤导致肝梗死的个案报道[77]。另外，已有 2 例恶性胆管梗阻在经皮 RFA 后出现胆管穿孔的报道[87]。

由于 RFA 仅作用于肿瘤局部，所以单用这种治疗可能无法达到完全破坏肿瘤[75]。因此，联合全身化疗将是有益的，必须进一步实施前瞻性随机临床研究来阐明 RFA 联合全身化疗在治疗恶性胆管梗阻中的安全性和有效性。

参考文献

[1] Boulay BR, Parepally M. Managing malignant biliary obstruction in pancreas cancer: choosing the appropriate strategy. World J Gastroenterol. 2014;20(28):9345–53.

[2] Shah JN, Muthusamy VR. Endoscopic palliation of pancreaticobiliary malignancies. Gastrointest Endosc Clin N Am. 2005;15(3):513–31, ix.

[3] Itoi T, Sofuni A, Itokawa F, Tonozuka R, Ishii K. Current status and issues regarding biliary stenting in unresectable biliary obstruction. Dig Endosc. 2013;25(Suppl 2):63–70.

[4] Dumonceau JM, Tringali A, Papanikolaou IS, Blero D, Mangiavillano B, Schmidt A, et al. Endoscopic biliary stenting: indications, choice of stents, and results: European Society of Gastrointestinal Endoscopy (ESGE) Clinical guideline – updated October 2017. Endoscopy. 2018;50(9):910–30.

[5] Dhir V, Itoi T, Khashab MA, Park DH, Yuen Bun Teoh A, Attam R, et al. Multicenter comparative evaluation of endoscopic placement of expandable metal stents for malignant distal common bile duct obstruction by ERCP or EUS-guided approach. Gastrointest Endosc. 2015;81(4):913–23.

[6] Paik WH, Lee TH, Park DH, Choi JH, Kim SO, Jang S, et al. EUS-guided biliary drainage versus ERCP for the primary palliation of malignant biliary obstruction: a multicenter randomized clinical trial. Am J Gastroenterol. 2018;113(7):987–97.

[7] Sawas T, Al Halabi S, Parsi MA, Vargo JJ. Self- expandable metal stents versus plastic stents for malignant biliary obstruction: a meta-analysis. Gastrointest Endosc. 2015;82(2):256–67.e7.

[8] W-d H, X-w C, W-z W, Zhu Q-h, X-r C. Metal versus plastic stents for malignant biliary obstruction: an update meta-analysis. Clin Res Hepatol Gastroenterol. 2013;37(5):496–500.

[9] Tempero MA, Malafa MP, Al-Hawary M, Asbun H, Bain A, Behrman SW, et al. Pancreatic adeno-carcinoma, version 2.2017, NCCN clinical practice guidelines in oncology. J Natl Compr Cancer Netw. 2017;15(8):1028–61.

[10] Almadi MA, Barkun A, Martel M. Plastic vs. self- expandable metal stents for palliation in malignant biliary obstruction: a series of meta-analyses. Am J Gastroenterol. 2017;112(2):260–73.

[11] Almadi MA, Barkun JS, Barkun AN. Stenting in malignant biliary obstruction. Gastrointest Endosc Clin N Am. 2015;25(4):691–711.

[12] Saleem A, Leggett CL, Murad MH, Baron TH. Meta- analysis of randomized trials comparing the patency of covered and uncovered self-expandable metal stents for palliation of distal malignant bile duct obstruction. Gastrointest Endosc. 2011;74(2):321–7.e1-3.

[13] Almadi MA, Barkun AN, Martel M. No benefit of covered vs uncovered self-expandable metal stents in patients with malignant distal biliary obstruction: a meta-analysis. Clin Gastroenterol Hepatol. 2013;11(1):27–37.e1.

[14] Rerknimitr R, Angsuwatcharakon P, Ratanachu-ek T, Khor CJ, Ponnudurai R, Moon JH, et al. Asia-Pacific consensus recommendations for endoscopic and interventional management of hilar cholangiocarcinoma. J Gastroenterol Hepatol. 2013;28(4):593–607.

[15] Wagner HJ, Knyrim K, Vakil N, Klose KJ. Plastic endoprostheses versus metal stents in the palliative treatment of malignant hilar biliary obstruction. A prospective and randomized trial. Endoscopy. 1993;25(3):213–8.

[16] Mukai T, Yasuda I, Nakashima M, Doi S, Iwashita T, Iwata K, et al. Metallic stents are more efficacious than plastic stents in unresectable malignant hilar biliary strictures: a randomized controlled trial. J Hepatobiliary Pancreat Sci. 2013;20(2):214–22.

[17] Perdue DG, Freeman ML, DiSario JA, Nelson DB, Fennerty MB, Lee JG, et al. Plastic versus self- expanding metallic stents for malignant hilar biliary obstruction: a prospective multicenter observational cohort study. J Clin Gastroenterol. 2008;42(9):1040–6.

[18] Sung JY, Leung JW, Shaffer EA, Lam K, Costerton JW. Bacterial biofilm, brown pigment stone and blockage of biliary stents. J Gastroenterol Hepatol. 1993;8(1):28–34.

[19] Isayama H, Nakai Y, Kogure H, Yamamoto N, Koike K. Biliary self-expandable metallic stent for unresectable malignant distal biliary obstruction: which is better: covered or uncovered? Dig

Endosc. 2013;25(Suppl 2):71–4.

[20] Schmidt A, Riecken B, Rische S, Klinger C, Jakobs R, Bechtler M, et al. Wing-shaped plastic stents vs. self-expandable metal stents for palliative drainage of malignant distal biliary obstruction: a randomized multicenter study. Endoscopy. 2015;47(5):430–6.

[21] Simmons DT, Petersen BT, Gostout CJ, Levy MJ, Topazian MD, Baron TH. Risk of pancreatitis following endoscopically placed large-bore plastic biliary stents with and without biliary sphincterotomy for management of postoperative bile leaks. Surg Endosc. 2008;22(6):1459–63.

[22] Okano N, Igarashi Y, Kishimoto Y, Mimura T, Ito K. Necessity for endoscopic sphincterotomy for biliary stenting in cases of malignant biliary obstruction. Dig Endosc. 2013;25(Suppl 2):122–5.

[23] Cui PJ, Yao J, Zhao YJ, Han HZ, Yang J. Biliary stenting with or without sphincterotomy for malignant biliary obstruction: a meta-analysis. World J Gastroenterol. 2014;20(38):14033–9.

[24] Hayashi T, Kawakami H, Osanai M, Ishiwatari H, Naruse H, Hisai H, et al. No benefit of endoscopic sphincterotomy before biliary placement of self-expandable metal stents for unresectable pancreatic cancer. Clin Gastroenterol Hepatol. 2015;13(6):1151–8.e2.

[25] Tarnasky PR, Cunningham JT, Hawes RH, Hoffman BJ, Uflacker R, Vujic I, et al. Transpapillary stenting of proximal biliary strictures: does biliary sphincter-otomy reduce the risk of postprocedure pancreatitis? Gastrointest Endosc. 1997;45(1):46–51.

[26] Zhou H, Li L, Zhu F, Luo SZ, Cai XB, Wan XJ. Endoscopic sphincterotomy associated cholangitis in patients receiving proximal biliary self-expanding metal stents. Hepatobiliary Pancreat Dis Int. 2012;11(6):643–9.

[27] Pedersen FM, Lassen AT, Schaffalitzky de Muckadell OB. Randomized trial of stent placed above and across the sphincter of Oddi in malignant bile duct obstruction. Gastrointest Endosc. 1998;48(6):574–9.

[28] Okamoto T, Fujioka S, Yanagisawa S, Yanaga K, Kakutani H, Tajiri H, et al. Placement of a metallic stent across the main duodenal papilla may predispose to cholangitis. Gastrointest Endosc. 2006;63(6):792–6.

[29] Inoue T, Ishii N, Kobayashi Y, Kitano R, Sakamoto K, Ohashi T, et al. Simultaneous versus sequential side-by-side bilateral metal stent placement for malignant hilar biliary obstructions. Dig Dis Sci. 2017;62(9):2542–9.

[30] Fukasawa M, Takano S, Shindo H, Takahashi E, Sato T, Enomoto N. Endoscopic biliary stenting for unresectable malignant hilar obstruction. Clin J Gastroenterol. 2017;10(6):485–90.

[31] Hong W, Chen S, Zhu Q, Chen H, Pan J, Huang Q. Bilateral stenting methods for hilar biliary obstructions. Clinics (Sao Paulo, Brazil). 2014;69(9):647–52.

[32] Adler DG, Baron TH. Endoscopic palliation of malignant gastric outlet obstruction using self-expanding metal stents: experience in 36 patients. Am J Gastroenterol. 2002;97(1):72–8.

[33] Mutignani M, Tringali A, Shah SG, Perri V, Familiari P, Iacopini F, et al. Combined endoscopic stent insertion in malignant biliary and duodenal obstruction. Endoscopy. 2007;39(5):440–7.

[34] Baron TH. Management of simultaneous biliary and duodenal obstruction: the endoscopic perspective. Gut Liver. 2010;4(Suppl 1):S50–6.

[35] Maetani I, Nambu T, Omuta S, Ukita T, Shigoka H. Treating bilio-duodenal obstruction: combining new endoscopic technique with 6 Fr stent introducer. World J Gastroenterol. 2010;16(22):2828–31.

[36] Moon JH, Choi HJ. Endoscopic doublemetallic stent-ing for malignant biliary and duodenal obstructions. J Hepatobiliary Pancreat Sci. 2011;18(5):658–63.

[37] Nakai Y, Hamada T, Isayama H, Itoi T, Koike K. Endoscopic management of combined malignant biliary and gastric outlet obstruction. Dig Endosc. 2017;29(1):16–25.

[38] Novacek G, Potzi R, Kornek G, Hafner M, Schofl R, Gangl A, et al. Endoscopic placement of a biliary expandable metal stent through the mesh wall of a duodenal stent. Endoscopy. 2003;35(11):982–3.

[39] Khashab MA, Valeshabad AK, Leung W, Camilo J, Fukami N, Shieh F, et al. Multicenter experience with performance of ERCP in patients with an indwelling duodenal stent. Endoscopy. 2014;46(3):252–5.

[40] Staub J, Siddiqui A, Taylor LJ, Loren D, Kowalski T, Adler DG. ERCP performed through previously placed duodenal stents: a multicenter retrospective study of outcomes and adverse events. Gastrointest Endosc. 2018;87(6):1499–504.

[41] Giovannini M, Moutardier V, Pesenti C, Bories E, Lelong B, Delpero JR. Endoscopic ultrasound-guided bilioduodenal anastomosis: a new technique for biliary drainage. Endoscopy. 2001;33(10):898–900.

[42] Paik WH, Park DH. Endoscopic ultrasound-guided biliary access, with focus on technique and practical tips. Clin Endosc. 2017;50(2):104–11.

[43] Lee TH, Choi JH, Park do H, Song TJ, Kim DU, Paik WH, et al. Similar efficacies of endoscopic ultrasound-guided transmural and percutaneous drainage for malignant distal biliary obstruction. Clin Gastroenterol Hepatol. 2016;14(7):1011–9.e3.

[44] Ogura T, Higuchi K. Technical tips for endoscopic ultrasound-guided hepaticogastrostomy. World J Gastroenterol. 2016;22(15):3945–51.

[45] Imai H, Kitano M, Omoto S, Kadosaka K, Kamata K, Miyata T, et al. EUS-guided gallbladder drainage for rescue treatment of malignant distal biliary obstruction after unsuccessful ERCP. Gastrointest Endosc. 2016;84(1):147–51.

[46] Ogura T, Sano T, Onda S, Imoto A, Masuda D, Yamamoto K, et al. Endoscopic ultrasound-guided biliary drainage for right hepatic bile duct obstruction: novel technical tips. Endoscopy. 2015;47(1):72–5.

[47] Park SJ, Choi JH, Park DH, Choi JH, Lee SS, Seo DW, et al. Expanding indication: EUS-guided hepati-coduodenostomy for isolated right intrahepatic duct obstruction (with video). Gastrointest Endosc. 2013;78(2):374–80.

[48] Dellon ES, Hawk JS, Grimm IS, Shaheen NJ. The use of carbon dioxide for insufflation during GI endoscopy: a systematic review. Gastrointest Endosc. 2009;69(4):843–9.

[49] Park DH, Jang JW, Lee SS, Seo DW, Lee SK, Kim MH. EUS-guided biliary drainage with transluminal stenting after failed ERCP: predictors of adverse events and long-term results. Gastrointest Endosc. 2011;74(6):1276–84.

[50] Park DH, Lee TH, Paik WH, Choi JH, Song TJ, Lee SS, et al. Feasibility and safety of a novel dedicated device for one-step EUS-guided biliary drainage: a randomized trial. J Gastroenterol Hepatol. 2015;30(10):1461–6.

[51] Oh D, Park DH, Song TJ, Lee SS, Seo DW, Lee SK, et al. Optimal biliary access point and learning curve for endoscopic ultrasound-guided hepati-cogastrostomy with transmural stenting. Ther Adv Gastroenterol. 2017;10(1):42–53.

[52] Ogura T, Masuda D, Takeuchi T, Fukunishi S, Higuchi K. Liver impaction technique to prevent shearing of the guidewire during endoscopic ultrasound-guided hepaticogastrostomy. Endoscopy. 2015;47(S 01):E583–e4.

[53] Paik WH, Park DH, Choi JH, Choi JH, Lee SS, Seo DW, et al. Simplified fistula dilation technique and modified stent deployment maneuver for EUS-guided hepaticogastrostomy. World J Gastroenterol. 2014;20(17):5051–9.

[54] Choi JH, Kim HW, Lee JC, Paik KH, Seong NJ, Yoon CJ, et al. Percutaneous transhepatic versus EUS-guided gallbladder drainage for malignant cystic duct obstruction. Gastrointest Endosc. 2017;85(2):357–64.

[55] Ogura T, Chiba Y, Masuda D, Kitano M, Sano T, Saori O, et al. Comparison of the clinical impact of endoscopic ultrasound-guided choledochoduo-denostomy and hepaticogastrostomy for bile duct obstruction with duodenal obstruction. Endoscopy. 2016;48(2):156–63.

[56] Lee TY, Cheon YK, Shim CS. Current status of pho-todynamic therapy for bile duct cancer. Clin Endosc. 2013;46(1):38–44.

[57] Kahaleh M, Mishra R, Shami VM, Northup PG, Berg CL, Bashlor P, et al. Unresectable cholangiocarci-noma: comparison of survival in biliary stenting alone versus stenting with photodynamic therapy. Clin Gastroenterol Hepatol. 2008;6(3):290–7.

[58] Bauerfeind P, Ortner M. Radiofrequency ablation for cholangiocarcinoma: it works, but how? Endoscopy. 2018;50(8):741–2.

[59] Shim CS, Cheon YK, Cha SW, Bhandari S, Moon JH, Cho YD, et al. Prospective study of the effec-tiveness of percutaneous transhepatic photodynamic therapy for advanced bile duct cancer and the role of intraductal ultrasonography in response assessment. Endoscopy. 2005;37(5):425–33.

[60] Blechacz B, Komuta M, Roskams T, Gores GJ. Clinical diagnosis and staging of cholangiocarcinoma. Nat Rev Gastroenterol Hepatol. 2011;8(9):512–22.

[61] Ortner MA. Photodynamic therapy for cholangiocar-cinoma: overview and new developments. Curr Opin Gastroenterol. 2009;25(5):472–6.

[62] Tomizawa Y, Tian J. Photodynamic therapy for unresectable cholangiocarcinoma. Dig Dis Sci. 2012;57(2):274–83.

[63] Cheon YK, Lee TY, Lee SM, Yoon JY, Shim CS. Longterm outcome of photodynamic therapy compared with biliary stenting alone in patients with advanced hilar cholangiocarcinoma. HPB (Oxford). 2012;14(3):185–93.

[64] Dumoulin FL, Gerhardt T, Fuchs S, Scheurlen C, Neubrand M, Layer G, et al. Phase II study of pho-todynamic therapy and metal stent as palliative treatment for nonresectable hilar cholangiocarcinoma. Gastrointest Endosc. 2003;57(7):860–7.

[65] Witzigmann H, Berr F, Ringel U, Caca K, Uhlmann D, Schoppmeyer K, et al. Surgical and palliative management and outcome in 184 patients with hilar cholangiocarcinoma: palliative photodynamic therapy plus stenting is comparable to r1/r2 resection. Ann Surg. 2006;244(2):230–9.

[66] Ortner ME, Caca K, Berr F, Liebetruth J, Mansmann U, Huster D, et al. Successful photodynamic therapy for nonresectable cholangiocarcinoma: a randomized prospective study. Gastroenterology. 2003;125(5):1355–63.

[67] Zoepf T, Jakobs R, Arnold JC, Apel D, Riemann JF. Palliation of nonresectable bile duct cancer: improved survival after photodynamic therapy. Am J Gastroenterol. 2005;100(11):2426–30.

[68] Pereira SP, Jitlal M, Duggan M, Lawrie E, Beare S, O'Donoghue P, et al. PHOTOSTENT-02: porfimer sodium photodynamic therapy plus stenting versus stenting alone in patients with locally advanced or metastatic biliary tract cancer. ESMO Open. 2018;3(5):e000379.

[69] Park DH, Lee SS, Park SE, Lee JL, Choi JH, Choi HJ, et al. Randomised phase II trial of photodynamic therapy plus oral fluoropyrimidine, S-1, versus photo-dynamic therapy alone for unresectable hilar cholan-giocarcinoma. Eur J Cancer. 2014;50(7):1259–68.

[70] Hong MJ, Cheon YK, Lee EJ, Lee TY, Shim CS. Long-term outcome of photodynamic therapy with systemic chemotherapy compared to photodynamic therapy alone in patients with advanced hilar cholan-giocarcinoma. Gut Liver. 2014;8(3):318–23.

[71] Smith I, Kahaleh M. Biliary tumor ablation with photodynamic therapy and radiofrequency ablation. Gastrointest Endosc Clin N Am. 2015;25(4):793–804.

[72] Feng Q, Chi Y, Liu Y, Zhang L, Liu Q. Efficacy and safety of percutaneous radiofrequency ablation versus surgical resection for small hepatocellular carcinoma: a meta-analysis of 23 studies. J Cancer Res Clin Oncol. 2015;141(1):1–9.

[73] Orman ES, Li N, Shaheen NJ. Efficacy and durability of radiofrequency ablation for Barrett's esophagus: systematic review and meta-analysis. Clin Gastroenterol Hepatol. 2013;11(10):1245–55.

[74] Wadsworth CA, Westaby D, Khan SA. Endoscopic radiofrequency ablation for cholangiocarcinoma. Curr Opin Gastroenterol. 2013;29(3):305–11.

[75] Yang J, Wang J, Zhou H, Zhou Y, Wang Y, Jin H, et al. Efficacy and safety of endoscopic radiofre-quency ablation for unresectable extrahepatic chol-angiocarcinoma: a randomized trial. Endoscopy. 2018;50(8):751–60.

[76] Roque J, Ho SH, Reddy N, Goh KL. Endoscopic abla-tion therapy for biliopancreatic malignancies. Clin Endosc. 2015;48(1):15–9.

[77] Rustagi T, Jamidar PA. Intraductal radiofrequency ablation for management of malignant biliary obstruction. Dig Dis Sci. 2014;59(11):2635–41.

[78] Nayar MK, Oppong KW, Bekkali NLH, Leeds JS. Novel temperature-controlled RFA probe for treatment of blocked metal biliary stents in patients with pancreaticobiliary cancers: initial experience. Endosc Int Open. 2018;6(5):E513–e7.

[79] Rustagi T, Jamidar PA. Endoscopic treatment of malignant biliary strictures. Curr Gastroenterol Rep. 2015;17(1):426.

[80] Steel AW, Postgate AJ, Khorsandi S, Nicholls J, Jiao L, Vlavianos P, et al. Endoscopically applied radio-frequency ablation appears to be safe in the treatment of malignant biliary obstruction. Gastrointest Endosc. 2011;73(1):149–53.

[81] Dolak W, Schreiber F, Schwaighofer H, Gschwantler M, Plieschnegger W, Ziachehabi A, et al. Endoscopic radiofrequency ablation for malignant biliary obstruction: a nationwide retrospective study of 84 consecutive applications. Surg Endosc. 2014;28(3):854–60.

[82] Kallis Y, Phillips N, Steel A, Kaltsidis H, Vlavianos P, Habib N, et al. Analysis of endoscopic radiofrequency ablation of biliary malignant strictures in pancreatic cancer suggests potential survival benefit. Dig Dis Sci. 2015;60(11):3449–55.

[83] Sharaiha RZ, Natov N, Glockenberg KS, Widmer J, Gaidhane M, Kahaleh M. Comparison of metal stenting with radiofrequency ablation versus stenting alone for treating malignant biliary strictures: is there an added benefit? Dig Dis Sci. 2014;59(12):3099–102.

[84] Sharaiha RZ, Sethi A, Weaver KR, Gonda TA, Shah RJ, Fukami N, et al. Impact of radiofrequency ablation on malignant biliary strictures: results of a col-laborative registry. Dig Dis Sci. 2015;60(7):2164–9.

[85] Dutta AK, Basavaraju U, Sales L, Leeds JS. Radiofrequency ablation for management of malignant biliary obstruction: a single-center experience and review of the literature. Expert Rev Gastroenterol Hepatol. 2017;11(8):779–84.

[86] Alis H, Sengoz C, Gonenc M, Kalayci MU, Kocatas A. Endobiliary radiofrequency ablation for malignant biliary obstruction. Hepatobiliary Pancreat Dis Int. 2013;12(4):423–7.

[87] Zhou C, Wei B, Gao K, Zhai R. Biliary tract perforation following percutaneous endobiliary radiofre-quency ablation: a report of two cases. Oncol Lett. 2016;11(6):3813–6.

[88] Yang Z, Wu Q, Wang F, Ye X, Qi X, Fan D. A systematic review and meta-analysis of randomized trials and prospective studies comparing covered and bare self-expandable metal stents for the treatment of malignant obstruction in the digestive tract. Int J Med Sci. 2013;10(7):825–35.

[89] Chen MY, Lin JW, Zhu HP, Zhang B, Jiang GY, Yan PJ, et al. Covered stents versus uncovered stents for unresectable malignant biliary strictures: a meta-analysis. Biomed Res Int. 2016;2016:6408067.

[90] Li J, Li T, Sun P, Yu Q, Wang K, Chang W, et al. Covered versus uncovered self-expandable metal stents for managing malignant distal biliary obstruction: a meta-analysis. PLoS One. 2016;11(2):e0149066.

第9章 不明原因胆管狭窄的鉴别
Differentiation of Indeterminate Biliary Stricture

Hong Jin Yoon　Sung Ill Jang　Dong Ki Lee　**著**

闫秀娥　**译**

常　虹　黄永辉　**校**

一、概述

胆管狭窄由良性和恶性疾病引起，不同病因治疗方法不同。70% ～ 80% 的胆管狭窄为恶性，20% ～ 30% 为良性。尽管胆管狭窄的鉴别诊断较为困难，但对早期恶性胆管狭窄进行准确诊断至关重要，对后续是否能行手术切除和整体预后影响很大。如果能够正确诊断早期恶性肿瘤，之后即可及时行手术治疗，后续也可进一步进行相应化疗。相反，排除恶性肿瘤则可避免不必要的手术。由于多数胆管狭窄是恶性，因此不明原因胆管狭窄的诊断需要借助多种手段[1]。

胆管癌是胆管系统最常见的恶性肿瘤，占整个胃肠道肿瘤的 3%[2]。胆管癌在确诊时常常已为进展期，预后较差。全球范围内胆管癌的发病率和死亡率呈逐渐上升趋势[3, 4]。胆管癌分为肝内型和肝外型，形态学上又分为肿块型、胆管周围浸润生长型和胆管内生长型（图 9-1）。早期诊断的患者手术治疗后 5 年生存率较高[5]。腹部超声（Abdominal ultrasound，US）、计算机断层扫描（computed tomography，CT）和磁共振（magnetic resonance imaging，MRI）是诊断胆管扩张的有效手段，但在无肿块形成时，这些方法评估胆管梗阻的能力有限。实际上，即使临床、内镜和血液学检查全部完成，鉴别胆管狭窄的良恶性也非常困难[6-8]。

实际上 13% ～ 24% 怀疑肝门部胆管癌的患者在手术后证实是良性[6, 7]。因此，准确的术前诊断对于避免不必要的手术非常重要。可疑胆管癌的患者在实施根治性手术切除之前应拿到病理学证据。尽管远端胆管癌需要行胰十二指肠切除术（Whipple 手术），肝门部肿瘤则常采取部分肝切除[9]，但胆管癌发病率达 37% ～ 64%，死亡率可达 8% ～ 10%[10, 11]。在原发性硬化性胆管炎（primary sclerosing cholangitis，PSC）患者中鉴别良恶性尤为困难，这些患者涉及是否进行肝移植，因此尤其需要引起警惕。

▲ 图 9-1　肝内和肝外胆管癌的形态学分型

管状结构代表胆管，图示为肿块型（A）、胆管周围浸润生长型（B）和胆管内生长型（C）（引自参考文献 [97]）

二、定义

不同研究对不明原因胆管狭窄的定义各不相同。在取到组织样本之前，我们基于患者的病史和影像学表现将部分患者定义为临床不确定恶性肿瘤。当逆行胰胆管造影（endoscopic retrograde cholangiopancreatogram，ERCP）中刷检和胆管内活检均无法提供诊断依据时，即使临床高度怀疑恶性肿瘤，多数患者仍被诊断为胆管狭窄[12]。

不明原因胆管狭窄定义为缺乏其他原因（如结石或胆管损伤），并且至少其中一个原因可以用影像学来证实，同时 ERCP 取样为阴性结果[13]。

三、病因

合并黄疸的胆管狭窄首先应考虑可能为恶性，除非有明确的引起良性狭窄的原因。良性狭窄可能的原因包括胆石症、Mirrizi 综合征、肝移植术后或胆囊切除术后狭窄、慢性胰腺炎、华支睾吸虫病、PSC、自身免疫性胰腺炎、自身免疫性胆管炎、肝移植术后缺血（表 9-1）。胆管恶性狭窄通常由胆管癌或胰腺癌所致，也可由肝细胞癌、胰腺癌侵犯胆管、胆囊癌所致胆管梗阻、转移癌或淋巴结转移所致。如果 CT 或 MRI 上未显示肿块，通常应用超声内镜（endoscopic ultrasound，EUS）可明确显示[14, 15]。此外还应考虑到肝门部或上游胆管恶性肿瘤的可能性[16]。

四、胆管狭窄患者的评估

评估不明原因狭窄的临床方法包括病史采集和体格检查。合并梗阻性黄疸的患者中，如果没有良性狭窄的原因，胆管狭窄则应认为是恶性。不合并黄疸的胆管狭窄重要性尚未明确。患者通常以黄疸、腹部不适和体重下降为表现，再结合腹部超声、EUS、腹部 CT 或 MRI 的发现，就应疑似为胆管癌。在良恶性狭窄之间还有一些其他特征性差异（表 9-2），但并不一定有。因

表 9-1　胆管狭窄的病因

良性胆管狭窄	恶性胆管狭窄
结石 　胆管结石 　Mirrizi 综合征 　Oddi 括约肌狭窄 **炎性原因** 　原发性硬化性胆管炎 　IgG$_4$ 相关性胆管炎 　复发性胰腺炎 　放射性损伤 　感染（复发性胆管炎） 　寄生虫(华支睾吸虫病) **外科损伤** 　缺血（肝移植术后） 　胆囊切除术，肝移植术 　胃、十二指肠、胰腺、 　肝手术 **特发性**	胆管系统癌（胆管癌） 胰腺癌 胆囊癌 Vater 壶腹恶性肿瘤 肝细胞癌 淋巴结转移（乳腺、结肠、胃、淋巴瘤）

此，在开始治疗前，应通过腹部超声引导下活检、腹部 CT 引导下活检、ERCP、经皮经肝引流（percutaneous transhepatic biliary drainage，PTBD）活检或细胞刷检等方法取得组织学证实。腹部超声或 CT 显示肿块，通常是肝癌或转移瘤，可通过 CT 活检（图 9-2A）。如果缺乏这些影像学特征，或无法看到肿块，则需要通过 ERCP 或 PTBD 活检和细胞学刷检（图 9-2B）。

（一）血清学标志物

在胆管梗阻的患者中，可以通过检测胆红素水平来评估肝功能。相比黄疸评分正常的患者，黄疸评分高者更有可能是恶性[14]。

胆管癌无特异性血清或胆汁标志物。临床用于胆管恶性肿瘤的标志物为血清糖链抗原 19-9（carbohydrate antigen，CA19-9）和癌胚抗原（carcinoembryonic antigen，CEA）。血清 CA19-9 水平升高也可见于良性疾病如胆石症，胆管炎，肝硬化，肺炎以及胃癌。以 129U/ml 为临界值的话，

表 9-2　良恶性胆管狭窄的不同

	良性胆管狭窄	恶性胆管狭窄
年龄	任何年龄，通常较为年轻	通常年龄＞ 50 岁
体重、食欲下降	不常见	明显下降
黄疸	重度黄疸不常见	常见重度黄疸
合并胆管炎	不常见	常见
腹部包块	无	倾向恶性
影像学（MRCP/ERCP）	光滑性狭窄，无肿块	偏心性不规则狭窄，突发中断，肿块形成
CA19-9	正常，合并胆管炎除外	明显升高
胆管镜特点	黏膜光滑，无肿块或肿瘤性血管	存在肿瘤性血管，结节或肿块
细胞学、活检	无恶性提示	有恶性提示

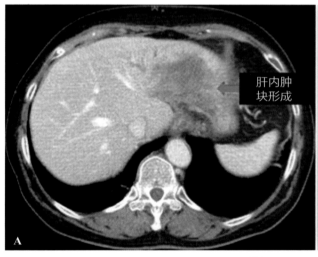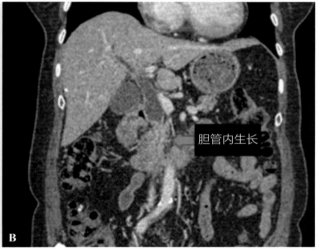

肝内肿块形成

胆管内生长

▲ 图 9-2　CT 显示胆管细胞癌

A. CT 扫描显示不规则形状肿块（肝内胆管细胞癌）；B. CT 扫描显示胆管壁偏心性增厚和腔内肿块生长，提示为胆管内生长型肝外胆管癌

CA19-9 在 PSC 患者中诊断胆管癌的敏感性和特异性分别为 79% 和 98%[17]。对于没有 PSC 的患者其诊断胆管癌的敏感性为 40%～70%，特异性为 50%～80%，根据所选取的临界值不同数值有所不同[18-20]。胃肠道癌、肺癌、乳腺癌、卵巢癌和甲状腺癌的患者血清 CEA 水平升高[21]。CEA 水平升高在诊断胆管癌的敏感性是 33%～68%，特异性为 79%～95%[22, 23]。其他标志物包括血清黏蛋白 5AC（mucin 5 AC，MUA5AC）和基质金属蛋白酶 7（matrix metalloproteinase，MMP-7）。MUA5AC 在胆管癌上皮来源肿瘤中水平明显升高。临界值为 14ng/ml 与淋巴结转移有关[24]。血清 MMP-7 的敏感性和特异性分别为 53%～76% 和 47%～92%，根据所选取的临界值不同数值有所不同[25]。其他所报道的生物标志物在临床应用还需进一步研究[26]。

（二）影像学检查

腹部超声是可疑胆管疾病患者的常用检查。腹部超声便于实施，且不接触放射线，但检查的准确性高度依赖检查者的技术水平。腹部超声也可显示胆管狭窄患者肝内胆管的快速扩张和闭合。但由于肠气干扰，无法满意显示胆总管（common bile duct，CBD）周围[27]；而且，腹部超声对于胆管肿块的诊断率非常低[28]。腹部CT在诊断评估和制订治疗计划中有所帮助[29]。相比腹部超声，腹部CT诊断胆管肿块尤其对于肝脏病变具有较高的敏感性[30]。CT的敏感性为75%～80%，

特异性为60%～80%。但对于早期胆管癌诊断敏感性较低[31, 32]。CT的另一缺点是检测局部淋巴结的敏感性仅为54%，而且有可能低估近端肿瘤的范围[33, 34]。多层螺旋CT和快速注入对比造影剂可以评估肿瘤范围，局部淋巴结情况以及血管受累情况，从而进一步准确评估外科切除范围。

磁共振胆胰管成像（magnetic resonance cholangiopancreatography，MRCP）是检测胆管梗阻的准确且无创的方法[35]。MRCP无须向胆管内注入造影剂就可提供整个胆管系统的高分辨图像（图9-3）。然而，因其无法区分良恶性狭窄，因此特异性和阳性预测价值较低[36]。MRCP评估血

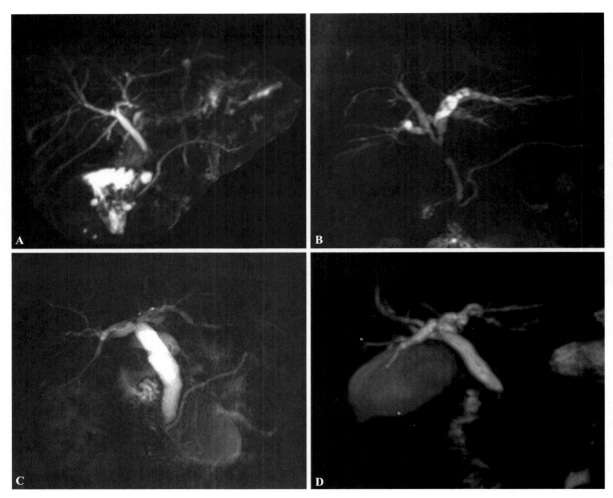

▲ 图 9-3　MRCP 显示胆管狭窄

A. 胰头部肿物压迫胆总管导致节段性狭窄；B. 肝内胆管细胞癌导致高位狭窄和肝内胆管扩张的 MRCP 影像；C. 远端 CBD 胆管癌导致肝内外胆管扩张的 MRCP 影像；D. 胰腺炎导致肝内胆管扩张和 CBD 狭窄的 MRCP 影像

管受侵和肝实质受累的准确性分别为 67% ～ 73% 和 78% ～ 80% [37]，其鉴别良恶性的敏感性和特异性分别为 90% 和 65%；诊断准确性与 ERCP 相似 [29, 38]。MRCP 预测胆管癌胆管受累的准确性为 88% ～ 96% [39]。MRCP 表现为长段（＞ 10mm），非对称性，不规则胆管狭窄提示为恶性；但这些特征既不敏感，也不特异 [40]。因此，除非影像上明确定位了胆管内病变，否则均应该行内镜检查来确定胆管狭窄的原因。

（三）内镜检查

1. ERCP

ERCP 能够确定是否存在胆管狭窄，确定狭窄部位及狭窄范围，同时能获取组织。因细胞刷检应用广泛，且技术简单，因此通过 ERCP 进行细胞刷检是胆管狭窄取样的一线方法（图 9-4）。通过此方法诊断胆管恶性肿瘤的特异性可达 95%，但敏感性很低 [41]。

通常胆管细胞刷检敏感性为 27% ～ 56% [42, 43]。细胞刷检对胆管癌诊断敏感性较低与其黏膜下生长或胆管外生长的细胞特性有关。胆管癌细胞学结果不满意也与其结缔组织增生反应有关 [44, 45]。多种方法用于提高传统细胞刷检的敏感性，例如应用新式细胞刷，胆管狭窄扩张后再刷检，重复

刷检 [46, 47]。一些策略包括内镜下细针抽吸，免疫组化检测和突变分析可用于提高敏感性 [48, 49]。胆管细胞学标本不足是造成无法诊断的主要原因，解决此问题的方法就是请病理学专家在场，进行现场诊断。实施细胞样本现场评估可以减少不合适的取样及样本制备。其他克服不合适取样的方法包括将整个刷子剪断，内镜小组成员进行涂片后放入固定液中，之后再送往病理科。

内镜下通过 ERCP 常规对胆管狭窄进行活检钳活检取样（图 9-4C）。一般来说，活检钳活检相比细胞刷检更为高效，但敏感性相似（36% ～ 65%）。应用胆管内活检，胆管癌的检出率为 44% ～ 89%，胰腺癌的检出率为 33% ～ 71% [50-52]。但胆管内活检技术要求较高，尤其是近端胆管狭窄，可能导致出血和胆管穿孔的并发症 [50, 53]。

相比两项检查单独实施，胆管内活检和细胞刷检联合后诊断率略有上升，可达 54% ～ 74%。重复检测可提高诊断率，但取决于狭窄部位，长度和狭窄的形态 [45, 47]。

2. EUS

EUS 是评估不明原因胆管狭窄的重要方法，可以对胆管癌进行形态学分类（图 9-5）。EUS 可以显示肝外胆管、肝门部肿瘤、胆囊和肝门周围

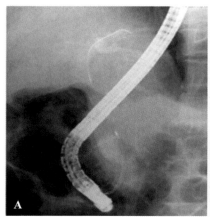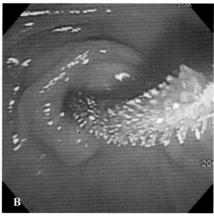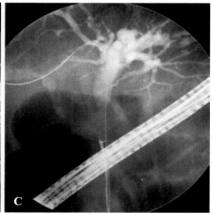

▲ 图 9-4　胆管狭窄行 ERCP 检查

A. 胆管狭窄的 ERCP 下胆管刷检；B. 细胞刷检（内镜图像）；C. 内镜下胆管活检的透视影像

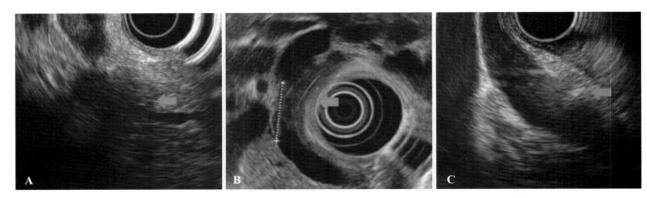

▲ 图 9-5　胆管癌 EUS 形态分型：EUS 显示胆管内低回声占位，提示为胆管癌

A. EUS 显示胆管胰腺段低回声占位（箭）；B. 胆管周围浸润型，CBD 壁增厚，EUS 显示不规则占位（箭）；C. 胆管内生长，低回声占位（箭）

淋巴结及血管。EUS 也可实时确认消化道及周围器官，还可进行 EUS 引导下细针抽吸活检（fine-needle aspiration，FNA）。良性狭窄在 EUS 上的典型特征为光滑向心性狭窄，没有明显肿块形成（图 9-6）。EUS 一些特征可以区分良恶性狭窄，但诊断的准确性与医师有很大关系，不同医师准确性明显不同。EUS 诊断胰腺癌的敏感性为 85%，特异性可达 100%[54]。EUS 诊断不明原因胆管狭窄的作用尚不明确。当 EUS 检测到肿块，其诊断恶性的敏感性上升到 86%[55]。EUS-FNA 诊断近端胆管的敏感性为 59%，远端胆管癌为 81%。这是由于近端胆管病变远离内镜末端，从而阻碍了组织的取样，而远端胆管病变可在 EUS 下明确显示[5, 56]。因可能会造成肿瘤种植，不推荐在拟行肝移植的患者中行 EUS-FNA[57, 58]。EUS 中胆管内肿块典型特点为低回声。然而，当缺乏凸起生长的肿块时，鉴别良性狭窄和浸润性恶性狭窄较为困难。肿块与肝实质、门静脉系统和肝动脉的关系需仔细评估，从而进一步评估肿瘤切除的可行性。EUS 还可为评估胆管癌是否能成功切除提供重要信息。胆管癌 EUS 分期基于肿瘤，淋巴结和转移分期系统。一些研究应用 EUS 评估了肝外胆管肿瘤手术前分期（表 9-3）[59-61]。对于预测门静脉受累，EUS 比腹部超声，CT 和血管造影有更高的准确性（88% ～ 100%）（图 9-7A，B）[59-61]。最后，EUS-FNA 可用于评估可疑局部淋巴结[62]。

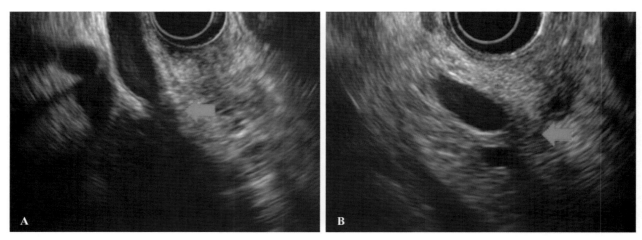

▲ 图 9-6　EUS 显示良性胆管狭窄，表现为光滑的，向心性狭窄

A. 继发于自身免疫性胰腺炎的远端胆管狭窄（箭）；B. 不明原因的远端胆管狭窄（箭）

表 9-3 手术前 EUS 对胆管癌分期作用的文献报道

第一作者	发表年份	患者数量	肿瘤分期准确性（%）	淋巴结分期准确性（%）	预测门静脉受侵准确性（%）
Mukai[59]	1992	16	81	81	88
Tio[60]	1993	46	66	64	未报道
Sugiyama[61]	1997	19	未报道	未报道	100

3. 胆管镜

胆管镜检查分为经口胆管镜（per oral cholangioscopy，POCS）和经皮经肝胆管镜（percutaneous transhepatic cholangioscopy，PTCS）。胆管镜可以对胆管狭窄直视下观察，必要时可取活检。PTCS 可以直接观察胆管内部，但需要对腹壁皮肤穿刺道反复扩张。新近开发的胆管镜直视下活检可以克服细胞刷检诊断率较低的缺陷[63]。用于此项检查的设备是 Spyglass（Boston Scientific，Natick，MA），直径 10Fr，可通过十二指肠镜钳道直接进入胆管，直视下观察胆管内情况，针对病变进行组织活检。应用活检钳进行直视下活检。POCS 对良恶性狭窄的整体敏感性，特异性，阳性预测值和阴性预测值分别为 78%、82%、80% 和 80%。相较于 ERCP，单独 ERCP 的敏感性和特异性分别为 51% 和 54%[64]。POCS 对胆管腔内生长型肿瘤的敏感性为 84%，非浸润性恶性肿瘤的敏感性为 66%。POCS 相关严重不良事件发生率为 7.5%。在 36 例不明原因胆管狭窄病例中，应用 POCS 进行直视下检查的敏感性为 95%，特异性为 79%。胆管镜活检的敏感性和特异性均为 82%[65]。这些结果均提示在不明原因胆管狭窄患者中行 POCS 的有效性。胆管镜的一个重要作用就是获得恶性征象的图像。胆管狭窄的患者中若出现异常肿瘤血管征象提示为恶性。主要特点是狭窄区域由于肿瘤生长和血管增生出现不规则扩张的血管。这种异常血管提示恶性的特异性为 100%[66]。但术者之间的差异以及可重复性尚不明确。胆管镜发现胆管内结节和肿块也提示为恶性[67]。这些胆管镜异常发现和病理结果之间具有很好的一致性，但仅有部分胆管癌患者存在以上特征。由于 POCS 无法进入狭窄段以上，因此狭窄段行内镜切开不可行。最后，这种一次性设备的缺点在于费用非常昂贵。

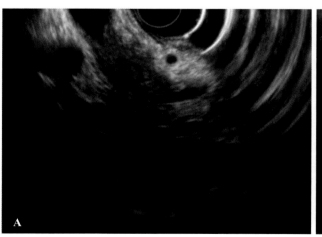
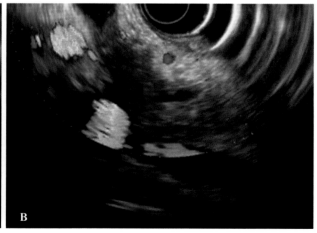

▲ 图 9-7 EUS 显示胆总管中段占位

A. 肿瘤紧邻门静脉；B. 多普勒确认门静脉

4. 胆管内超声

胆管内超声（intraductal ultrasound，IDUS）通过应用一个小的高频超声探头，获得胆管和胆管周围组织的高分辨图像（图9-8）。评估无明显肿块胆管狭窄的敏感性和特异性分别为80%和90%[68, 69]。IDUS合并ERCP，相比单独ERCP或MRCP对胆管狭窄具有更高的诊断率[70]。IDUS提示恶性肿瘤的特征包括偏心性增厚，表面不光滑，低回声团块，内部回声不均匀，表面呈乳头状，胆管壁正常三层结构破坏以及淋巴结和血管浸润[71]。当已置入胆管支架后，可选用EUS，但在胆管支架置入之前和评估肝门部狭窄，IDUS比EUS更有效[56]。IDUS的缺点在于小探头仅能扫查25～30mm范围，对于周围淋巴结转移的评估有限，而且探头昂贵，容易损坏。

5. 色素内镜、自体荧光和窄带成像

在胆管镜检查同时还可应用其他内镜技术来评估胆管狭窄。色素内镜可以在黏膜表面染色，例如在黏膜表面喷洒亚甲蓝可以区分正常黏膜和恶变黏膜及缺血性狭窄。胆管壁窄带成像可以将黏膜表面血管加强，评估肿瘤范围。胆汁自体荧光胆管造影特异性较差，但阳性率较高[72]。

6. 共聚焦激光显微内镜

探针共聚焦激光显微内镜（probe-based confocal laser endomicroscopy，pCLE）是以微创的方式瞬时获得光学活检。这项技术与标准组织学相关，可以鉴别恶性肿瘤，炎症和正常黏膜。在最近的多中心研究中，CLE相比标准ERCP诊断胆管狭窄具有更高的准确性（90% vs. 73%）[73]。在胆管狭窄pCLE表现Miami分型中，宽白带（>20μm）、宽黑带（>40μm）、黑色肿块、上皮结构和造影剂渗漏可区分良恶性胆管狭窄（表9-4）[74, 75]。

最近提出的Paris分型基于血管充血、暗带、腺体间隙增加、网状结构增厚（表9-4）[74, 76, 77]。15例PSC合并明确胆管狭窄的患者pCLE可显示95%的肿瘤，敏感性为100%，特异性为61%[78]。

表9-4 探针共聚焦显微内镜对胆管狭窄的 Miami 和 Paris 分型[74-77]

狭窄类型	Miami	Paris
良性	细黑分支带（<20μm） 细白带 浅灰背景 血管<20μm	细黑分支带（<20μm） 细白带 浅灰背景 血管<20μm
炎性狭窄		血管充血 网状结构增厚 腺体间隙增大 多发白带 暗颗粒图形
恶性狭窄	宽黑带（>40μm） 宽白带（>20μm） 绒毛，腺体 荧光素渗溢 黑色团块	宽黑带（>40μm） 宽白带（>20μm） 绒毛，腺体 荧光素渗溢 黑色团块

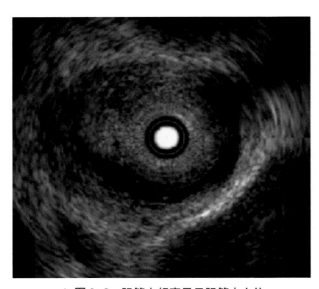

▲ 图9-8 胆管内超声显示胆管内占位

（四）新的诊断方法

1. 荧光原位杂交

荧光原位杂交（fluorescence in situ hybridization，FISH）是一种应用荧光 DNA 探针在荧光显微镜下探测染色体多聚体的细胞遗传学技术。胆管癌常伴有染色体异常。FISH 诊断胆管恶性疾病的敏感性和特异性分别为 84% 和 97%[79]。相比传统细胞学技术，FISH 更容易诠释和更客观。尤其在用于诊断不明原因胆管狭窄时，FISH 可以在更少的细胞中探测到染色体异常[53]。

然而，在 PSC 患者中，上述的染色体异常可能尚未形成恶性肿瘤时就已存在。最近的一项 PSC 患者的 Meta 分析中，FISH 检测胆管癌的敏感性和特异性分别为 68% 和 70%[80]。FISH 增加了不明原因胆管狭窄细胞刷检的敏感性，因此在恶性胆管狭窄高发病率人群中有一定用处。

2. 免疫染色法

（1）p53、Claudin-18 和 Maspin：p53 是一种抑癌基因，其产物在 DNA 修复和细胞凋亡中发挥作用。p53 改变是人类恶性肿瘤中最常见的基因改变之一，包括引起胆管狭窄的恶性肿瘤[81]。1999 年开始对刷检细胞进行 p53 的免疫荧光染色，敏感性为 43%，但也有报道其敏感性低于常规的苏木精伊红染色[82]。最近的一项研究中，p53 免疫荧光染色的敏感性和特异性分别为 85% 和 100%。但由于细胞数量不够或细胞变形，28.9% 的胆管癌细胞中检测不到 p53[83]。

Claudin-18 可以在胃肠和肺组织中检测到，在胰腺或胆管癌中高表达。乳腺丝氨酸蛋白酶抑制剂，又称 maspin，是丝氨酸蛋白酶抑制剂抑癌家族的成员，是乳腺癌的一种抑制剂。而且，maspin 在胰腺和胆管癌中高表达。Claudin-18，maspin 和 p53 的免疫荧光染色敏感性和特异性分别为 100% 和 94.7%[84, 85]。但是，这些值是通过手术或活检组织获得的。Claudin-18 和 maspin 免疫荧光染色的敏感性可达 97%[85]，maspin 和 p53 的阳性预测值达 88%[86]。但 maspin 对胆管癌不特异，而且结果与临床可能不一致。仍需努力开发识别胆管癌的特异性免疫标志物。

（2）甲酰 – tRNA 合成酶（methionyl–tRNA synthetase，MRS）：氨基酰 – tRNA 合成酶（aminoacyl–tRNA synthetase，ARS）催化氨基酸与其同源转移 RNA（transfer RNA，tRNA）偶联[87, 88]。由于 MRS 在肿瘤生长中发挥重要作用，因此推测其在胆管癌中高表达；实际上，目前 MRS 应用于胆管鉴别诊断正处于研究中。据报道，MRS 在纤维组织细胞瘤，肉瘤，恶性胶质瘤，胶质母细胞瘤和非小细胞肺癌中高表达，而且与预后差具有相关性[88-92]。MRS 免疫染色信号强度在恶性胆管狭窄中高于正常胆管（图 9-9）。MRS 诊断恶性胆管狭窄的敏感性，特异性，阳性预测值和准确性分别为 98.1%、96.1%、98.1% 和 97.5%，提示其诊断性能优于常规细胞学（未发表数据）。这些新型诊断方法仍需进一步研究，与预后的关系有待进一步确定。

3. 实时反转录聚合酶链反应检测

人天冬氨酸 β – 羟化酶（human aspartyl be-tahydroxylase，HAAH）和同源盒（homeobox，Hox）B7 的 mRNAs 是胆管癌的分子标志物。用反转录 – 聚合酶链反应检测刷检细胞标本中的这些分子标记物可使灵敏度提高至 82%[93]。这些只是初步结果，对于良性狭窄的鉴别诊断有限。

Msx2 是 Hox 基因家族成员之一，在移行前颅神经嵴、牙齿和视网膜中表达。Msx2 常表达于上皮来源肿瘤，正常组织不表达。Msx2 在胰腺癌细胞系和组织中表达，但良性细胞系或人正常胰腺组织中不表达。MSX2 mRNA 诊断胆管癌的敏感性为 72.3%，特异性为 58.3%[94]。敏感性有所提高，但该项技术仅仅提供了额外的信息，而非确定诊断。

在胆管癌表达的 13 个基因中，4 项基因

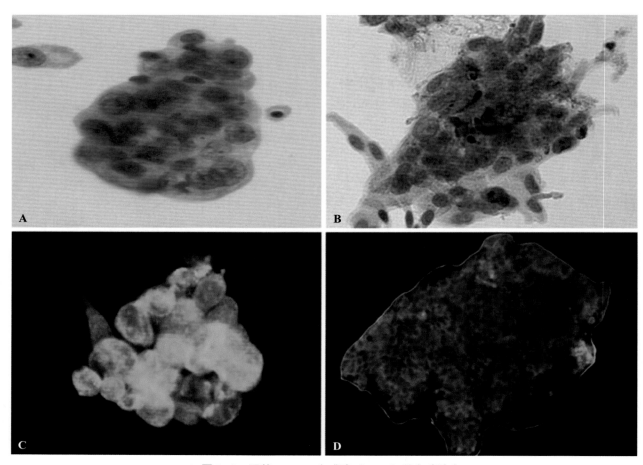

▲ 图 9-9　甲基 −tRNA 合成酶（MRS）的免疫染色

A. 在 ERCP 过程中从远端 CBD 获得的刷检细胞学标本的常规巴氏染色报告为恶性肿瘤；B. 常规细胞学标本诊断为恶性肿瘤阴性；最终诊断，阴性；C. CBD 癌组织 MRS 的典型阳性免疫染色；D. 良性胆管狭窄 MRS 的典型阴性免疫染色

甲基化（CDO1, CNRIP1, SEPT9, VIM）程度为 45%～77%[95]。由此四种基因组成的生物标志物检测胆管癌的敏感性为 85%，特异性为 98%，有望用于胆管癌的检测。

五、结论

　　确定胆管狭窄的原因有一定难度。不能正确诊断恶性胆管狭窄可能延误治疗或导致错失治疗时机。相反，如果良性胆管狭窄错判为恶性狭窄，则可能会进行不必要的手术。因此，正确诊断胆管狭窄非常重要，需要结合多种方法。尽管敏感性和特异性有所不同，但不少方法可以较好地诊断胆管狭窄病因(表 9-5)。不同内镜、血液、和影像学检查的优缺点见表 9-6，但新型诊断方法（如 MRS 免疫染色）需要临床进一步评估。

表 9-5　恶性胆管狭窄诊断方法的敏感性和特异性 [96]

	敏感性（%）	特异性（%）
ERCP/PTCS	41 ～ 77	53 ～ 100
细胞刷检	21 ～ 71	83 ～ 100
活检钳活检	30 ～ 84	100
经口胆管镜 /SpyGlass	50 ～ 100	87 ～ 100
超声内镜	52 ～ 94	84 ～ 100
FISH/ 流式细胞	43 ～ 70	82 ～ 97
IDUS	83 ～ 88	83 ～ 92
共聚焦激光显微内镜	83 ～ 98	33 ～ 88

表 9-6 CT、MRCP、ERCP、EUS（+ FNA）、IDUS 诊断胆管恶性狭窄比较

	CT	MRCP	ERCP	EUS（+FNA）	IDUS
优点	评估淋巴结和血管受累，远处转移	评估狭窄水平和形态 无须造影剂高质量胆管成像	确认胆管狭窄及其部位，并进一步组织取样	细胞学诊断	评估无肿块形成的胆管狭窄
缺点	放射性 造影剂过敏	运动伪影 扫描时间长 费用高	有创性	针道肿瘤种植	易损坏

参 考 文 献

[1] Tummala P, Munigala S, Eloubeidi MA, Agarwal B. Patients with obstructive jaundice and biliary stricture +/− mass lesion on imaging: prevalence of malignancy and potential role of EUS-FNA. J Clin Gastroenterol. 2013;47(6):532–7.

[2] Charbel H, Al-Kawas FH. Cholangiocarcinoma: epidemiology, risk factors, pathogenesis, and diagnosis. Curr Gastroenterol Rep. 2011;13(2):182–7.

[3] Patel T. Increasing incidence and mortality of primary intrahepatic cholangiocarcinoma in the United States. Hepatology. 2001;33(6):1353–7.

[4] Mouzas IA, Dimoulios P, Vlachonikolis IG, Skordilis P, Zoras O, Kouroumalis E. Increasing incidence of cholangiocarcinoma in Crete 1992–2000. Anticancer Res. 2002;22(6B):3637–41.

[5] Khashab MA, Fockens P, Al-Haddad MA. Utility of EUS in patients with indeterminate biliary strictures and suspected extrahepatic cholangiocarcinoma (with videos). Gastrointest Endosc. 2012;76(5):1024–33.

[6] Gerhards MF, Vos P, van Gulik TM, Rauws EA, Bosma A, Gouma DJ. Incidence of benign lesions in patients resected for suspicious hilar obstruction. Br J Surg. 2001;88(1):48–51.

[7] Clayton RA, Clarke DL, Currie EJ, Madhavan KK, Parks RW, Garden OJ. Incidence of benign pathology in patients undergoing hepatic resection for suspected malignancy. Surgeon. 2003;1(1):32–8.

[8] Wakai T, Shirai Y, Sakata J, Maruyama T, Ohashi T, Korira PV, et al. Clinicopathological features of benign biliary strictures masquerading as biliary malignancy. Am Surg. 2012;78(12):1388–91.

[9] Varadarajulu S, Eloubeidi MA. The role of endoscopic ultrasonography in the evaluation of pancreaticobiliary cancer. Surg Clin. 2010;90(2):251–63.

[10] Ortner MAE, Liebetruth J, Schreiber S, Hanft M, Wruck U, Fusco V, et al. Photodynamic therapy of nonresectable cholangiocarcinoma. Gastroenterology. 1998;114(3):536–42.

[11] Neuhaus P, Jonas S, Bechstein WO, Lohmann R, Radke C, Kling N, et al. Extended resections for hilar cholangiocarcinoma. Ann Surg. 1999;230(6):808.

[12] Korrapati P, Ciolino J, Wani S, Shah J, Watson R, Muthusamy VR, et al. The efficacy of peroral cholangioscopy for difficult bile duct stones and indeterminate strictures: a systematic review and meta-analysis. Endosc Int Open. 2016;4(3):E263.

[13] Wani S, Shah RJ. Endoscopic retrograde cholangiopancreatography biliary tissue sampling. Tech Gastrointest Endosc. 2012;14(3):164–71.

[14] Marrelli D, Caruso S, Pedrazzani C, Neri A, Fernandes E, Marini M, et al. CA19-9 serum levels in obstructive jaundice: clinical value in benign and malignant conditions. Am J Surg. 2009;198(3):333–9.

[15] Navaneethan U, Hasan MK, Lourdusamy V, Njei B, Varadarajulu S, Hawes RH. Single-operator cholangioscopy and targeted biopsies in the diagnosis of indeterminate biliary strictures: a systematic review. Gastrointest Endosc. 2015;82(4):608–14.e2.

[16] Singh A, Gelrud A, Agarwal B. Biliary strictures: diagnostic considerations and approach. Gastroenterol Rep. 2015;3(1):22–31.

[17] Levy C, Lymp J, Angulo P, Gores GJ, Larusso N, Lindor KD. The value of serum CA 19-9 in predicting cholangiocarcinomas in patients with primary sclerosing cholangitis. Dig Dis Sci. 2005;50(9):1734–40.

[18] Patel AH, Harnois DM, Klee GG, LaRusso NF, Gores GJ. The utility of CA 19-9 in the diagnoses of cholan-giocarcinoma in patients without primary sclerosing cholangitis. Am J Gastroenterol. 2000;95(1):204–7.

[19] Khan SA, Davidson BR, Goldin RD, Heaton N, Karani J, Pereira SP, et al. Guidelines for the diagnosis and treatment of cholangiocarcinoma: an update. Gut. 2012;61(12):1657–69.

[20] Li Y, Zhang N. Clinical significance of serum tumour M2-PK and CA19-9 detection in the diagnosis of cholangiocarcinoma. Dig Liver Dis. 2009;41(8):605–8.

[21] Qin XL, Wang ZR, Shi JS, Lu M, Wang L, He QR. Utility of serum CA19-9 in diagnosis of cholangiocarcinoma: in comparison with CEA. World J Gastroenterol. 2004;10(3):427–32.

[22] Nehls O, Gregor M, Klump B. Serum and bile markers for cholangiocarcinoma. Semin Liver Dis. 2004;24(2):139–54.

[23] Ramage JK, Donaghy A, Farrant JM, Iorns R, Williams R. Serum tumor markers for the diagnosis of cholangiocarcinoma in primary sclerosing cholangitis. Gastroenterology. 1995;108(3):865–9.

[24] Ruzzenente A, Iacono C, Conci S, Bertuzzo F, Salvagno G, Ruzzenente O, et al. A novel serum marker for biliary tract cancer: diagnostic and prognostic values of quantitative evaluation of serum mucin 5AC (MUC5AC). Surgery. 2014;155(4):633–9.

[25] Leelawat K, Narong S, Wannaprasert J, Ratanashu-Ek T. Prospective study of MMP7 serum levels in the diagnosis of cholangiocarcinoma. World J Gastroenterol: WJG. 2010; 16(37):4697.

[26] Zeng X, Tao H. Diagnostic and prognostic serum marker of cholangiocarcinoma. Oncol Lett. 2015;9(1):3–8.

[27] Songür Y, Temuçin G, Sahin B. Endoscopic ultrasonography in the evaluation of dilated common bile duct. J Clin Gastroenterol. 2001;33(4):302–5.

[28] Esnaola NF, Meyer JE, Karachristos A, Maranki JL, Camp ER, Denlinger CS. Evaluation and management of intrahepatic and extrahepatic cholangiocarcinoma. Cancer. 2016;122(9):1349–69.

[29] Rosch T, Meining A, Fruhmorgen S, Zillinger C, Schusdziarra V, Hellerhoff K, et al. A prospective comparison of the diagnostic accuracy of ERCP, MRCP, CT, and EUS in biliary strictures. Gastrointest Endosc. 2002;55(7):870–6.

[30] Nesbit GM, Johnson CD, James EM, MacCarty RL, Nagorney DM, Bender CE. Cholangiocarcinoma: diagnosis and

evaluation of resectability by CT and sonography as procedures complementary to cholangiography. AJR Am J Roentgenol. 1988;151(5):933–8.

[31] Sugiyama M, Atomi Y, Kuroda A, Muto T. Bile duct carcinoma without jaundice: clues to early diagnosis. Hepato-Gastroenterology. 1997;44(17):1477–83.

[32] Xu A-M, Cheng H-Y, Jiang W-B, Chen D, Jia Y-C, Wu M-C. Multi-slice three-dimensional spiral CT cholangiography: a new technique for diagnosis of biliary diseases. HBPD Int. 2002;1(4):595–603.

[33] Vilgrain V. Staging cholangiocarcinoma by imaging studies. HPB. 2008;10(2):106–9.

[34] Lee HY, Kim SH, Lee JM, Kim S-W, Jang J-Y, Han JK, et al. Preoperative assessment of resectability of hepatic hilar cholangiocarcinoma: combined CT and cholangiography with revised criteria. Radiology. 2006;239(1):113–21.

[35] Taylor AC, Little AF, Hennessy OF, Banting SW, Smith PJ, Desmond PV. Prospective assessment of magnetic resonance cholangiopancreatography for noninvasive imaging of the biliary tree. Gastrointest Endosc. 2002;55(1):17–22.

[36] Rösch T, Meining A, Frühmorgen S, Zillinger C, Schusdziarra V, Hellerhoff K, et al. A prospective comparison of the diagnostic accuracy of ERCP, MRCP, CT, and EUS in biliary strictures. Gastrointest Endosc. 2002;55(7):870–6.

[37] Vanderveen KA, Hussain HK. Magnetic resonance imaging of cholangiocarcinoma. Cancer Imaging. 2004;4(2):104.

[38] Lopera JE, Soto JA, Munera F. Malignant hilar and perihilar biliary obstruction: use of MR cholangiography to define the extent of biliary ductal involvement and plan percutaneous interventions. Radiology. 2001;220(1):90–6.

[39] Suthar M, Purohit S, Bhargav V, Goyal P. Role of MRCP in differentiation of benign and malignant causes of biliary obstruction. J Clin Diagn Res. 2015;9(11):Tc08–12.

[40] Park M-S, Kim TK, Kim KW, Park SW, Lee JK, Kim J-S, et al. Differentiation of extrahepatic bile duct cholangiocarcinoma from benign stricture: findings at MRCP versus ERCP. Radiology. 2004;233(1):234–40.

[41] Navaneethan U, Njei B, Lourdusamy V, Konjeti R, Vargo JJ, Parsi MA. Comparative effectiveness of biliary brush cytology and intraductal biopsy for detection of malignant biliary strictures: a systematic review and meta-analysis. Gastrointest Endosc. 2015;81(1):168–76.

[42] Schoefl R, Haefner M, Wrba F, Pfeffel F, Stain C, Poetzi R, et al. Forceps biopsy and brush cytology during endoscopic retrograde cholangiopancreatography for the diagnosis of biliary stenoses. Scand J Gastroenterol. 1997;32(4):363–8.

[43] Ponchon T, Gagnon P, Berger F, Labadie M, Liaras A, Chavaillon A, et al. Value of endobiliary brush cytology and biopsies for the diagnosis of malignant bile duct stenosis: results of a prospective study. Gastrointest Endosc. 1995;42(6):565–72.

[44] Jo YG, Lee TH, Cho HD, Park SH, Park JM, Cho YS, et al. Diagnostic accuracy of brush cytology with direct smear and cell-block techniques according to preparation order and tumor characteristics in biliary strictures. Korean J Gastroenterol. 2014;63(4):223–30.

[45] Glasbrenner B, Ardan M, Boeck W, Preclik G, Moller P, Adler G. Prospective evaluation of brush cytology of biliary strictures during endoscopic retrograde cholangiopancreatography. Endoscopy. 1999;31(9):712–7.

[46] Fogel EL, McHenry L, Watkins JL, Chappo J, Cramer H, Schmidt S, et al. Effectiveness of a new long cytology brush in the evaluation of malignant biliary obstruction: a prospective study. Gastrointest Endosc. 2006;63(1):71–7.

[47] De Bellis M, Fogel EL, Sherman S, Watkins JL, Chappo J, Younger C, et al. Influence of stricture dilation and repeat brushing on the cancer detection rate of brush cytology in the evaluation of malignant biliary obstruction. Gastrointest Endosc. 2003;58(2):176–82.

[48] Howell D, Beveridge R, Bosco J, Jones M. Endoscopic needle aspiration biopsy at ERCP in the diagnosis of biliary strictures. Gastrointest Endosc. 1992;38(5):531–5.

[49] Fritcher EGB, Kipp BR, Halling KC, Oberg TN, Bryant SC, Tarrell RF, et al. A multivariable model using advanced cytologic methods for the evaluation of indeterminate pancreatobiliary strictures. Gastroenterology. 2009;136(7):2180–6.

[50] De Bellis M, Sherman S, Fogel EL, Cramer H, Chappo J, McHenry L, et al. Tissue sampling at ERCP in suspected malignant biliary strictures (part 2). Gastrointest Endosc. 2002;56(5):720–30.

[51] Mansfield J, Griffin S, Wadehra V, Matthewson K. A prospective evaluation of cytology from biliary strictures. Gut. 1997;40(5):671–7.

[52] Higashizawa T, Tamada K, Tomiyama T, Wada S, Ohashi A, Satoh Y, et al. Biliary guidewire facilitates bile duct biopsy and endoscopic drainage. J Gastroenterol Hepatol. 2002;17(3):332–6.

[53] Victor DW, Sherman S, Karakan T, Khashab MA. Current endoscopic approach to indeterminate biliary strictures. World J Gastroenterol. 2012;18(43):6197–205.

[54] Harewood GC, Wiersema MJ. Endosonographyguided fine needle aspiration biopsy in the evaluation of pancreatic masses. Am J Gastroenterol. 2002;97(6):1386–91.

[55] Eloubeidi MA, Chen VK, Jhala NC, Eltoum IE, Jhala D, Chhieng DC, et al. Endoscopic ultrasoundguided fine needle aspiration biopsy of suspected cholangiocarcinoma. Clin Gastroenterol Hepatol. 2004;2(3):209–13.

[56] Mohamadnejad M, DeWitt JM, Sherman S, LeBlanc JK, Pitt HA, House MG, et al. Role of EUS for preoperative evaluation of cholangiocarcinoma: a large single-center experience. Gastrointest Endosc. 2011;73(1):71–8.

[57] Heimbach JK, Sanchez W, Rosen CB, Gores GJ. Trans-peritoneal fine needle aspiration biopsy of hilar cholangiocarcinoma is associated with disease dissemination. HPB. 2011;13(5):356–60.

[58] El Chafic AH, Dewitt J, Leblanc JK, El H II, Cote G, House MG, et al. Impact of preoperative endoscopic ultrasound-guided fine needle aspiration on postoperative recurrence and survival in cholangiocarcinoma patients. Endoscopy. 2013;45(11):883–9.

[59] Mukai H, Nakajima M, Yasuda K, Mizuno S, Kawai K. Evaluation of endoscopic ultrasonography in the pre-operative staging of carcinoma of the ampulla of Vater and common bile duct. Gastrointest Endosc. 1992;38(6):676–83.

[60] Tio T, Reeders J, Sie L, Wijers O, Maas J, Colin E, et al. Endosonography in the clinical staging of Klatskin tumor. Endoscopy. 1993;25(01):81–5.

[61] Sugiyama M, Hagi H, Atomi Y, Saito M. Diagnosis of portal venous invasion by pancreatobiliary carcinoma: value of endoscopic ultrasonography. Abdom Imaging. 1997;22(4):434–8.

[62] Blechacz B, Komuta M, Roskams T, Gores GJ. Clinical diagnosis and staging of cholangiocarcinoma. Nat Rev Gastroenterol Hepatol. 2011;8(9):512.

[63] Chen YK, Pleskow DK. SpyGlass single-operator peroral cholangiopancreatoscopy system for the diagnosis and therapy of bile-duct disorders: a clinical feasibility study (with video). Gastrointest Endosc. 2007;65(6):832–41.

[64] Chen YK, Parsi MA, Binmoeller KF, Hawes RH, Pleskow DK, Slivka A, et al. Single-operator cholangioscopy in patients requiring evaluation of bile duct disease or therapy of biliary stones (with videos). Gastrointest Endosc. 2011;74(4):805–14.

[65] Ramchandani M, Reddy DN, Gupta R, Lakhtakia S, Tandan M, Darisetty S, et al. Role of single-operator peroral cholangioscopy in the diagnosis of indeterminate biliary lesions: a single-center, prospective study. Gastrointest Endosc. 2011;74(3):511–9.

[66] Kim H-J, Kim M-H, Lee S-K, Yoo K-S, Seo D-W, Min Y-I. Tumor vessel: a valuable cholangioscopic clue of malignant

biliary stricture. Gastrointest Endosc. 2000;52(5):635–8.

[67] Parsi MA. Peroral cholangioscopy in the new millennium. World J Gastroenterol: WJG. 2011;17:(1):1.

[68] Vazquez-Sequeiros E, Baron TH, Clain JE, Gostout CJ, Norton ID, Petersen BT, et al. Evaluation of indeterminate bile duct strictures by intraductal US. Gastrointest Endosc. 2002;56(3):372–9.

[69] Stavropoulos S, Larghi A, Verna E, Battezzati P, Stevens P. Intraductal ultrasound for the evaluation of patients with biliary strictures and no abdominal mass on computed tomography. Endoscopy. 2005;37(8):715–21.

[70] Domagk D, Wessling J, Reimer P, Hertel L, Poremba C, Senninger N, et al. Endoscopic retrograde cholangiopancreatography, intraductal ultrasonography, and magnetic resonance cholangiopancreatography in bile duct strictures: a prospective comparison of imaging diagnostics with histopathological correlation. Am J Gastroenterol. 2004;99(9):1684–9.

[71] Tamada K, Ueno N, Tomiyama T, Oohashi A, Wada S, Nishizono T, et al. Characterization of biliary strictures using intraductal ultrasonography: comparison with percutaneous cholangioscopic biopsy. Gastrointest Endosc. 1998;47(5):341–9.

[72] Itoi T, Neuhaus H, Chen YK. Diagnostic value of image-enhanced video cholangiopancreatoscopy. Gastrointest Endosc Clin. 2009;19(4):557–66.

[73] Meining A, Chen YK, Pleskow D, Stevens P, Shah RJ, Chuttani R, et al. Direct visualization of indeterminate pancreaticobiliary strictures with probe-based confocal laser endomicroscopy: a multicenter experience. Gastrointest Endosc. 2011;74(5):961–8.

[74] Meining A, Shah RJ, Slivka A, Pleskow D, Chuttani R, Stevens PD, et al. Classification of probe-based confocal laser endomicroscopy findings in pancreaticobiliary strictures. Endoscopy. 2012;44(3):251–7.

[75] Slivka A, Gan I, Jamidar P, Costamagna G, Cesaro P, Giovannini M, et al. Validation of the diagnostic accuracy of probe-based confocal laser endomicroscopy for the characterization of indeterminate biliary strictures: results of a prospective multicenter international study. Gastrointest Endosc. 2015;81(2):282–90.

[76] Caillol F, Filoche B, Gaidhane M, Kahaleh M. Refined probe-based confocal laser endomicroscopy classification for biliary strictures: the Paris Classification. Dig Dis Sci. 2013;58(6):1784–9.

[77] Kahaleh M, Giovannini M, Jamidar P, Gan SI, Cesaro P, Caillol F, et al. Probe-based confocal laser endomicroscopy for indeterminate biliary strictures: refinement of the image interpretation classification. Gastroenterol Res Pract. 2015;2015:675210.

[78] Heif M, Yen RD, Shah RJ. ERCP with probe-based confocal laser endomicroscopy for the evaluation of dominant biliary stenoses in primary sclerosing cholangitis patients. Dig Dis Sci. 2013;58(7):2068–74.

[79] Kipp BR, Stadheim LM, Halling SA, Pochron NL, Harmsen S, Nagorney DM, et al. A comparison of routine cytology and fluorescence in situ hybridization for the detection of malignant bile duct strictures. Am J Gastroenterol. 2004;99(9):1675–81.

[80] Navaneethan U, Njei B, Venkatesh PG, Vargo JJ, Parsi MA. Fluorescence in situ hybridization for diagnosis of cholangiocarcinoma in primary sclerosing cholangitis: a systematic review and meta-analysis. Gastrointest Endosc. 2014;79(6):943–50. e3.

[81] Tascilar M, Sturm PD, Caspers E, Smit M, Polak MM, Huibregtse K, et al. Diagnostic p53 immunostaining of endobiliary brush cytology: preoperative cytology compared with the surgical specimen. Cancer. 1999;87(5):306–11.

[82] Stewart C, Burke G. Value of p53 immunostaining in pancreatico-biliary brush cytology specimens. Diagn Cytopathol. 2000;23(5):308–13.

[83] Yeo M, Kim K, Lee Y, Lee BS, Choi S. The usefulness of adding p53 immunocytochemistry to bile drainage cytology for the diagnosis of malignant biliary strictures. Diagn Cytopathol. 2017;45(7):592–7.

[84] Keira Y, Takasawa A, Murata M, Nojima M, Takasawa K, Ogino J, et al. An immunohistochemical marker panel including claudin-18, maspin, and p53 improves diagnostic accuracy of bile duct neoplasms in surgical and presurgical biopsy specimens. Virchows Arch. 2015;466(3):265–77.

[85] Tokumitsu T, Sato Y, Yamashita A, Moriguchi-Goto S, Kondo K, Nanashima A, et al. Immunocytochemistry for Claudin-18 and Maspin in biliary brushing cytology increases the accuracy of diagnosing pancreatobiliary malignancies. Cytopathology. 2017;28(2):116–21.

[86] Kanzawa M, Sanuki T, Onodera M, Fujikura K, Itoh T, Zen Y. Double immunostaining for maspin and p53 on cell blocks increases the diagnostic value of biliary brushing cytology. Pathol Int. 2017;67(2):91–8.

[87] Kim S, You S, Hwang D. Aminoacyl-tRNA synthetases and tumorigenesis: more than housekeeping. Nat Rev Cancer. 2011;11(10):708–18.

[88] Kwon NH, Kang T, Lee JY, Kim HH, Kim HR, Hong J, et al. Dual role of methionyl-tRNA synthetase in the regulation of translation and tumor suppressor activity of aminoacyl-tRNA synthetase-interacting multifunctional protein-3. Proc Natl Acad Sci U S A. 2011;108(49):19635–40.

[89] Palmer JL, Masui S, Pritchard S, Kalousek DK, Sorensen PH. Cytogenetic and molecular genetic analysis of a pediatric pleomorphic sarcoma reveals similarities to adult malignant fibrous histiocytoma. Cancer Genet Cytogenet. 1997;95(2):141–7.

[90] Reifenberger G, Ichimura K, Reifenberger J, Elkahloun AG, Meltzer PS, Collins VP. Refined mapping of 12q13-q15 amplicons in human malignant gliomas suggests CDK4/SAS and MDM2 as independent amplification targets. Cancer Res. 1996;56(22):5141–5.

[91] Kim EY, Jung JY, Kim A, Kim K, Chang YS. Methionyl-tRNA synthetase overexpression is associated with poor clinical outcomes in non-small cell lung cancer. BMC Cancer. 2017;17(1):467.

[92] Nilbert M, Rydholm A, Mitelman F, Meltzer PS, Mandahl N. Characterization of the 12q13-15 amplicon in soft tissue tumors. Cancer Genet Cytogenet. 1995;83(1):32–6.

[93] Feldmann G, Nattermann J, Nischalke H, Gorschlüter M, Kuntzen T, Ahlenstiel G, et al. Detection of human aspartyl (asparaginyl) beta-hydroxylase and homeobox B7 mRNA in brush cytology specimens from patients with bile duct cancer. Endoscopy. 2006;38(06):604–9.

[94] Ito H, Satoh K, Hamada S, Hirota M, Kanno A, Ishida K, et al. The evaluation of MSX2 mRNA expression level in biliary brush cytological specimens. Anticancer Res. 2011;31(3):1011–7.

[95] Andresen K, Boberg KM, Vedeld HM, Honne H, Jebsen P, Hektoen M, et al. Four DNA methylation biomarkers in biliary brush samples accurately identify the presence of cholangiocarcinoma. Hepatology. 2015;61(5):1651–9.

[96] Voigtlander T, Lankisch TO. Endoscopic diagnosis of cholangiocarcinoma: From endoscopic retrograde cholangiography to bile proteomics. Best Pract Res Clin Gastroenterol. 2015;29(2):267–75.

[97] Lim JH. Cholangiocarcinoma: morphologic classification according to growth pattern and imaging findings. AJR Am J Roentgenol. 2003;181(3):819–27.

第 10 章　良性胰管狭窄的特点

Characteristics of Benign Pancreatic Duct Stricture

Resheed Alkhiari　Michel Kahaleh　著

张耀朋　译

常　虹　黄永辉　校

一、概述

　　良性胰管狭窄（pancreatic duct stricture，PDS）是一种由主胰管既往或现有损伤造成的常见胰腺病变。胰管狭窄的最常见病因包括慢性胰腺炎、外伤、既往胰腺手术、胰腺假性囊肿、IgG_4 相关疾病和良性肿瘤（表 10-1）。它可能参与复发性急性胰腺炎、慢性腹痛和局部胰腺并发症的发生 [1-4]。

表 10-1　良性胰管狭窄病因

• 慢性胰腺炎
• 外伤
• 胰腺手术史
• 胰腺假性囊肿
• IgG_4 相关疾病
• 良性肿瘤

　　胰管狭窄可以分为单发性、多发性或者显性、非显性狭窄。显性狭窄的定义为应用 6Fr 造影导管在狭窄以上阻塞造影显示狭窄上游胰管扩张 ≥ 6mm，或经鼻胰引流管在 12~24h 连续滴入 1L 生理盐水时诱发腹痛症状 [5-8]。

　　当发现胰管狭窄后，第一步是明确狭窄性质，并排除潜在的恶性病变。病史和体格检查可以为病因提供线索，如酗酒史、胰腺炎病史。

　　所有胰管狭窄病例均应认真分析以排除潜在恶性病变。年龄 < 50 岁、胰腺炎病史、无黄疸、胆管正常、胰体或尾部的狭窄、不规则狭窄、多发狭窄和主胰管结石都是良性病变的特征（表 10-2）[4]。

表 10-2　良恶性胰管狭窄的特点

特点	良性	恶性
年龄（岁）	< 55	> 55
胰腺炎病史	有	无
胰管形态	多发狭窄 胰管不规则	局限性狭窄 上游胰管扩张
位置	胰腺体部或尾部	胰腺头部或颈部
胰管结石	有	无
胰腺分裂	可能有	无
胆管	正常	可能扩张
黄疸	无	可能有

二、检查方法

　　有多种检查方法可用于 PDS 的诊断。

（一）CT 扫描

　　该方法是评估 PDS 的重要方法，注射造影剂

126

后在静脉期可以看到扩张的胰管（图 10-1）。CT 还可以发现引起梗阻的潜在病因，或者显示慢性胰腺炎的一些特征，如胰腺萎缩、胰管扩张和钙化[8-10]。

（二）MRI

磁共振胆胰管成像（magnetic resonance cholangiopancreatography，MRCP）是 MRI 的一个重要检查序列，可以在无造影剂的情况下利用 T_2 加权序列评估液性的组织结构（图 10-2）。该方法可以发现慢性胰腺炎中 70% ~ 92% 的胰管狭窄。除此之外，该方法还可以发现其他一些有价值的信息，如胰管内结石、肿瘤和囊肿[11-14]。

（三）经内镜逆行胰管造影

经内镜逆行胰管造影（endoscopic retrograde pancreatography，ERP）对胰管狭窄来说非常重要，既可提供诊断信息，又能提供多种治疗措施。ERP 的透视影像和内镜表现能够发现胰管狭窄的特征（图 10-3），并且能够发现潜在的病因，如胰腺分裂、十二指肠乳头病变和慢性胰腺炎。

胰管狭窄可分为节段性和局限性两种。节段性胰管狭窄的影像表现为狭窄、扩张交替出现，似串珠状。局限性胰管狭窄表现为胰管局灶狭窄，伴上游胰管扩张。除胰管狭窄之外，胰瘘、主胰管结石（充盈缺损）更倾向于慢性胰腺炎的良性胰管狭窄[15, 16]。

（四）经口胰管镜

经口胰管镜（per oral pancreatoscopy，POP）可以在直视下评估胰管狭窄，并获取组织病理。良性胰管狭窄可以表现为瘢痕、钙化、糜烂和管壁红斑（图 10-4）[17, 18]。

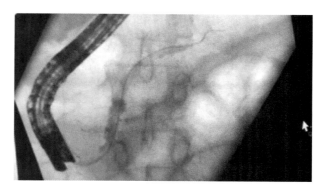

▲ 图 10-3 ERP 显示慢性胰腺炎胰头部胰管狭窄伴扩张

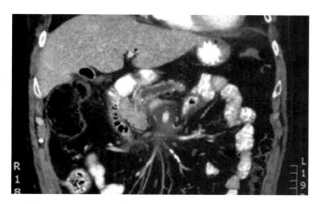

▲ 图 10-1 CT 显示慢性胰腺炎胰管狭窄伴胰管结石形成及胰管扩张

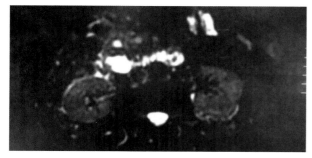

▲ 图 10-2 MRCP 显示慢性复发性胰腺炎多发狭窄及扩张

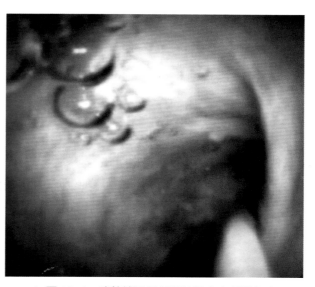

▲ 图 10-4 胰管镜显示局限性狭窄和局灶红斑

（五）超声内镜

超声内镜（echoendosonography，EUS）是发现胰管狭窄和识别潜在病因的最佳方法。在 EUS 中，胰管狭窄表现主胰管扩张，并且可以看到狭窄处。EUS 也是胰腺实质检查的金标准，并且必要时可以进行活检以除外恶性病变 [19, 20]。

（六）光学相干断层扫描

光学相干断层扫描（optical coherence tomography，OCT）是一种新的高倍放大成像方法，能够在结构层面上提供断层影像。新一代光学相干断层扫描设备已经开始测试，主胰管良性狭窄水平显示为扩张的低反射结构 [21]。

参考文献

[1] Steer ML, Waxman I, Freedman S. Chronic pancreatitis. N Engl J Med. 1995;332:1482–90.

[2] Witt H, Apte MV, Keim V, et al. Chronic pancreatitis: challenges and advances in pathogenesis, genetics, diagnosis, and therapy. Gastroenterology. 2007;132:1557–73.

[3] Sah RP, Chari ST. Autoimmune pancreatitis: an update on classification, diagnosis natural history, and management. Curr Gastroenterol Rep. 2012;14:95–105.

[4] Kalady M, Peterson B, Baillie J. Pancreatic duct strictures: identifying risk of malignancy. Ann Surg Oncol. 2004;11(6):581–8.

[5] Cohen SA, Siegel JH, Kasmin FE. Treatment of pancreatic strictures. Curr Treat Options Gastroenterol. 2007;10:347–54.

[6] Oza VM, Kahaleh M. Endoscopic management of chronic pancreatitis. World J Gastrointest Endosc. 2013;5:19–28.

[7] Catalano MF. Endoscopic treatment of pancreatic duct strictures. Tech Gastrointest Endosc. 1999;1:168–74.

[8] Remer EM, Baker ME. Imaging of chronic pancreatitis. Radiol Clin N Am. 2002;40:1229–42.

[9] Siddiqi AJ, Miller F. Chronic pancreatitis: ultrasound, computed tomography, and magnetic resonance imaging features. Semin Ultrasound CT MR. 2007;28:384–94.

[10] Miller FH, Keppke A, Balthazar E. Imaging pancreatitis. In: RMLM G, editor. Textbook of gastrointestinal radiology. 3rd ed. Philadelphia, PA: W.B. Saunders; 2008.

[11] oto JA, Barish MA, Yucel EK, et al. Pancreatic duct: MR cholangiopancreatography with a three- dimensional fast spin-echo technique. Radiology. 1995;196:459–64.

[12] Matos C, Metens T, Deviere J, et al. Pancreatic duct: morphologic and functional evaluation with dynamic MR pancreatography after secretin stimulation. Radiology. 1997;203:435–41.

[13] Sanyal R, Stevens T, Novak E, et al. Secretinenhanced MRCP: review of technique and application with proposal for quantification of exocrine function. AJR Am J Roentgenol. 2012;198:124–32.

[14] Hansen TM, Nilsson M, Gram M, Frøkjær JB. Morphological and functional evaluation of chronic pancreatitis with magnetic resonance imaging. World J Gastroenterol. 2013;19(42):7241–6.

[15] Dumonceau JM, Delhaye M, Tringali A, et al. Endoscopic treatment of chronic pancreatitis: European Society of Gastrointestinal Endoscopy (ESGE) clinical guideline. Endoscopy. 2012;44:784–800.

[16] Cohen SA, Siegel JH, Kasmin FE. Treatment of pancreatic strictures. Curr Treat Options Gastroenterol. 2007 Oct;10(5):347–54.

[17] Ringold DA, Shah RJ. Peroral pancreatoscopy in the diagnosis and management of intraductal papillary mucinous neoplasia and indeterminate pancreatic duct pathology. Gastrointest Endosc Clin N Am. 2009;19(4):601–13.

[18] Kodama T, Koshitani T, Sato H, et al. Electronic pancreatoscopy for the diagnosis of pancreatic diseases. Am J Gastroenterol. 2002;97(3):617–22.

[19] Stevens T. Update on the role of endoscopic ultrasound in chronic pancreatitis. Curr Gastroenterol Rep. 2011;13:117–22.

[20] Varadarajulu S, Tamhane A, Eloubeidi MA. Yield of EUS-guided FNA of pancreatic masses in the presence or the absence of chronic pancreatitis. Gastrointest Endosc. 2005;62:728–36; quiz 751, 753.

[21] Tyberg A, Xu MM, Gaidhane M, Kahaleh M. Second generation optical coherence tomography: Preliminary experience in pancreatic and biliary strictures. Dig Liver Dis. 2018;50:1214–7.

第 11 章　良性胰管狭窄的治疗
Management of Benign Pancreatic Strictures

Resheed Alkhiari　Michel Kahaleh　著

张耀朋　译

常　虹　黄永辉　校

一、概述

胰管狭窄的治疗取决于病因和现有症状。当发现胰管狭窄时，首先要做的是排除恶性病变。之后的任何治疗措施都取决于患者的症状和局部并发症。如果排除了恶性病变引起的狭窄，无症状患者可能无须干预。良性胰管狭窄的治疗方法涉及多个学科，包括内科、内镜和外科手术治疗[1-5]。

二、内科治疗

内科治疗作为一线治疗措施适用于慢性胰腺炎患者，以预防胰腺的进一步损伤。治疗措施主要包括戒烟、戒酒、低脂饮食、少食多餐，有外分泌障碍的可以使用胰酶[1, 2]。

三、内镜治疗

在过去的数十年，内镜技术取得了巨大进步，使得内镜治疗成为胰管狭窄的主要手段，因为内镜治疗的可行性和安全性，以及与外科手术相比更低的并发症发生率和死亡率[1, 4]。

（一）经内镜逆行胰管造影

经内镜逆行胰管造影（endoscope retrograde pancreatography，ERP）在慢性复发性胰腺炎的诊断和治疗上发挥着主要作用，尤其是胰管狭窄伴梗阻的患者（图 11-1）。治疗方法主要包括胰管括约肌切开术、胰管扩张术、胰管支架置入术及其他一些诊断手段，如细胞刷检、胰管镜检查和活检。慢性胰腺炎患者 ERP 支架置入的技术成功率为 85% ～ 98%（图 11-2）。

胰管括约肌切开术（pancreatic sphincterotomy，PS）可以缓解胰管壶腹部狭窄患者的症状，也用于胰管支架置入术前。胰管括约肌切开术可以使用括约肌切开刀沿胰管方向切开，也可以使用针刀。胰管括约肌切开术的成功率高达 98%，且并发症很少，最高 4%。使用括约肌切开刀行胰管括约肌切开发生术后胰腺炎的风险要高于针刀切开者[6-8]。

当胰管狭窄患者出现胆管炎、黄疸、胆管扩张 ＞ 12mm 并伴有碱性磷酸酶升高 2 倍以上时，被认为可以同时行胆管括约肌切开术[8]。

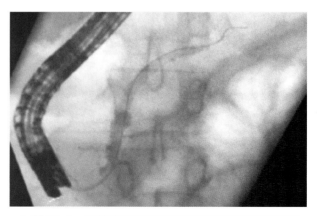

▲ 图 11-1　胰管造影示远端胰管狭窄和近端胰管扩张

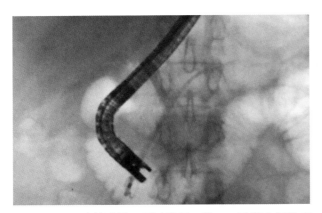

▲ 图 11-2　胰管造影示通过放置 2 枚 7Fr 胰管支架治疗远端胰管狭窄

　　主胰管支架置入术是良性胰管狭窄的基础治疗方法，单胰管支架置入术后疼痛缓解的成功率为 70% ～ 94%。支架治疗最适合于胰腺头颈部及体部的局限性狭窄。胰尾部胰管狭窄也可以放置支架，但对于降低胰管高压作用不大[9, 10]（图 11-3）。

　　在支架置入前，可以使用扩张探条、导丝引导的扩张球囊行狭窄扩张，如果这两种方法均未成功，则可使用 Soehendra 支架回收器进行扩张作为补救措施。这些扩张器可以将狭窄扩张至 4 ～ 10mm，能够满足 7 ～ 10Fr 口径胰管支架的置入。支架置入后，需要注意局部并发症的发生，如胰腺炎、感染、支架移位、堵塞和穿孔。支架的更换时间取决于症状改善程度，一般 2 ～ 6 个月更换一次，直至狭窄缓解。狭窄缓解的时间长短取决于狭窄的严重程度，一般在支架置入后 8 ～ 15 个月不等，甚至更长。为了更加有效地解除狭窄，每次更换支架时可以增加支架的内径[9, 10]。

（二）塑料胰管支架

　　塑料胰管支架主要材料是聚乙烯，并且为了顺应胰管一端为单猪尾结构。病因不同，胰管支架维持通畅的时间也不同，一般 2 ～ 3 个月。支架大小在 5 ～ 10Fr，且口径越小，症状复发的概率就越大，如 10Fr 的支架症状复发的概率最低。支架的选择主要受狭窄程度、狭窄位置和主胰管宽度的

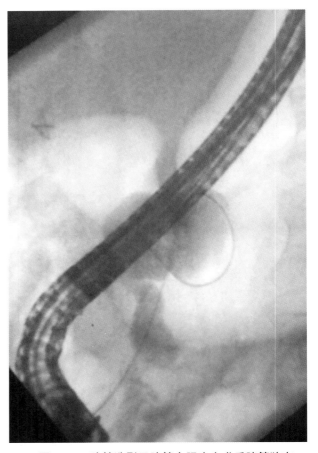

▲ 图 11-3　胰管造影示胰管空肠吻合术后胰管狭窄

影响。对于主胰管狭窄，ESGE 推荐使用 10Fr 支架，不论有无症状复发，一年更换。对于狭窄持续存在一年以上者，可以考虑并行放置多根支架。

　　主胰管支架置入的技术成功率为 72% ～ 100%，胰源性腹痛缓解率为 75% ～ 94%，长期缓解率为 52% ～ 74%，相关研究见表 11-1[18, 19]。

　　当在狭窄上游注射造影剂后 1 ～ 2min，造影剂能够完全排空，或使用 6Fr 导管能够顺利通过狭窄，则可以考虑不再置入支架。但支架拔除后症状复发率高达 1/3。虽然可以再次行支架置入，但此前应该组织多学科会诊，综合考虑患者的病因、合并疾病和患者的主观意见[13, 20-22]。

　　预测支架治疗成功的因素包括戒酒、戒烟、胰头部胰管狭窄、内镜治疗前症状持续时间短且伴随症状少及胰管结石清除（表 11-2）。

表 11-1　良性胰管狭窄塑料支架使用研究

作者（年份）	病例数量	技术成功率（%）	近期临床有效率（%）	长期临床有效率（%）	随访时间（个月）
Cremer 等 （1991）[11]	75	98.6	94	52	37
Rösch 等 （2002）[12]	478	72	N/A	63	52
Vitale 等 （2004）[13]	89	100	83	63	43
Fleftherladis 等 （2005）[14]	100	100	100	70	69
Cosamagna 等 （2006）[15]	13	100	100	84	38
Weber 等 （2007）[16]	17	89	89	83	24
Sauer 等 （2009）[17]	163	N/A	N/A	56	36

表 11-2　良性胰管狭窄全覆膜自膨式金属支架使用研究

作者（年份）	病例数量	技术成功率（%）	临床有效率（%）	支架放置时间（月）	随访时间（个月）
Park 等 （2008）[23]	13	100	100	2	5
Sauer 等 （2008）[24]	6	100	66	3	8
Moon 等 （2010）[25]	32	100	100	5	20
Akbar 等 （2012）[26]	9	100	90	NA	18
Giacino 等 （2012）[27]	10	100	90	NA	19.8
Landi 等 （2016）[28]	15	100	54	6	18.5
Ogura 等 （2016）[29]	13	100	92	5.7	8.6
Matsubara 等 （2016）[30]	10	100	70	3	35

（三）全覆膜金属支架

已有报道临时放置全覆膜金属支架用于治疗主胰管狭窄，对于大多数患者是安全和有效的。金属支架的使用仅限于难治性胰管狭窄。支架移位和再狭窄的发生率分别约为 31% 和 16%[24, 25]。

最近的一项应用全覆膜金属支架的研究，其长期随访结果显示，3 年症状缓解率高达 90%。但是支架移位发生率高达 47%，明显高于以往研究的结果，尽管研究例数较少。不推荐使用金属裸支架[1, 2]。

（四）超声内镜引导下主胰管穿刺引流

尽管目前 ERCP 并胰管支架置入术在治疗良性胰管狭窄方面成功率很高，但还是有一部分患者因胰管插管不成功或无法通过狭窄段而失败。这些失败患者给内镜医师带来了巨大挑战。超声内镜引导下胰管穿刺引流（EUS-guided pancreatic duct drainage，EUS-PD）是另外一种经内镜下的微创治疗手段。一个包含 222 例患者的回顾研究显示，采用会师技术的 EUS-PD 成功率能达到 70%～80%，并且临床症状缓解成功率在 70%～90%[31-37]。

但并发症发生率也高达 40%，包括腹痛、出血、血肿、穿孔和重症胰腺炎[35-37]。

EUS-PD 适用于有症状的常规 ERP 失败的患者。由于操作复杂，建议在三级中心进行，并且由经验丰富的 EUS 治疗专家操作（图 11-4 和图 11-5）。

（五）胰十二指肠切除术后胰管狭窄

胰胃吻合术后胰管狭窄发生率高达 30%，胰

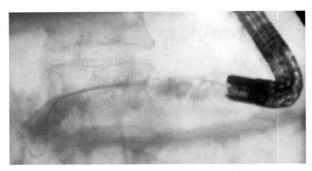

▲ 图 11-4　EUS 引导下顺行扩张胰管穿刺成功

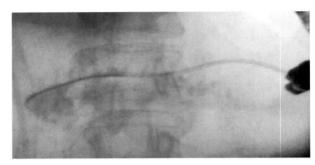

▲ 图 11-5　EUS 引导下顺行置入 7Fr 双猪尾支架

空肠吻合术后约 10%。患者表现为反复发作的腹痛、胰管扩张、急性或复发性胰腺炎。内镜治疗仍作为一线治疗方法，进行胰管减压和支架置入[38-40]。

四、外科手术

对于一些内镜治疗效果差的患者，外科手术仍是一种选择。部分患者可通过手术治疗有效缓解腹痛，提高生活质量，并可以控制其他症状。外科手术包括胰尾部分切除、Whipple 手术、Berge 手术和 Freg 手术[41]。最后，在过去的十年中，胰岛细胞移植开始用于内分泌功能受损的患者[42]。

参考文献

[1] Dumonceau JM, Delhaye M, Tringali A, et al. Endoscopic treatment of chronic pancreatitis: European Society of Gastrointestinal Endoscopy (ESGE) clinical guideline. Endoscopy. 2012;44:784–800.

[2] Dominguez-Munoz JE, Drewes AM, Lindkvist B, et al. Recommendations from the United European Gastroenterology evidence-based guidelines for the diagnosis and therapy of chronic pancreatitis. Pancreatology. 2018;18(8):847–54.

[3] Cahen DL, Gouma DJ, Nio Y, Rauws EA, Boermeester MA, Busch OR, Stoker J, Laméris JS, Dijkgraaf MG, Huibregtse K, Bruno MJ. Endoscopic versus surgical drainage of the pancreatic duct in chronic pancreatitis. N Engl J Med. 2007;356:676–84. https://doi.org/10.1056/NEJMoa060610. [PMID: 17301298].

[4] Dawod E, Kahaleh M. Management of benign and malignant pancreatic duct strictures. Clin Endosc. 2018;51:156–60.

[5] Tandan M, et al. Endoscopic therapy in chronic pancreatitis. World J Gastroenterol. 2013;19(37):6156–64.

[6] Ell C, Rabenstein T, Schneider HT, Ruppert T, Nicklas M, Bulling D. Safety and efficacy of pancreatic sphincterotomy in chronic pancreatitis. Gastrointest Endosc. 1998;48:244–9.

[7] Varadarajulu S, Wilcox CM. Randomized trial comparing needle-knife and pull-sphincterotome techniques for pancreatic sphincterotomy in high-risk patients. Gastrointest Endosc. 2006;64:716–22.

[8] Kim MH, Myung SJ, Kim YS, et al. Routine biliary sphincterotomy may not be indispensable for endoscopic pancreatic sphincterotomy. Endoscopy. 1998;30:697–701.

[9] Cohen SA, Siegel JH, Kasmin FE. Treatment of pancreatic strictures. Curr Treat Options Gastroenterol. 2007;10:347–54.

[10] Oza VM, Kahaleh M. Endoscopic management of chronic pancreatitis. World J Gastrointest Endosc. 2013;5:19–28.

[11] Cremer M, Devière J, Delhaye M, Baize M, Vandermeeren A. Stenting in severe chronic pancreatitis: results of medium-term follow-up in seventysix patients. Endoscopy. 1991;23:171–6.

[12] Rösch T, Daniel S, Scholz M, et al. Endoscopic treatment of chronic pancreatitis: a multicenter study of 1000 patients with long-term follow-up. Endoscopy. 2002;34:765–71.

[13] Vitale GC, Cothron K, Vitale EA, et al. Role of pancreatic duct stenting in the treatment of chronic pancreatitis. Surg Endosc. 2004;18:1431–4.

[14] Eleftherladis N, Dinu F, Delhaye M, et al. Long-term outcome after pancreatic stenting in severe chronic pancreatitis. Endoscopy. 2005;37:223–30.

[15] Costamagna G, Bulajic M, Tringali A, et al. Multiple stenting of refractory pancreatic duct strictures in severe chronic pancreatitis: long-term results. Endoscopy. 2006;38:254–9.

[16] Weber A, Schneider J, Neu B, et al. Endoscopic stent therapy for patients with chronic pancreatitis: results from a prospective follow-up study. Pancreas. 2007;34:287–94.

[17] Sauer BG, Gurka MJ, Ellen K, et al. Effect of pancreatic duct stent diameter on hospitalization in chronic pancreatitis: does size matter? Pancreas. 2009;38:728–31.

[18] Nguyen-Tang T, Dumonceau J-M. Endoscopic treatment in chronic pancreatitis, timing, duration and type of intervention. Best Pract Res Clin Gastroenterol. 2010;24:281–98.

[19] Ponchon T, Bory RM, Hedelius F, et al. Endoscopic stenting for pain relief in chronic pancreatitis: results of a standardized protocol. Gastrointest Endosc. 1995;42:452–6.

[20] Smits ME, Badiga SM, Rauws EA, et al. Long-term results of pancreatic stents in chronic pancreatitis. Gastrointest Endosc. 1995;42:461–7.

[21] Morgan DE, Smith JK, Hawkins K, et al. Endoscopic stent therapy in advanced chronic pancreatitis: relationships between ductal changes, clinical response, and stent patency. Am J Gastroenterol. 2003;98:821–6.

[22] Costamagna G, Bulajic M, Tringali A, et al. Multiple stenting of refractory pancreatic duct strictures in severe chronic pancreatitis: long-term results. Endoscopy. 2006;38:254–9.

[23] Park DH, Kim MH, Moon SH, Lee SS, Seo DW, Lee SK. Feasibility and safety of placement of a newly designed, fully covered self-expandable metal stent for refractory benign pancreatic ductal strictures: a pilot study (with video). Gastrointest Endosc. 2008;68:1182–9.

[24] Sauer B, Talreja J, Ellen K, et al. Temporary placement of a fully covered self-expandable metal stent in the pancreatic duct for management of symptomatic refractory chronic pancreatitis: preliminary data (with videos). Gastrointest Endosc. 2008;68:1173–8.

[25] Moon S-H, Kim M-H, Park DH, et al. Modified fully covered self-expand- able metal stents with antimigration features for benign pancreatic- duct strictures in advanced chronic pancreatitis, with a focus on the safety profile and reducing migration. Gastrointest Endosc. 2010;72:86–91.

[26] Akbar A, Baron TH. Covered self-expanding metal stent use in the pancreatic duct: a case series. Endoscopy. 2012;44:869–73.

[27] Giacino C, Grandval P, Laugier R. Fully covered self-expanding metal stents for refractory pancreatic duct strictures in chronic pancreatitis. Endoscopy. 2012;44:874–7.

[28] Landi R, Tringali A, Bove V, et al. Fully covered self-expandable metal stents to dilate pancreatic duct strictures due to chronic pancreatitis: a pilot study. Gastrointest Endosc. 2016;83(5 Suppl):AB251–2.

[29] Ogura T, Onda S, Takagi W, et al. Placement of a 6 mm, fully covered metal stent for main pancreatic head duct stricture due to chronic pancreatitis: a pilot study (with video). Therap Adv Gastroenterol. 2016;9:722–8.

[30] Matsubara S, Sasahira N, Isayama H, et al. Prospective pilot study of fully covered self-expandable metal stents for refractory benign pancreatic duct strictures: long-term outcomes. Endosc Int Open. 2016;4:E1215–22.

[31] Chapman C, Waxman I, Siddiquil U. The basics of when and how to perform EUS-guided pancreatic duct interventions. Clin Endosc. 2016;49:161–7.

[32] Mallery S, Matlock J, Freeman ML. EUS-guided rendezvous drainage of obstructed biliary and pancreatic ducts: report of 6 cases. Gastrointest Endosc. 2004;59:100–7.

[33] Will U, Fueldner F, Thieme A-K, et al. Transgastric pancreatography and EUS-guided drainage of the pancreatic duct. J Hepato-Biliary-Pancreat Surg. 2007;14:377–82.

[34] Tessier G, Bories E, Arvanitakis M, et al. EUS-guided pancreatogastrostomy and pancreatobulbostomy for the treatment of pain in patients with pancreatic ductal dilatation inaccessible for transpapillary endoscopic therapy. Gastrointest Endosc. 2007;65:233–41.

[35] François E, Kahaleh M, Giovannini M, Matos C, Devière J. EUS-guided pancreaticogastrostomy. Gastrointest Endosc. 2002;56:128–33.

[36] Brauer BC, Chen YK, Fukami N, Shah RJ. Single-operator EUS-guided cholangiopancreatography for di cult pancreaticobiliary access (with video). Gastrointest Endosc. 2009;70:471–9.

[37] Tyberg A, Sharaiha RZ, Kedia P, et al. EUS-guided pancreatic drainage for pancreatic strictures a er failed ERCP: a multicenter international collaborative study. Gastrointest Endosc. 2017;85:164–9.

[38] Takano S, Ito Y, Oishi H, et al. A retrospective analy- sis of 88 patients with pancreaticogastrostomy after pancreaticoduodenectomy. Hepato-gastroenterology. 2000;47:1454–7.

[39] Kikuyama M, Itoi T, Ota Y, et al. Therapeutic endoscopy for stenotic pancreatodigestive tract anastomosis after pancreatoduodenectomy (with videos). Gastrointest Endosc. 2011;73:376–82.

[40] Kurihara T, Itoi T, Sofuni A, Itokawa F, Moriyasu F. Endoscopic ultrasonography-guided pancreatic duct drainage after failed endoscopic retro grade cholangiopancreatography in patients with malignant and benign pancreatic duct obstructions. Dig Endosc. 2013;25(Suppl 2):109–16.

[41] Bellon E, Roswora MD, Melling N, Grotelueschen R, Grupp K, Reeh M, Ghadban T, Izbicki JR, Bachmann K. Duodenum-preserving pancreatic head resection: a retrospective analysis of the Hamburg modification. Surgery. 2019;165:938–45.

[42] McEachron KR, Bellin MD. Total pancreatectomy and islet autotransplantation for chronic and recurrent acute pancreatitis. Curr Opin Gastroenterol. 2018;34:367–73.

第 12 章 功能性胆管支架
Functional Biliary Stents

Jin-Seok Park　Seok Jeong　Don Haeng Lee　著

闫秀娥　译

常　虹　黄永辉　校

一、概述

过去十年来，支架已作为手术或反复内镜治疗的一种安全有效的替代方法，用于提高恶性胆管梗阻患者的生活质量。支架置入的适应证已逐渐扩展至各种恶性狭窄，胆管外压和一些对反复球囊扩张和手术探条扩张效果不佳的良性狭窄病例[5-7]。然而，相当一部分患者由于支架失效而需要再次置入，包括支架堵塞，移位和其他相关并发症[8]。因此，正在进行研究来提高支架功效，增加优点，减少缺点。近年来，在支架设计上取得了长足的进步，并开发了几种高质量支架。而且，各种特殊功能性支架已被开发，满足不同需求，包括抗移位支架，药物洗脱支架，放射性支架，易移除或形状改良支架和生物可吸收支架。本篇综述中我们将介绍最新技术的最新进展。

二、防移位支架

自膨式金属支架（self-expandable metal stent，SEMS）与塑料支架相比具有较长的通畅期，SEMS 是被公认的一种有效的标准胆管内支架[9-11]。全覆膜 SEMS（Full-covered SEMS，FCSEMS）用于防止肿瘤在网眼内生长，从而延长了支架通畅期。尽管 FCSEMS 相比非覆膜 SEMS 其通畅期更长，但其移位率也明显上升[12, 13]。已开发一些新型设计的针对防止 FCSEMS 移位的支架。增加锚定构件，如锚定鳍、尾端成喇叭状和固定侧翼是典型的最新设计。在关于应用锚定鳍预防支架移位的研究中，Mahajan 等报道了一项关于应用 Gore-Tex 膨胀聚四氯乙烯覆盖 FCSEMS 的研究（Viabil；Conmed，Utica，NY，USA）[14]。这种支架具有锯齿状锚定钉突出于支架的一个部位，具有强效的抗移位功效。带锚定鳍的 FCSEMS 具有较高的支架狭窄解除率（83%），并有效防止移位。但支架取出困难，取出支架后，行胆管镜会发现胆管黏膜溃疡和出血。喇叭口尾端是常用的防移位技术，在支架两端均为扩张的喇叭口，可以有效预防移位，而且更容易取出。在一项小样本研究中，喇叭口 FCSEMS 相比常规 FCSEMS，疗效更高，移位率更低[15]（图 12-1）。

Park 等进行的一项应用带有锚定侧翼全覆膜金属支架（M. I. Tech; Seoul，South Korea）的研究结果显示，支架 6 个月的移位率为 0%，这种支架在近端带有四个抗移位侧翼[16]。此研究也比较了锚定侧翼和喇叭口支架的抗移位效果，发现 22 例锚定侧翼支架组患者无一例移位，而喇叭口支架组则有 33% 的患者发生移位（21 例中有 7 例，1 例为近端，6 例为远端）（$P = 0.004$）。因此得

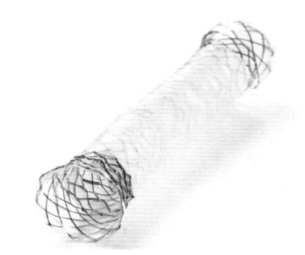

▲ 图 12-1　带有防移位喇叭口的全覆膜自膨胀金属支架
（改编自 http://www.stent.net，经 Taewoong 许可 [66]）

出结论锚定侧翼支架在预防支架移位方面优于喇叭口支架。

三、药物洗脱支架

　　胆管金属支架是解除黄疸的有效方法，是恶性肿瘤患者的首选姑息治疗方法 [17]。尽管胆管癌患者生存期较短，但恶性梗阻仍是支架高堵塞率的原因 [18, 19]。支架失效与疾病进展有关，常常需要反复内镜取出和更换 [10]。这个过程必然会增加操作相关的并发症，如胰腺炎，导致住院时间延长。支架失效可由 4 种原因引起，即胆管堵塞导致的内源性原因，肿瘤内生或大量上皮或恶性细胞的过度生长导致的外源性原因，以及支架移位 [20]。本文中将阐述应用药物洗脱支架预防内源性和外源性原因支架失效。

（一）用于内源性原因支架失效的药物洗脱支架（drug-eluting stent，DES）

　　内源性支架失效是由于支架腔内阻塞物堆积所致。这是包括微生物定植和生物膜形成的复杂过程。当支架通过乳头置入后，肠内容物和细菌反流入胆管系统，很快支架内多种微生物菌落定植 [21]。很容易从闭塞的胆管支架中分离出需氧菌和厌氧菌，肠球菌、大肠杆菌和克雷伯菌是从胆管堵塞物中分离出来的最常见的需氧菌，而梭菌是最常见的厌氧菌。厌氧菌可能是最先附着的细菌，在生物膜的形成中起着重要作用 [21-24]。因此，包括抗生素在内的抑制细菌生长的药物理论上可以减少细菌定植和生物膜的形成，从而进一步改善内源性支架失效率。基于这种观念，人们试图通过全身抗生素的使用减少细菌定植。自从 1989 年开始，大量的研究证实了全身抗生素的应用可降低内源性支架失效率 [25, 26]。但大量研究和 Meta 分析又发现全身应用抗生素并不能降低支架失效率 [25-27]。在全身用药不能获益的情况下，人们开始研究局部抗生素洗脱胆管金属支架。但发现局部抗生素洗脱支架也无效。Weickert 等分析了抗生素洗脱对置入人体的胆管支架内源性失效的影响 [28]。他们的实验检测了联合疏水蛋白和氨苄西林 / 舒巴坦钠，以及疏水蛋白联合左氧氟沙星的支架洗脱效果，结果表明，与疏水蛋白单独使用相比，两种抗生素都没有减少生物膜的生成量。2012 年，Gwon 等开发了头孢噻肟洗脱支架，并在犬模型中进行了实验。经过两次全面检测和电镜分析后，发现头孢噻肟在预防生物膜形成中无效 [29]。局部抗生素洗脱无效的原因可能有，在胆管多种微生物环境中耐药微生物更容易定植，抗生素无法穿透生物膜，抗生素局部降解和失活。因此，在临床应用抗生素洗脱支架还需进一步评估。

（二）用于外源性原因支架失效的药物洗脱支架

　　尽管支架能改善临床状况，但由于肿瘤细胞或良性肉芽组织内生和过度生长，胆管金属支架常发生失效 [18]。内生和过度生长能引起支架堵塞，更换间期缩短，通畅期缩短，从而导致患者生存期缩短 [30]。虽然设计了覆膜 SEMS 来阻止肿瘤长入支架，但随着时间的推移堵塞不可避免，主要是由于所用的聚氨酯可以通过水解、氧化以及与胆管内容物的持续接触在体内被生物降解[31]。而且，通过支架阻塞组织活检，分析发现44%的内生组织在性质上是非恶性的，提示上皮增生在支架阻塞中发挥重要作用[32]。鉴于这些局限性，已有人致力开发DES，有望通过加入抗增生或抗肿瘤功能来延长支架通畅期。紫杉醇是一种非常有效的药物，在体外对人胆囊上皮细胞、成纤维细胞和胰腺癌细胞增生具有剂量依赖抑制作用[33]。由于其抑制作用，很多中心目前正在研究应用紫杉醇覆盖胆管金属支架的局部疗效。Lee等提出了一种包裹紫杉醇膜的金属支架，并且在猪胆管中进行了安全性评估[34]。Lee团队还报道了使用Pluronic®混合物覆盖紫杉醇膜的新一代金属支架（metallic stents covered Pluronic® mixture MSCPM），并在恶性胆管梗阻患者中与紫杉醇膜金属支架（covered metal stent，CMS）进行了前瞻性比较。先前的一项动物实验证实了MSCPM增加局部用药的安全性。与CMS相比，MSCPM并没有明显影响胆管再堵（reccurrent biliary obstruction，RBO）的时间或恶性胆管梗阻患者的生存期，MSCPM可以减少肿瘤负荷，人体可以安全应用[35, 36]。使用紫杉醇的决定基于Kalinowski等的实验数据[33]，显示紫杉醇可以剂量依赖的形式抑制人类胆囊细胞，人类成纤维细胞和胰腺细胞。在这项研究中，结果令人鼓舞，发现了明显的组织学改变。可以发现与紫杉醇支架接触的胆管上皮剥脱、黏蛋白高分泌和上皮化生，但未发生包括跨壁坏死和穿孔等严重并发症。基于这些结果，研究者得出结论紫杉醇包裹的覆膜金属支架可以安全的用于正常胆管。另一项研究比较了紫杉醇洗脱SEMS和对照SEMS的局部给药效果[37]。尽管紫杉醇洗脱SEMS组六只犬中有三只发现胆管黏膜增生，但所有的实验动物直至死亡均未出现黄疸。研究小组得出结论紫杉醇洗脱SEMS在正常犬胆管可安

全使用，而且没有技术难度。基于动物实验得到的阳性结果，随后进行了一系列人体实验，其中一些显示了紫杉醇洗脱SEMS的抗肿瘤效果[38]。然而，最近的前瞻性比较研究结果显示在支架通畅期或患者生存率方面，紫杉醇覆膜金属支架与传统全覆膜金属支架两者并无显著区别[35, 39]。因此，改善DES有效性方面仍需努力。这方面需要根据肿瘤性质选择合适的抗肿瘤药物；吉西他滨和氟尿嘧啶（Fluorouracile，5-FU）引起了关注。

吉西他滨是进展期胰腺癌和胆管癌的标准化疗药物。但吉西他滨是亲水性的，在局部释放存在初始爆发效应，因此如何让其缓慢释放是一个挑战。吉西他滨的长期释放（超过2周）也很难实现。因此，需要一种新的设计，使药物在支架和肿瘤之间接触面积更大，洗脱时间更长，从而保持药物的持续缓慢释放。Moon等[40]介绍了应用醋酸普鲁蓝的吉西他滨洗脱支架。普鲁蓝是一种天然多糖，可以不同程度的乙酰化形成醋酸普鲁蓝，后者具有更大的载药能力。将醋酸普鲁蓝分层到聚四氟乙烯上，作为吉西他滨控释膜的一部分用于药物洗脱的非血管支架，吉西他滨可持续30天释放。此外，Na等[41]报道了一种醋酸普鲁蓝结合光动力处理（photodynamic treatment，PDT）支架。他们设计了光敏剂植入式自膨式金属支架（PDT-stent支架），无须全身注射光敏剂即可重复光动力治疗胆管癌。高分子光敏剂醋酸普鲁蓝多糖缀合的脱镁叶绿酸A（pullulan acetate-conjugated pheophorbide A，PPA）被加入到自膨式非血管金属支架中。覆盖高分子光敏剂的SEMS可在姑息性胆管引流中发挥作用，而且可能作为一种可重复的有效PDT治疗。Chen等[42]在2014年也报道了吉西他滨洗脱支架（PDT-化学支架）的原型。支架通过电荷控制的静电纺丝和电喷雾两个过程，在支架上覆盖一层由聚合物液体制成的药物储存膜，在

药物释放研究中由于药物在支架上的释放呈现出规律性，因此该支架有望为胆管癌的局部和控释治疗提供新的前景。但 DES 局部药物释放也可能带来对邻近正常胆管黏膜的损伤，引起非靶器官和全身毒性。目前仍在进行各种研究，以确定支架膜的类型和形状以及合适的药物浓度，从而防止支架导致的不良事件，并保持更长的药物释放 [42, 43]。

四、放射性支架

如前所述，由于肿瘤内生或压迫导致支架失效是胆管支架的问题之一。外照射可用于延长支架通畅期，但由于毗邻重要脏器，因此不可避免的会导致正常组织毒性 [43]。最近，联合应用腔内 ^{192}Ir 近距离放射治疗和支架植入置入术取得了良好的疗效。相比支架置入，近距离放射治疗需要更长时间来缓解胆管梗阻，但通畅期更长，并发症更少 [44, 45]。在不可切除胆管癌中，近距离放射治疗联合支架植入是一项可行的安全姑息治疗措施。因此，为了将支架置入即刻解除胆管梗阻和近距离放射治疗的长期获益的优势结合起来，开发了放射性支架。放射性支架含有放射性物质黏附 ^{125}I 粒子。支架内部是传统金属支架，利于置入。一项包括 12 名置入放射性支架（载有 ^{125}I 粒子支架）和 12 名置入传统金属支架患者的随机对照研究结果显示，放射性支架组在临床转归和支架通畅期方面的结果均令人鼓舞。放射性支架组所有患者黄疸和瘙痒消失，生活质量明显改善。放射性支架组的中位和平均生存时间均明显高于对照组（7.40 个月 vs. 2.50 个月，8.03 个月 vs. 3.36 个月，$P = 0.006$）[46]。除此项研究外，几乎所有关于胆管恶性梗阻放射性支架的研究均认为放射性支架相对安全，易于实施 [47-49]。但这些前期研究因样本量太小，尚无法确定其安全性和可行性。而且，相关的研究中，粒子活性，处方剂量参考值以及靶器官的放射剂量不尽相同。因此，比较不同研究的临床有效性较为困难。美国医学物理协会推荐，在临床应用之前，需仔细确定不同类型支架（如不同支架长度、不同支架直径和活性）的三维剂量分布 [50]。因此，临床应用前尚需进行大规模研究。

五、抗反流支架

前面提到 SEMS 由于其直径明显大于塑料支架，因此在不可切除胆管癌患者中，SEMS 可以保持胆管更长的通畅期，缓解胆管梗阻进行性加重的症状。但通过 SEMS 的反流物则可引起各种疾病，包括由于十二指肠胆管反流所致的逆行性胆管炎，由于生物膜形成或不消化食物的逆流导致的支架堵塞。最终结果是反流物导致患者生活质量下降 [51]。Dua 等 [52] 第一次提出带有抗反流瓣（anti-reflux valve，ARV）的塑料支架（附加 4cm 长风向袋形状的管型瓣），显示其通畅期高于常规塑料支架。这也提示十二指肠胆管反流可能与支架堵塞有关。而且，抗反流瓣并不影响胆汁顺向流出，抗反流塑料支架的并发症与常规塑料支架相同。因此越来越多的人开始需要和关注预防反流支架。目前开发了附有抗反流瓣的抗反流支架，关于带有这些抗反流瓣的 SEMS 的研究也正在胆管癌患者中进行 [53, 54]（图 12-2）。根据 Hu 等的回顾性研究，带有 ARV 的金属支架在延长支架通畅期方面同样有效。在 SEMS 的十二指肠端加上 2cm 长硅膜制成的 ARV，并在 22 例远端胆管梗阻的患者中评估了其有效性 [53]。结果显示，这种支架的中位通畅期为 14 个月，3 个月、6 个月和 12 个月的累积通畅率分别为 95%、74% 和 56%。而且，Lee 等 [54] 也报道了在不可切除远端胆管恶性梗阻患者中，相比传统覆膜 SEMS，带有新型设计 ARV 的金属支架具有优越性。抗反流支架由 SEMS 部分覆盖 e- 聚四氯乙烯（e-polytetrafluoroethylene，ePTFE）膜，后

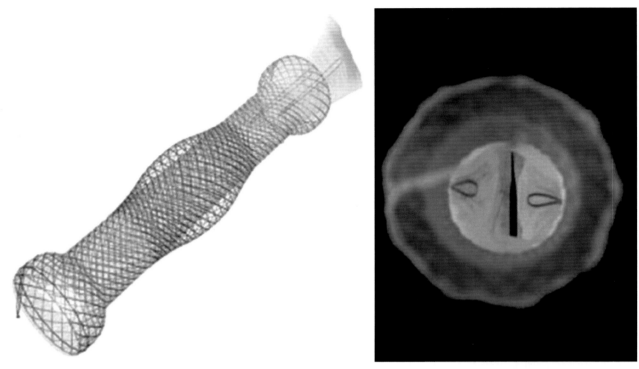

▲ 图 12-2　全覆膜抗反流自膨式金属支架，FCSEMS 在末端带有抗反流瓣，预防肠内容物反流

（改编自 http://www.stent.net, 经 Taewoong 许可 [66]）

者作为一个柔韧的管延伸至支架远端，形成风向袋形状的 ARV。瓣部分的长度为 20mm。这项研究的结果显示，带有 ARV 的金属支架其总体钡剂反流率明显低于普通覆膜支架组（7.7% vs. 100%，$P < 0.001$）。带有 ARV 的支架累积通畅期明显长于普通覆膜金属支架组（中位数 ± SD，407 ± 92 天 vs. 220 ± 37 天；$P = 0.013$）。然而，最近发表的研究显示抗反流支架由于其抗反流瓣的设计不同，导致其抗反流结果并不总是尽如人意 [55, 56]。Hamada 等 [56] 在 13 例不可切除远端胆管梗阻患者中进行了一项探索性研究，评估带有 ARV 金属支架的可行性。尽管带有 ARV 金属支架通畅期长于 SEMS，但支架堵塞率高（15%），而且经常发生移位（31%）。抗反流瓣设计因尽量减少支架故障的风险，从而导致抗反流效果下降；然而，那些设计更大阻力用于抗反流的支架又会干扰支架的自然通畅期。因此，仍需设计更合适的抗反流瓣。

六、形状改良支架

改进支架设计是减少支架不良事件，提高支架功能和通畅性的策略之一。在肝移植术后吻合口狭窄或肝门部胆管狭窄等短狭窄情况下，置入长 SEMS 可能由于支架对正常胆管的压迫损伤，引起组织坏死或纤维化，而置入短 SEMS 又增加移位风险。为了克服这些缺点，对一些支架设计的改进进行了研究。其中一种有趣的形状改良支架是哑铃型覆膜支架（BONASTENT M-Intraductal, Standard Sci-Tech Inc., Seoul, South Korea），腰部变窄，从而防止支架移位 [57]。这种支架的两端均覆有硅膜从而形成有效的膨大，支架两端有一个凸起的边缘以防止组织增生，12cm 的中心部分有一个交叉布线结构，腰部直径较小，而其余部分有一个固定钩和交叉布线结构。这种支架有一个长的套索，可根据需要取出支架。Moon 等 [57] 进行了应用哑铃型

FCSEMS 治疗良性胆管狭窄的研究。这项研究中，21 例乳头上方良性胆管狭窄患者均置入哑铃型 FCSEMS，尽管有 4 例出现移位，但所有支架均成功取出。没有一例患者出现支架相关的胆管改变。因此得出结论哑铃型 FCSEMS 可以防止支架移位和支架相关的胆管改变，可于乳头上方。

这种形状改良的支架在超声内镜引导下的操作中也会临床获益。（图 12-3）。由于 EUS 经常用于支架置入，支架形状的改良也对成功的操作有所帮助。由于传统的 SEMS 在 EUS 引导下胆囊穿刺引流术中具有较高的移位和胆漏风险，因此开发了哑铃型改良 SEMS（AXIOS stent: Xlumena Inc.; Mountain View，CA，USA）来避免这些并发症。在一项病例系列报道中，AXIOS 操作成功率为 84.61%，胆囊引流临床成功率 100%，并没有发生重大并发症[58]。目前正在致力于开发有效的形状改良支架，并且取得了预期效果，为未来进一步改良胆管支架形状提供了有价值的信息。

七、生物降解支架

相比传统塑料支架或 SEMS，生物降解支架具有多种优势。生物降解自膨式支架比塑料支架直径更大，通畅期更长，而且可以减少生物膜的形成。而且，相比 SEMS，由于降解支架的特性，无须取出，因此可以减少组织增生反应和支架取出相关的不良事件。此外，与药物洗脱支架一样，生物可降解支架也可以装载抗菌或抗肿瘤药物[59]。这些支架由可吸收聚乳酸聚合物制成的纤维编织结构组成。目前，由可生物降解材料制成的支架是治疗良性狭窄的理想工具之一。生物降解支架最初是用于胃肠道，良性食管狭窄和结肠狭窄的患者中[60, 61]（生物降解）。Fry 等[62] 报道了 1 例应用生物降解食管支架（AB-esophacoil: Instent; Eden Prairie，MN，USA）治疗放射性食管

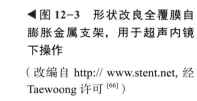

◀ 图 12-3　形状改良全覆膜自膨胀金属支架，用于超声内镜下操作

（改编自 http:// www.stent.net，经 Taewoong 许可[66]）

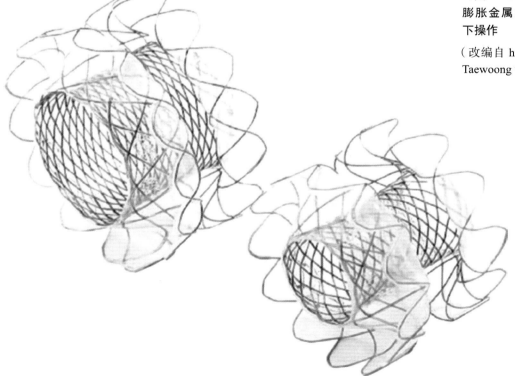

狭窄的患者。研究者应用了自膨式螺旋形生物降解支架，可以缓解患者的症状。他们得出结论，螺旋形生物可降解支架可能是治疗良性食管狭窄的合理治疗方式。第一次在胆管中应用的文献可追溯到2000年。后续的动物实验证实了其可行性，并且在应用和降解过程中无有害影响；所有这些研究使得支架后续可以应用于人类。最近，Gimenez等[63]报道了应用生物降解支架（ELLA-CS, s.r.o., Hradec Kralove, Czech Republic）治疗肝空肠吻合术后狭窄的系列病例。支架由聚二氧烷制成，后者是一种聚酯族的半结晶、可生物降解的聚合物。在此项研究中，13名因胆管手术损伤而继发肝肠吻合术狭窄的患者放置了16枚可生物降解的支架，随访20个月，狭窄缓解率为84.6%，而且没有复发。而且，动物实验和病例报道均显示了生物降解支架在治疗良性胆管狭窄中的良好结果[64, 65]。但生物降解支架仍处于研究阶段，因此，还需更多病例更长时间的随访来评估此种支架的远期疗效。

八、结论

近年来，支架在胆管梗阻患者中的作用渐趋扩大。支架技术的进步可以延长支架通畅期，减少支架相关并发症，从而改善患者生活质量。然而，胆管支架仍在进行设计上的改良来解决其局限性。需要进一步的技术改进和研究来提高和证明其疗效。

参 考 文 献

[1] Huibregtse K, Cheng J, Coene P, et al. Endoscopic placement of expandable metal stents for biliary strictures-a preliminary report on experience with 33 patients. Endoscopy. 1989;21:280–2.

[2] Neuhaus H, Hagenmüller F, Classen M. Selfexpanding biliary stents: preliminary clinical experience. Endoscopy. 1989; 21:225–8.

[3] Irving JD, Adam A, Dick R, et al. Gianturco expandable metallic biliary stents: results of a European clinical trial. Radiology. 1989;172:321–6.

[4] Dumonceau J, Tringali A, Blero D, et al. Biliary stenting: indications, choice of stents and results: European Society of Gastrointestinal Endoscopy (ESGE) clinical guideline. Endoscopy. 2012;44:277–98.

[5] Varadarajulu S, Banerjee S, Barth B, et al. Enteral stents. Gastrointest Endosc. 2011;74:455–64.

[6] Pfau PR, Pleskow DK, Banerjee S, et al. Pancreatic and biliary stents. Gastrointest Endosc. 2013;77:319–27.

[7] McLoughlin MT, Byrne MF. Endoscopic stenting—where are we now and where can we go? World J Gastroenterol: WJG. 2008;14:3798.

[8] Kim JH. Endoscopic stent placement in the palliation of malignant biliary obstruction. Clin Endosc. 2011;44:76–86.

[9] Davids PH, Groen AK, Rauws E, et al. Randomised trial of self-expanding metal stents versus polyeth-ylene stents for distal malignant biliary obstruction. Lancet. 1992;340:1488–92.

[10] Knyrim K, Wagner H, Pausch J, et al. A prospective, randomized, controlled trial of metal stents for malignant obstruction of the common bile duct. Endoscopy. 1993; 25:207–12.

[11] Lammer J, Hausegger KA, Fluckiger F, et al. Common bile duct obstruction due to malignancy: treatment with plastic versus metal stents. Radiology. 1996;201:167–72.

[12] Isayama H, Komatsu Y, Tsujino T, et al. A prospective randomised study of "covered" versus "uncovered" diamond stents for the management of distal malignant biliary obstruction. Gut. 2004;53:729–34.

[13] Park DH, Kim M, Choi JS, et al. Covered versus uncovered wall stent for malignant extrahepatic biliary obstruction: a cohort comparative analysis. Clin Gastroenterol Hepatol. 2006;4:790–6.

[14] Mahajan A, Ho H, Sauer B, et al. Temporary placement of fully covered self-expandable metal stents in benign biliary strictures: midterm evaluation (with video). Gastrointest Endosc. 2009;70:303–9.

[15] Tringali A, Familiari P, Mutignani M, et al. S1467: self-expandable, removable, fully covered metal stents to dilate common bile duct strictures secondary to chronic pancreatitis: preliminary results. Gastrointest Endosc. 2010; 71:AB169–70.

[16] Park DH, Lee SS, Lee TH, et al. Anchoring flap versus flared end, fully covered self-expandable metal stents to prevent migration in patients with benign biliary strictures: a multicenter, prospective, comparative pilot study (with videos). Gastrointest Endosc. 2011;73:64–70.

[17] Barkay O, Mosler P, Schmitt CM, et al. Effect of endoscopic stenting of malignant bile duct obstruction on quality of life. J Clin Gastroenterol. 2013;47:526–31.

[18] Hausegger KA, Kleinert R, Lammer J, et al. Malignant biliary obstruction: histologic findings after treatment with self-expandable stents. Radiology. 1992;185:461–4.

[19] Kim HS, Lee DK, Kim HG, et al. Features of malignant biliary obstruction affecting the patency of metallic stents: a multicenter study. Gastrointest Endosc. 2002;55:359–65.

[20] Donelli G, Guaglianone E, Di Rosa R, et al. Plastic biliary stent occlusion: factors involved and possible preventive approaches. Clin Med Res. 2007;5:53–60.

[21] Sung J, Leung J, Shaffer E, et al. Ascending infection of the biliary tract after surgical sphincterotomy and biliary stenting. J Gastroenterol Hepatol. 1992;7:240–5.

[22] Speer AG, Cotton PB, Rode J, et al. Biliary stent blockage with bacterial biofilm: a light and electron microscopy study. Ann Intern Med. 1988;108:546–53.

[23] Leung J, Ling T, Kung J, et al. The role of bacteria in the blockage of biliary stents. Gastrointest Endosc. 1988;34:19–22.

[24] Di Rosa R, Basoli A, Donelli G, et al. A microbiological and morphological study of blocked biliary stents. Microb Ecol Health Dis. 1999;11:84–8.

[25] Barrioz T, Besson I, de Ledinghen V, et al. Randomised trial of prevention of biliary stent occlusion by ursodeoxycholic acid plus norfloxacin. Lancet. 1994;344:581–2.

[26] Coene P, Groen A, Davids P, et al. Bile viscosity in patients with biliary drainage: effect of co- trimoxazole and N-acetylcysteine and role in stent clogging. Scand J Gastroenterol. 1994; 29:757–63.

[27] Smit J, Out M, Groen A, et al. A placebo-controlled study on the efficacy of aspirin and doxycycline in preventing clogging of biliary endoprostheses. Gastrointest Endosc. 1989; 35:485–9.

[28] Weickert U, Wiesend F, Subkowski T, et al. Optimizing biliary stent patency by coating with hydrophobin alone or hydrophobin and antibiotics or heparin: an in vitro proof of principle study. Adv Med Sci. 2011;56:138–44.

[29] Gwon DI, Lee SS, Kim E. Cefotaxime-eluting covered self-expandable stents in a canine biliary model: scanning electron microscopic study of biofilm formation. Acta Radiol. 2012;53:1127–32.

[30] Yang MJ, Kim JH, Yoo BM, et al. Partially covered versus uncovered self-expandable nitinol stents with anti-migration properties for the palliation of malignant distal biliary obstruction: a randomized controlled trial. Scand J Gastroenterol. 2015;50:1490–9.

[31] Lee DK. Drug-eluting stent in malignant biliary obstruction. J Hepato-Biliary-Pancreat Surg. 2009;16:628–32.

[32] Loew BJ, Howell DA, Sanders MK, et al. Comparative performance of uncoated, self-expanding metal biliary stents of different designs in 2 diameters: final results of an international multicenter, randomized, controlled trial. Gastrointest Endosc. 2009;70:445–53.

[33] Kalinowski M, Alfke H, Kleb B, et al. Paclitaxel inhibits proliferation of cell lines responsible for metal stent obstruction: possible topical application in malignant bile duct obstructions. Investig Radiol. 2002;37:399–404.

[34] Lee DK, Kim HS, Kim K, et al. The effect on porcine bile duct of a metallic stent covered with a paclitaxelincorporated membrane. Gastrointest Endosc. 2005;61:296–301.

[35] Jang SI, Lee SJ, Jeong S, et al. Efficacy of a multiplex paclitaxel emission stent using a pluronic(R) mixture membrane versus a covered metal stent in malignant biliary obstruction: a prospective randomized comparative study. Gut Liver. 2017;11:567–73.

[36] Jang SI, Lee KT, Choi JS, et al. Efficacy of a paclitaxel-eluting biliary metal stent with sodium caprate in malignant biliary obstruction: a prospective randomized comparative study. Endoscopy. 2019;51(9):843–51.

[37] Lee SS, Shin JH, Han JM, et al. Histologic influence of paclitaxel-eluting covered metallic stents in a canine biliary model. Gastrointest Endosc. 2009;69:1140–7.

[38] Suk KT, Kim JW, Kim HS, et al. Human application of a metallic stent covered with a paclitaxelincorporated membrane for malignant biliary obstruction: multicenter pilot study. Gastrointest Endosc. 2007;66:798–803.

[39] Jang SI, Kim J, You JW, et al. Efficacy of a metallic stent covered with a paclitaxel-incorporated membrane versus a covered metal stent for malignant biliary obstruction: a prospective comparative study. Dig Dis Sci. 2013;58:865–71.

[40] Moon S, Yang S, Na K. An acetylated polysaccharide- PTFE membrane-covered stent for the delivery of gemcitabine for treatment of gastrointestinal cancer and related stenosis. Biomaterials. 2011;32:3603–10.

[41] Bae B, Yang S, Jeong S, et al. Polymeric photosensitizer-embedded self-expanding metal stent for repeatable endoscopic photodynamic therapy of cholangiocarcinoma. Biomaterials. 2014;35:8487–95.

[42] Chen M, Liang P, Chang K, et al. Prototype of biliary drug-eluting stent with photodynamic and chemotherapy using electrospinning. Biomed Eng Online. 2014;13:118.

[43] Válek V, Kysela P, Kala Z, et al. Brachytherapy and percutaneous stenting in the treatment of cholangiocarcinoma: a prospective randomised study. Eur J Radiol. 2007;62:175–9.

[44] Jain S, Kataria T, Bisht SS, et al. Malignant obstructive jaundice – brachytherapy as a tool for palliation. J Contemp Brachyther. 2013;5:83–8.

[45] Mattiucci GC, Autorino R, D'Agostino GR, et al. Chemoradiation and brachytherapy in extrahepatic bile duct carcinoma. Crit Rev Oncol. 2014;90:58–67.

[46] Zhu H, Guo J, Zhu G, et al. A novel biliary stent loaded with ^{125}I seeds in patients with malignant biliary obstruction: Preliminary results versus a conventional biliary stent. J Hepatol. 2012;56:1104–11.

[47] Yao LH, Wang JJ, Shang C, et al. In vitro dosimetric study of biliary stent loaded with radioactive (125)I seeds. Chin Med J. 2017;130:1093–9.

[48] Guo Y, Liu Y, Lu Z, et al. Obstructive component analysis of radioactive stents and common plastic stents in the bile duct. Eur J Gastroenterol Hepatol. 2014;26:795–802.

[49] Liu Y, Liu J, Cai Z, et al. A novel approach for treatment of unresectable extrahepatic bile duct carcinoma: design of radioactive stents and an experimental trial in healthy pigs. Gastrointest Endosc. 2009;69:517–24.

[50] Nath R, Amols H, Coffey C, et al. Intravascular brachytherapy physics: report of the AAPM Radiation Therapy Committee Task Group no. 60. Med Phys. 1999;26:119–52.

[51] Misra SP, Dwivedi M. Reflux of duodenal contents and cholangitis in patients undergoing self- expanding metal stent placement. Gastrointest Endosc. 2009;70:317–21.

[52] Dua KS, Reddy ND, Rao VG, et al. Impact of reducing duodenobiliary reflux on biliary stent patency: an in vitro evaluation and a prospective randomized clinical trial that used a biliary stent with an antireflux valve. Gastrointest Endosc. 2007;65:819–28.

[53] Hu B, Wang T, Shi Z, et al. A novel antireflux metal stent for the palliation of biliary malignancies: a pilot feasibility study (with video). Gastrointest Endosc. 2011;73:143–8.

[54] Lee YN, Moon JH, Choi HJ, et al. Effectiveness of a newly designed antireflux valve metal stent to reduce duodenobiliary reflux in patients with unresectable distal malignant biliary obstruction: a randomized, controlled pilot study (with videos). Gastrointest Endosc. 2016;83:404–12.

[55] Kim DU, Kwon C, Kang DH, et al. New antireflux self-expandable metal stent for malignant lower biliary obstruction: In vitro and in vivo preliminary study. Dig Endosc. 2013; 25:60–6.

[56] Hamada T, Isayama H, Nakai Y, et al. Novel antireflux covered metal stent for recurrent occlusion of biliary metal stents: a pilot study. Dig Endosc. 2014;26:264–9.

[57] Moon JH, Choi HJ, Koo HC, et al. Feasibility of placing a modified fully covered self-expandable metal stent above the papilla to minimize stent-induced bile duct injury in patients with refractory benign biliary strictures (with videos). Gastrointest Endosc. 2012;75:1080–5.

[58] de la Serna-Higuera C, Pérez-Miranda M, Gil-Simón P, et al. EUS-guided transenteric gallbladder drainage with a new fistula-forming, lumen-apposing metal stent. Gastrointest Endosc. 2013;77:303–8.

[59] Kwon CI, Ko KH, Hahm KB, et al. Functional selfexpandable metal stents in biliary obstruction. Clin Endosc. 2013; 46:515–21.

[60] Boland ED, Coleman BD, Barnes CP, et al. Electrospinning polydioxanone for biomedical applications. Acta Biomater.

2005;1:115–23.

[61] Janík V, Horák L, Hnaníček J, et al. Biodegradable polydioxanone stents: a new option for therapyresistant anastomotic strictures of the colon. Eur Radiol. 2011; 21:1956.

[62] Fry SW, Fleischer DE. Management of a refractory benign esophageal stricture with a new biodegradable stent. Gastrointest Endosc. 1997;45:179–82.

[63] Gimenez ME, Palermo M, Houghton E, et al. Biodegradable biliary stents: a new approach for the management of hepaticojejunostomy strictures following bile duct injury. Prospective study. Arq Bras Cir Dig. 2016;29:112–6.

[64] Shi J, Lv Y, Yu L, et al. Interest of a new biodegradablestent coated with paclitaxel on anastomotic wound healing after biliary reconstruction. Eur J Gastroenterol Hepatol. 2013;25:1415–23.

[65] Siiki A, Sand J, Laukkarinen J. A systematic review of biodegradable biliary stents: promising biocompatibility without stent removal. Eur J Gastroenterol Hepatol. 2018;30:813–8.

[66] TaeWoong Medical. Taewoong Niti-S biliary stent. Goyang: TaeWoong Medical; 2012. http://www.stent.net. Accessed 14 Oct 2018.